JN047680

ブラック・ジャックの解釈学

Clinical Hermeneutics of BLACKJACK

内科医の視点

國松淳和
KUNIMATSU Junwa

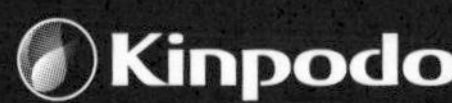

序

この本は、私の大好きな漫画『ブラック・ジャック』を、現代医学の水準で見返した際に気づかれるさまざまなことについて書いた医学書です。

単に、ブラック・ジャックのしたことやデータをまとめたりするものではありません。単に、ブラック・ジャックの凄さを並べ、感想を述べたりするものでもありません。『ブラック・ジャック』はあくまでも漫画の表現として描かれたものでありますが、私にとっては『ブラック・ジャック』はすでに、質の高い偉大な古典です。私がしたのは、この『ブラック・ジャック』という古典から読み取れることを、自分で分析し、自分の言葉で書いたというだけです。

その内容は大まかに三つに分けられます。

一つは、〝古典〟に関するコメンタリー（注解書）を書く感覚で本書を執筆したので、基本的には、ブラック・ジャックのしたことの真意や、手塚治虫先生の描きたかったことについて、随所で述べようとしています。

二つ目は、『ブラック・ジャック』の時代における医療と現代の医療を比較しています。

『ブラック・ジャック』執筆の時代にはなかった疾患概念が、今日に至るまでにどんどん新しく登場しています。そうすると、『ブラック・ジャック』で描かれた症状や病気を今の水準でその眼でみてみると、［別の］診断に至る、あるいは［新しく］診断がついてしまう、といったことが起こりうるわけです。

この背景について補足的に述べておきますと、これがなぜ可能かと言えば、手塚治虫先生による医療上の描写が極めて高いリアリティを備えているからだと私は考えています。手塚先生の描写は、実際の患者の病態を直接みたか、当時得られる症例報告を広く深く読み込んだとしか思えないレベルに達しています。現在になり、私のような一介の臨床医が、『ブラック・ジャック』でなされた医療描写を使って臨床病跡学的な検討をなぜできてしまうかと言えば、まさに手塚治虫先生の描写が精緻であるからで、しかもそれらに普遍性と先見性があったからに他なりません。

今回私がした、ある種の〝診断の再検討〟のような試みは、私が知る限りまだ誰にもされたことがありません。本書では、こうしたことについて十分そして慎重に書いたつもりです。治療などの診療内容の違いなどにも触れています。

最後三つ目は、ブラック・ジャック／手塚先生の「慧眼」について折に触れて述べています。医療の話で昔と今の比較というと、すべて今の方が優れていると思いがちです。実はそうではありません。ブラック・ジャックの言動や行動のうち、驚くほど多くのことが、現在にも十分通じるのです。そこで私は思いました。医療の本質あるいは医療に携わる人の普遍的な〝悩み〟というのは、時代を超えて変わらないのだと。だからこそ、本書が現代の「実用書としての医学書」として成立する・通用するものと考えています。本当に大切な本質的なことというのは、何年経っても変わりません。つまり、手塚先生が当時すでに、時代の変化によっても変わらない大切なことを見抜く慧眼とそれを残す表現力があったということに他なりません。

巻頭言としてはもう終盤です。私が本書を書いた理由は、漫画『ブラック・ジャック』が大好きだからなのですが、最初は実は「学術論文（らしきもの）」を書こうとしていました。本書の「ピノコ誕生の回」の内容は、本当は学術論文にしてどこかの大学に持ち込んで学位論文にしたかったのです。でもそれは広範囲に内緒にしといてください。ちなみになんの学問かといえば、病跡学です。本書のことを知るかご覧になり、関心を持たれた精神医学教室の教授の先生、ご連絡をお待ちしています。『ブラック・ジャック』で博士号をとりたいです。

論文ではなく医学書／書籍にしようと決めたら、表現の仕方や自分の考えの述べ方に自由が生まれました。学術なら、想像と推論の境界が曖昧な事柄には強く言及できませんが、自著の書籍なら書けると思いました。当然「想像一辺倒」のようなことはしていません。

ただ、現代に生きる臨床医である私の感性で行った「古典解釈」は込めています。『ブラック・ジャック』は古典であり、本書は単著の書籍なのですから、古典を眺める〝個人的態度〟は示してもよいのではと思ったのでそうしました。厳密さが気になる諸氏には、申し訳ありませんという他ないです。

実質「國松担当」となっている、金芳堂編集部の浅井健一郎さんには大変ご負担をおかけいたしました。基礎的な編集スキルが高いうえに、いつも鋭く知的で刺激的なコメントを頂き、感謝しかありません。また、このような「変な」書籍の企画・出版を許容してくれた手塚プロダクションにも感謝申し上げます。

医療法人社団永生会南多摩病院 総合内科・膠原病内科
國松 淳和

Clinical Hermeneutics of
BLACKJACK

ブラック・ジャックの解釈学　内科医の視点

目次

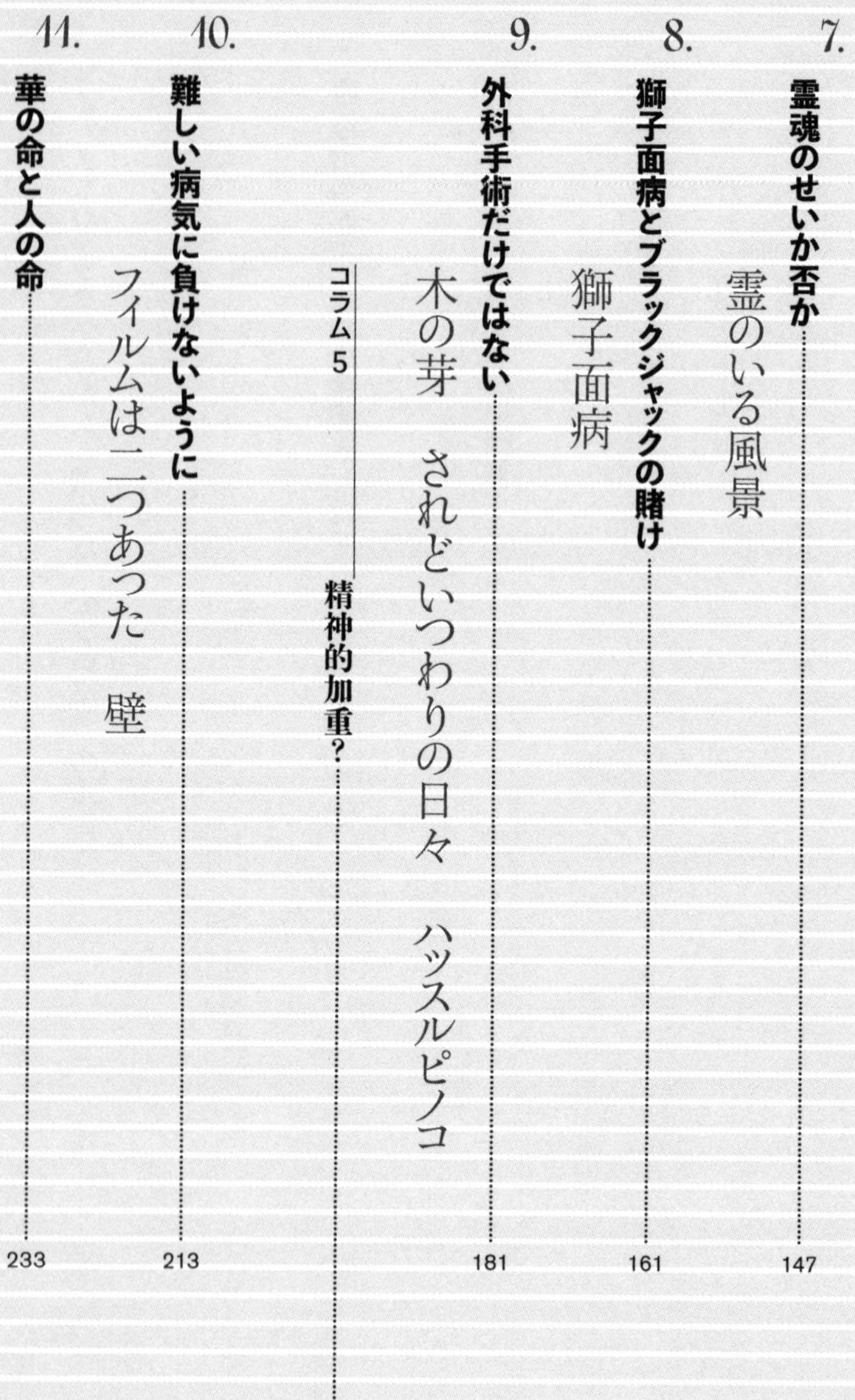

12.

命を生ける

満月病　古和医院　ピノコ西へいく

―長い長いまえがき―

私と漫画『ブラック・ジャック』

私は一九七七年生まれで、医師になった年は二〇〇三年。幼少時代、家の近くの図書館に行って本を読むのが大好きだった少年でした。『ブラック・ジャック』という漫画に出会ったのはその時でした。小学校に入った頃なので一九八〇年の前半のことです。当時読んだ作品、たとえば「身の代金」（新装版12巻）「きみのミスだ！」（新装版9巻）など、どれもよく覚えています。それくらい衝撃を受けたのを覚えています。医師を目指した時も医師となった今も、『ブラック・ジャック』からの影響は計り知れません。

さて、巻頭言でも述べたように、手塚治虫先生が『ブラック・ジャック』の中で描かれた「症状・疾病」の描写は、ほとんどが現代でも通用することには驚嘆します。当時の医学的知見・医療レベルの水準からすると理解されていなかったけれども、現代の最新の医療水準で持ってその目で作品を見直すと、幾多の発見がみられます。これを詳述し、疾病についての概要や歴史まで含めた解釈を行うのが本書の目的です。

目的と申し上げましたが、それが最終地点とするにはもったいないと思うわけです。つまり、単なる「まとめ本」になることくらいつまらない話はありません。

『ブラック・ジャック』は古典です。古典は、いつまでも味わい深いからこそ古典なのです。いかようにも〝解釈〟できるのもまた古典の良さです。古典というからには、外科医ブラック・ジャックは有名人／偉人ということになります。

病跡学とは

「病跡学」という言葉があります。これは私の造語ではなく、実際に日本病跡学会という学会もあります。日本病跡学会のウェブサイトには、病跡学について以下のような解説文が掲載されています。

〝病跡学とは、宮本忠雄氏によれば「精神的に傑出した歴史的人物の精神医学的伝記やその系統的研究をさす」、福島章氏によれば「簡単にいうと、精神医学や心理学の知識をつかって、天才の個性と創造性を研究しようというもの」です。

（中略）

何らかの精神障害を病んだ天才の病理と創造性を論じるのが狭義の病跡学研究といえるでしょうが、現在、それに留まらず、病跡学の範囲は広がっています。対象となる「天才」も、従来、好んで取り上げられた小説家や画家のほかに、音楽家や写真家、さらには科学や政治あるいは哲学の分野の天才も俎上に載せられています。また、狭義の精神障害のない天才の生涯と創造を心理学的あるいは精神分析的に辿っていく研究、近親者の精神疾患が創作者に及ぼす影響の研究など、その裾野は広がっています。〃

日本病跡学会のウェブサイトより抜粋(1)

私は、これは完全に私見ですが、「外科医ブラック・ジャック」は病跡学の分析対象になると考えています。私の知る限り、かつて病跡学の分析対象に、漫画のキャラクターが選ばれたことはないはずです。

上記の学会の解説文からも汲み取れますが、分析は分析でも普通は「精神」の分析を行うのが基本となっているようです。しかし、病跡学の範囲は広がっている・裾野は広がっている—そう述べられていることからもわかるように、さまざまな対象・解釈を受け入れる素地が病跡学にはまだまだあるようです。このあたりの様相を『ブラック・ジャックの解釈学　内科医の視点』という書名に込めたのです。

新ジャンル：臨床病跡学 〜臨床推論×病跡学〜

私が今回、本書で提案してみたいことがあります。それは、「今の実臨床に役立てるための病跡学」の実践です。大げさに書きましたが、本書の裏テーマのようなものかもしれません。

初めて病跡学という字面を見た人でも、少しだけ病跡学の趣がわかってきたかもしれませんが、病跡学のこれまでの態度はどちらかというと「真実を追究する」といったものです。傑出した偉人たちの精神病理を分析して、その分析精度を極めていこうとする態度であろうかと思います。

私が提案するのは、現代・今の臨床に即応できそうな事柄を、偉人（この場合、ブラック・ジャックという臨床医）の描写から病跡学的に抽出し、最新の知見に基づき解釈し直し、それを実際の診療に〝役立てよう〟とすることです。これは、本書のねらいの一つです。まとめると、ブラック・ジャック個人の天才性についての分析だけでなく、臨床医ブラック・ジャックの思考をたどり、患者の症状・疾患描写をより深く読み、そしてそれを実臨床に取り入れて役立てること。これらをまとめて臨床病跡学と呼ぼうとするものです。

本書の読者対象について

本書の読者対象として想定したのは、大きく分けて次の三者です。一つ目は臨床医です。理由は前項で述べました。それに、そもそも医学書ですから当然です

次に想定したのは、意外かもしれませんが、「医学生」です。言うまでもなく、『ブラッ

（1）http://square.umin.ac.jp/~pathog/pathography/bing_ji_xuetoha.html

ク・ジャック』は傑作です。古典の類のものであるとして良いわけです。ですから、純粋に文学として楽しむのもアリなのですが、医学をかじった・かじり始めた立場の人にも最適な著作物だと思っています。本書には、医学生にとって、楽しみながらそして教養を身につけるかのような感触で、臨床医学の一端を学べるような仕掛けがあります。

最後三つ目は、医療関係者・医療従事者ではない一般のブラック・ジャックファンの方々です。これまでも、ブラック・ジャックの言動や態度をまとめ仕事に役立つことを提示したビジネス本や、ブラック・ジャックのした診療を批評した読み物、データ集などが発刊されているようです。

本書が既刊と異なるのは、臨床医ブラック・ジャックのしたことをより深く汲み取っている点です。当たり前ですが、この「汲み取って」と言うのは、偉大な漫画家・手塚治虫の漫画研究で話題になる「コマワリ、表情、せりふ回し」の独自さ・発明の解明といったことでも当然ありません。

単に、漫画に描かれた言葉や描写上の行為だけをもって、解釈しようとはしていません。なるべく、たくさんの文献をあたり、それらを総合して自分で考え、そして楽しく読んでもらえるような独自の解釈を述べています。ただし、それを述べるにあたっては、かなり専門用語を使用していると思います。基盤となる医学知識を前提にした説明を注釈もなく書いているところは多分にあるかと思います。

私はこの本を、「真面目にふざけていて、ふざけているけど真面目な、ハイテンションなオタク」になりきって執筆しました。はい、これだけだとなんのことかサッパリわからないですね。

急に卑近な話になりますが、以前youtubeでとある将棋の対戦の動画を視聴していました。それは、二〇〇九年三月三日に行われた、森内俊之九段と三浦弘行八段の順位戦でした。動画の趣意は対戦自体にはなく、この対戦の大盤解説をしていた渡辺明九段と山崎隆之七段のやりとりにありました。私はこの動画が大好きで、なぜかというと、この二人がかなり読みの深い・ハイレベルな解説をしているのですが、とにかく非常に楽しそうに無邪気に行っているのです。視聴者にわかりやすく、などの配慮はほぼゼロです。私自身は実は、駒の進める方向がわかるくらいにしか将棋のことを知りませんが、この動画は本当に面白いです。何を言っているのか、実は全然わかりません。でも面白いのです。

私は、医師の間でとりわけ何かが秀でている訳ではありませんが、非医療従事者・非臨床医の者などからしたら、十分プロの臨床医です。そんな私が無邪気に楽しく執筆したのが本書です。一般の読者の皆様へ。この本の内容を一語一語の意味から全部わかってもらうことを私は望んでいません。ただ、私の「真面目なおふざけ、でも真剣そのもの」というテンションを、「何を言っているのか専門用語がたくさんあってわからないけど、なんだか面白い」と思ってくれたら望外の喜びです。

〃長い『まえがき』〃の終わり

ここまで、長い「まえがき」におつきあいくださり、ありがとうございます。いよいよ本編はこのあと始まります。

現代の臨床医からみて、『ブラック・ジャック』やブラック・ジャックの医療行為はどう映っているのか。この種の疑問に、何がしかの答えを示すことができたと思っています。皆さんの診療に「役立つ」のかどうか。この本を読む前よりも、ブラック・ジャックという医者のことをより深く知ることができたのかどうか。機会があればいつか、皆さんの声も聞いてみたいです。

それでは、どうぞ「楽しんで」いただければ幸いです。

1.

ピノコ誕生の
裏に見えた真実!?

「畸形嚢腫」新装版第1巻、二九三—三一二頁

1.

「畸形嚢腫」

深夜に急患が運び込まれる。どこの病院・医師でも手術ができないということで主治医が秘密裏にブラック・ジャックに依頼してきたのだ。

患者は、正体を明かせないという若い女性。診断は畸形嚢腫。ブラック・ジャックが「なぜこんなにでっかくなるまで切らずにほっといたんですかね?」と主治医に問うほど腹部の嚢腫はすでに巨大化していた。主治医の答えはにわかには信じられないものだ。いざ手術となり切ろうとすると、立ち会ったものが突然おかしくなるという。「たぶんあの嚢腫ののろいのためです」。

そんなことは信じないブラック・ジャックによる手術が始まり、嚢腫にメスを入れようとしたその時、ブラック・ジャックは突然の頭痛に襲われる。「切るな!切るな!」という叫び声が脳内に響く。七転八倒、手術機器に頭突きし、チューブで自ら首を締めるといった、奇行に及ぶ羽目になる。それでも嚢腫を切ろうと必死に立ち向かおうとすると、メスを持つ腕が勝手に動き、自らの喉仏にメスを突き立てる寸前にまで追い込まれる。

ブラック・ジャックは観念し嚢腫に語り掛け、切除するだけでなく培養器に移し替えて生かすと誓うと、念力による干渉は止まり、手術は成功した[図1・2]。

摘出した畸形嚢腫は、診断書通り人間を構成する全ての内臓、手足がそろっていた。ブ

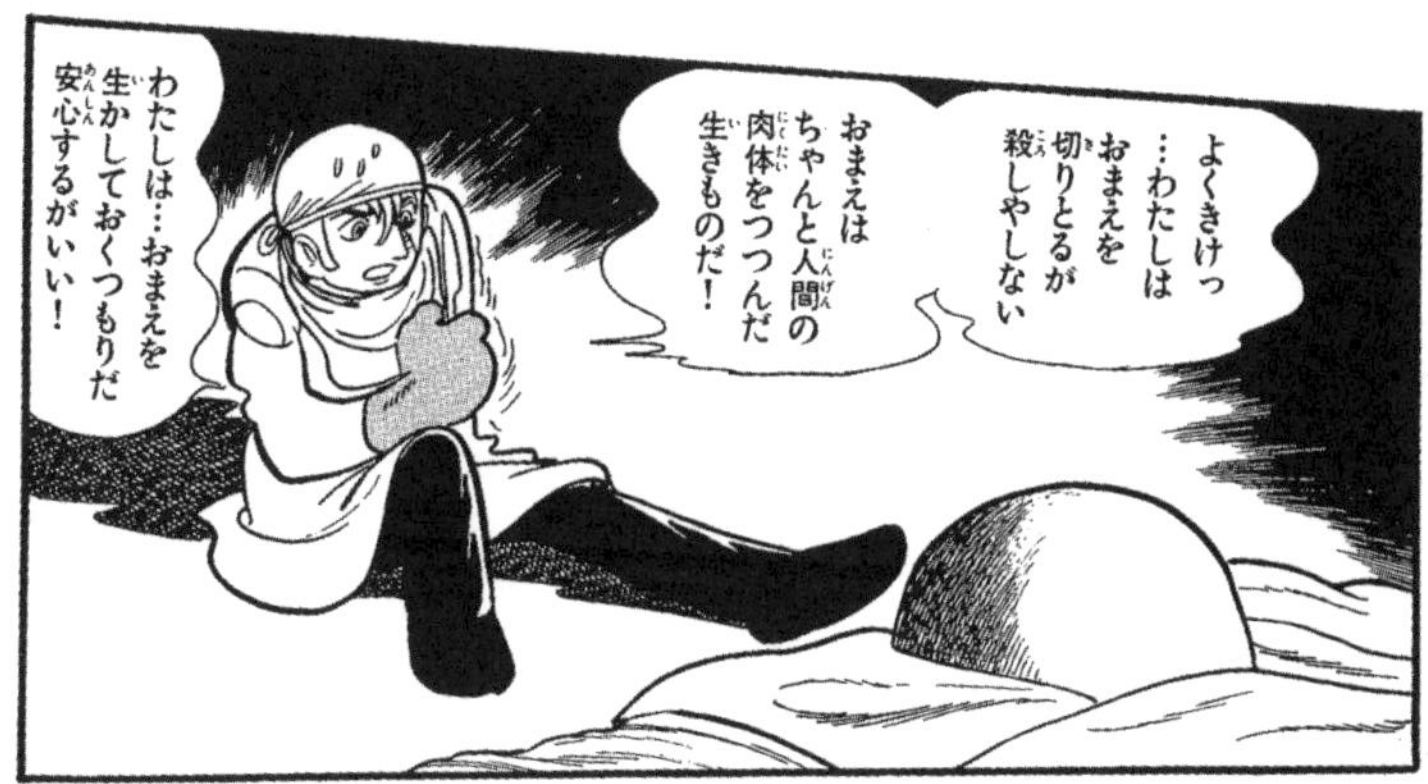
よくきけっ…わたしはおまえを切りとるが殺しやしない
おまえはちゃんと人間の肉体をつつんだ生きものだ！
わたしは…おまえを生かしておくつもりだ安心するがいい！

図1

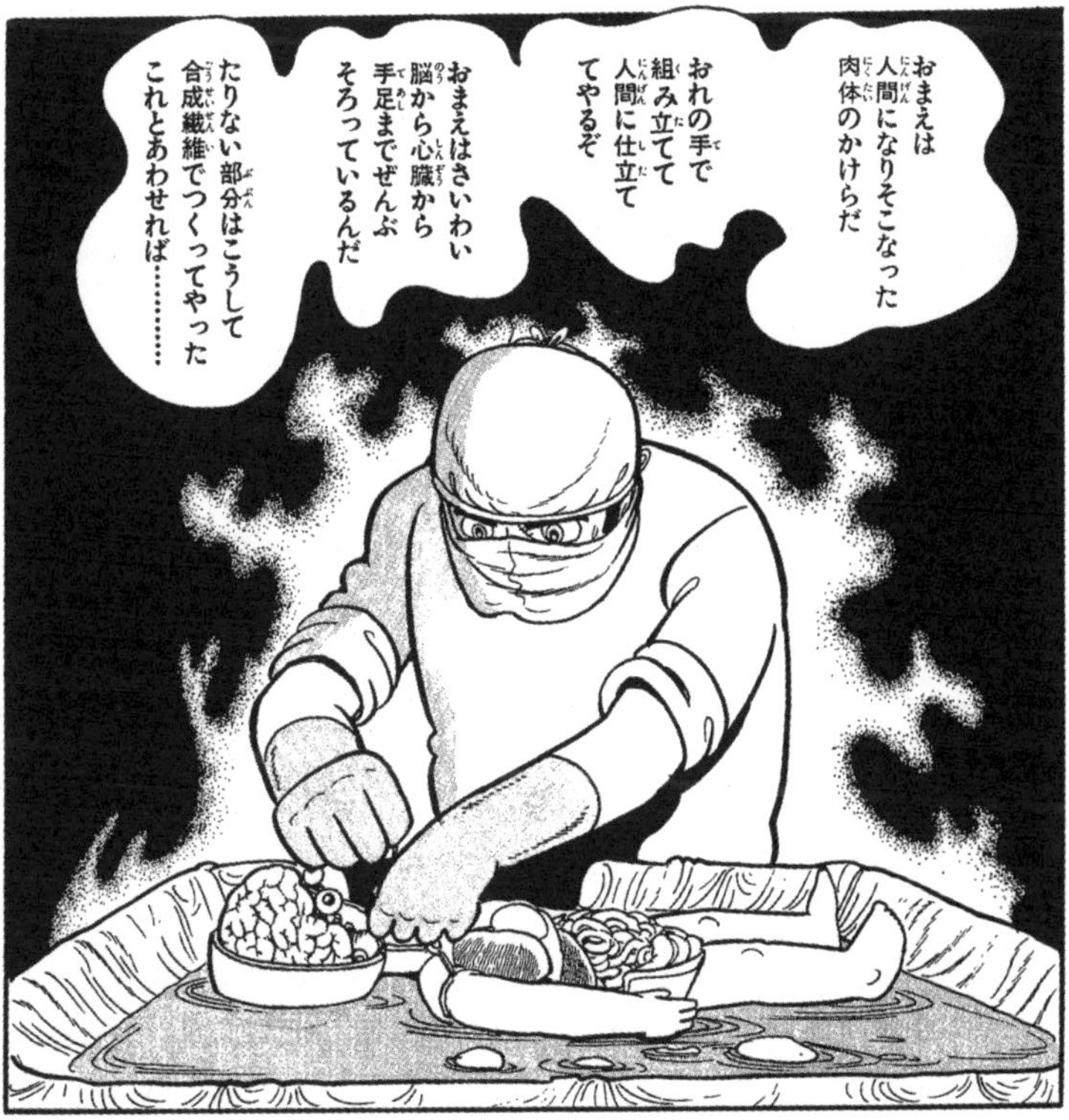

おまえは人間になりそこなった肉体のかけらだ
おれの手で組み立てて人間に仕立ててやるぞ
おまえはさいわい脳から心臓から手足までぜんぶそろっているんだ
たりない部分はこうして合成繊維でつくってやったこれとあわせれば………

図2

ラック・ジャックは、これを組み立てることを思いつき、合成繊維などで補いつつ手術をした。

この「手術」の一年後、患者の最終診察日に、ブラック・ジャックは患者に一人の少女と対面させる。「あなたのいもうとさんですぜ。同じとしのね」。「妹」と聞いて動揺する患者に、少女はこの患者のことを激しく罵り、一方患者は「いやらしい子」と強く拒絶する［図3］。患者は去り、そして少女＝ピノコはブラック・ジャックの元へ残ったのであった。

1. 現代医学から整理する

「お多福面」の患者の診断について

作品を虚心に読めば、作中の患者（ストーリーではピノコの〝姉〟とされている、お多福面を終始かぶっていた人物）に下された診断名である「畸形嚢腫」は、現在でいう卵巣奇形腫であることは比較的容易に察しがつく。

一般論として奇形腫自体は、性腺（卵巣、精巣）から発生するものが半数以上を占め、また卵巣や精巣以外からも発生する。[1] 具体的には、松果体

こんな子
わたしの妹じゃ
ありません!!
いやらしい子
……は…はやく
あっちへ
やって!!

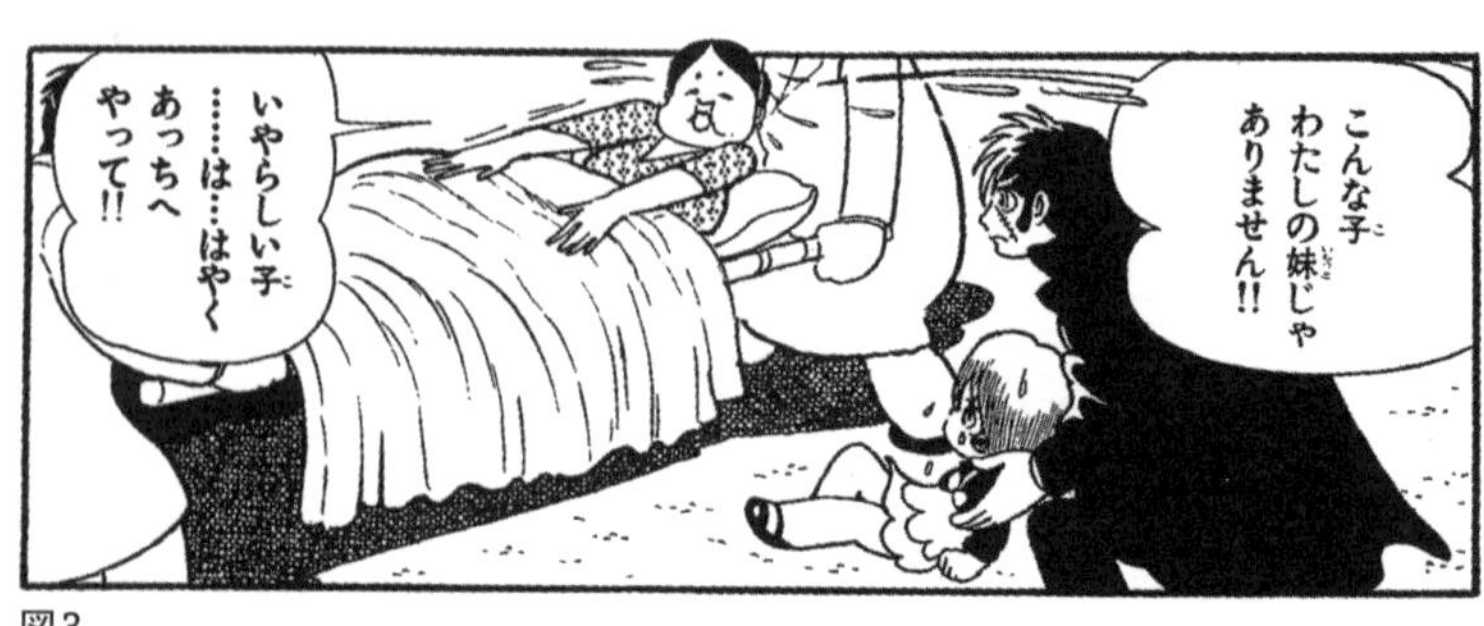

図3

付近の頭蓋内、頚部、縦隔、後腹膜、仙尾部などである。[1,2]また、作品の物語では良悪性を議論はしておらず、長い期間放置された囊腫の「大きさ」を問題にしている文脈であることが察せられる。逆に言えば、ごく短期間のうちに生命を脅かしているというわけではない。生命が脅かされないままに囊腫が肥大していくという振る舞いからすると、おそらく良性であろうかと思われる。

奇形腫であって、かつ良性であれば普通は成熟奇形腫のことを指す。成熟奇形腫は、色々な胚葉由来の成熟した組織から構成される腫瘍で、皮膚、髪、歯、気管支、膵組織などが充満している。これは、作中の、囊腫の中にだいたい一揃いの人間のパーツが詰まっているということと一応は対応する。よって、作中の腹部腫瘤がもし奇形腫であれば成熟奇形腫と思われる。

今作品の場合、タイトルに「畸形囊腫」とあり作品中の患者の主治医も「畸形囊腫」だと診断を述べており、私も素直にそう捉えていた。しかし……

本当に「畸形囊腫」でよいか？

この問いは根源的な問いだが、実はこう問い直してみることで、今回の作品が「ピノコ誕生の秘話」というmemorialな回とされたその裏に、非常に複雑で広大な考察ができるテーマが隠されていることに私は気づいた。

問い直すというのをもう少しわかりやすくいうと、臨床医らしく、「畸形嚢腫」の鑑別診断を考えてみたのである。すると、この症例が「奇形腫、teratoma」であるとシンプルに考えた時に、矛盾する点がいくつかあることに気づく。

奇形腫と考えた場合の決定的な矛盾点

まず今回の作品の最終場面、**図4**を見て欲しい。これを見たらわかる通り、畸形嚢腫から取り出して作ったピノコのことを、ブラック・ジャックは患者（手術を受けた女性）の「妹」だと認識していたことがわかる。

この場面は、述べたように今回の物語の最終場面であり、なんとなく流れで自然に頭に入っていってしまう場面ではある。しかし私としては、この**図4**があるかないかで、考察の流れが全く変わってしまった。この**図4**のために、私の今作品における病跡学的考察が非常に難航してしまったことをここに告白する。

さてこの「お多福のお面をかぶった、ピノコの姉とおぼしき患者」にできた病気が奇形腫と考えた場合の決定的な矛盾点とは何か。それは、もし奇形腫であると考えるならば、ピノコはこの患者の妹ではないのである。作品を読む限り、このお多福面の患者はおそら

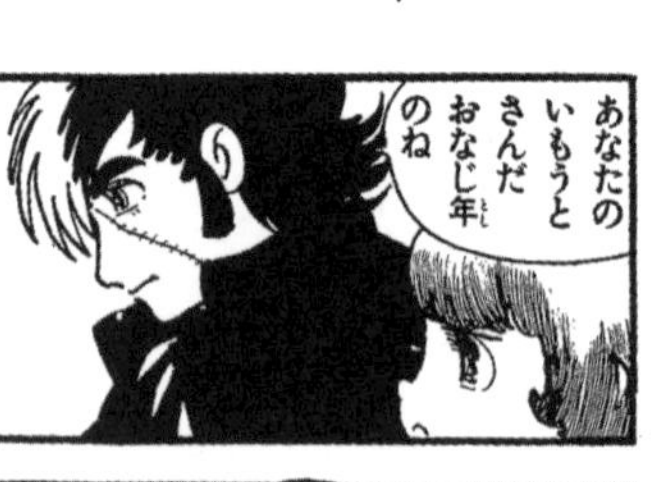

あなたのいもうとさんだおなじ年のね

1.

え………
わ　わたしに妹なんか……

たしかに初対面だろうけど
いままでずっといっしょに育ってきた妹ですぜ

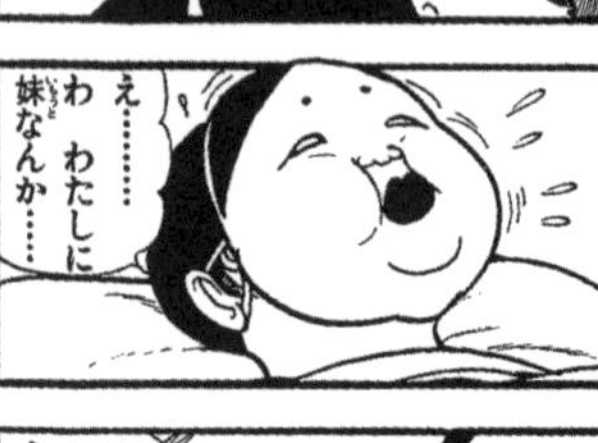

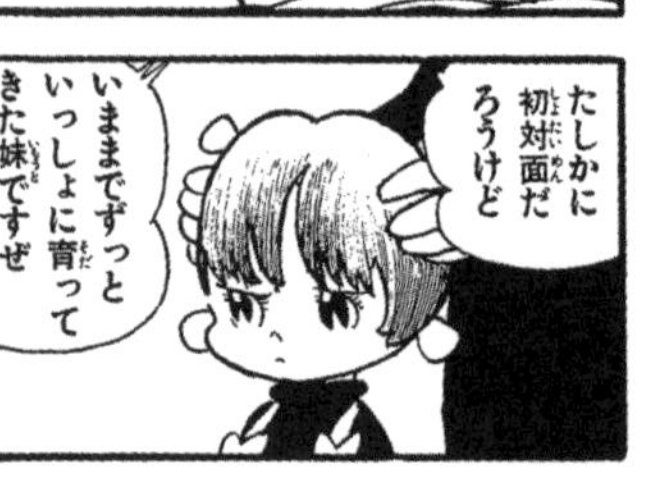

図4　ブラック・ジャックが、畸形嚢腫から取り出して作ったピノコのことを、患者（手術を受けた女性）の「妹」であると認識していたことがわかる場面

く普通に生まれ、成長した後に（つまり後天的に）こうした大きな嚢腫を病気として発症しているようだ。つまりこの大きなできものが奇形腫と考えるならば、それは宿主（＝お多福面の女性）の一部なのである。よって、奇形腫からできたピノコを「妹」だとすることは普通はしない（お多福面の女性の〝分身〟と呼ぶのならわかる）。

作中のストーリー通り、もし「妹」だと考えるならば、このお多福面の女性がこの世に生を受けた時点でこのお多福面の女性の中に胎児がいたということでなければならない。ここでいう胎児というのは、人間を構成する臓器やパーツに相当し、これを組み立てたのがのちのピノコになるというわけである。

「畸形嚢腫」の鑑別診断

今回の患者がもし奇形腫であった場合、先に述べた成熟奇形腫のうち、最大級に成熟し（ピノコを作れてしまうほどに）よく分化した各種器官を嚢腫内に有しているということから、いわゆる胎児型奇形腫[3]（Fetiform teratoma、こびと型、Homunculus）であったと思われる。

そこでこの胎児型奇形腫の可能性について考えてみる。すると、この胎児型奇形腫のほぼ唯一の鑑別対象はFetus in fetu（胎児内胎児）であるということにすぐ行き着く[3–5]。つまり、この胎児内胎児を除外してからでないと、今作中のお多福面の女性の病気がすぐに奇形腫であると断言できないのである［図5］。

前項で述べた「生まれた時にすでにこのお多福面の女性の中に胎児がいる」という状況は、胎児内胎児そのものの説明になっている［図5］。胎児の中に胎児が封入されていることから、封入胎児と呼ぶこともある。もっと露骨な表現で「寄生体」と呼ぶこともある。

もし今作中のお多福面の女性のお腹の大きな囊腫が（奇形腫ではなく）胎児内胎児であって、つまりこのお多福面の女性自身が誕生した際にその時点で女性の体内に胎児が封入されて生まれてきたのだとしたら、この封入された胎児こそがピノコに相当する。よってこの場合、まさしく「ピノコという寄生体」はこの患者

ふたごが生まれるはずだったものが
ひとりのほうが　できそこなって
赤んぼうのからだのほんの一部だけ
もうひとりのからだの中につつまれたまま
生まれてくることがある
そだっていくうちに　そのからだの中の
もうひとつの体組織のほうも
大きくなっていく
それは　目玉だったり　かみの毛だったり
手や足だったりする

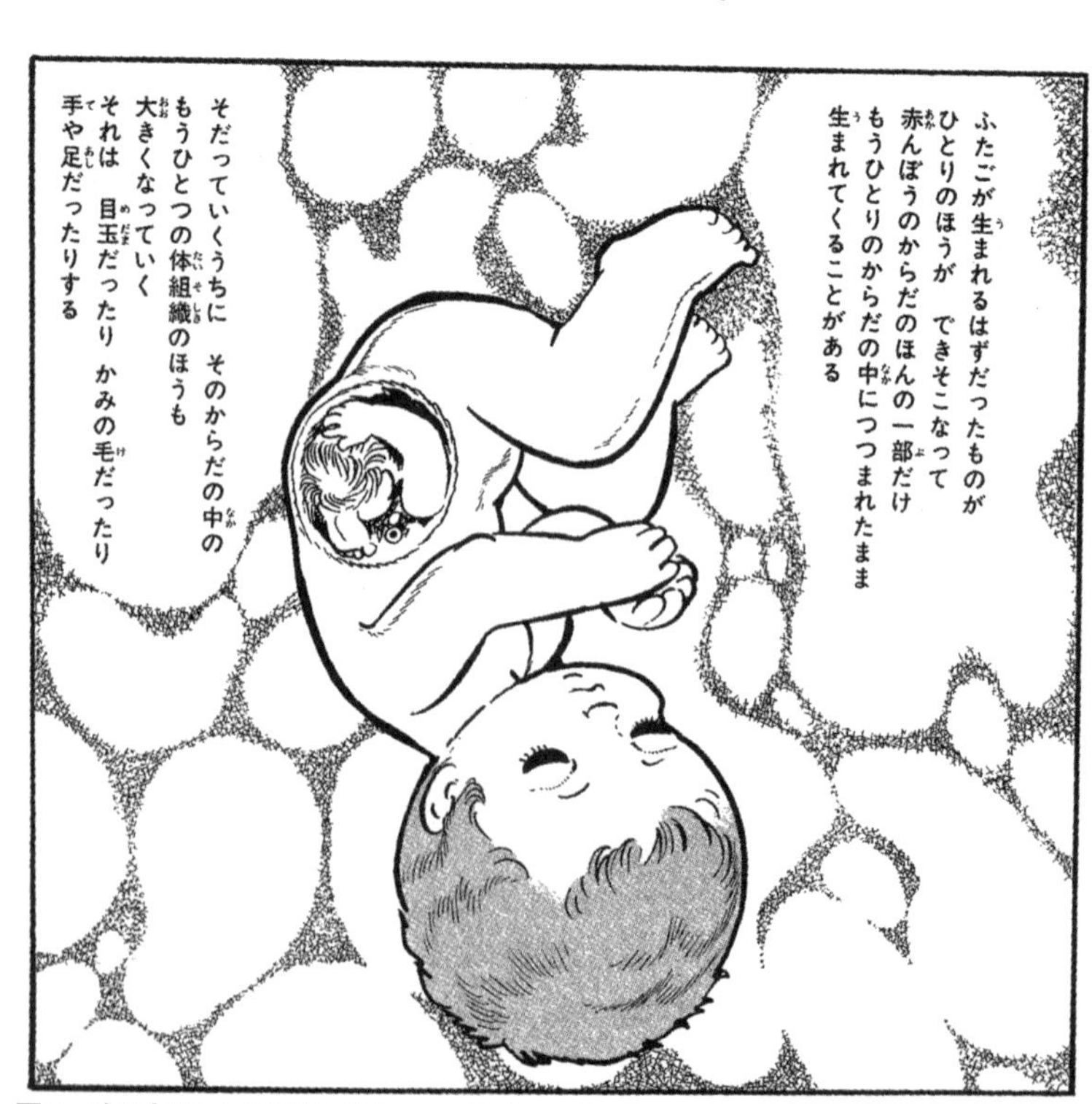

1.

図5　畸形囊腫という診断に続くコマの説明は、実は胎児内胎児の説明そのものである

の（双子の）妹と言ってよい。寄生体もまた、お多福面の女性の母親の子ということになり、つまりはお多福面の女性から見れば寄生体（ピノコ）は妹ということになるのである。

この患者の病気が奇形腫であると考えるより胎児内胎児と考えた方が、作中のピノコはこのお多福面の女性の妹という設定［図4］と合ってしまうのである。

胎児内胎児について

ここでいったん、胎児型奇形腫と胎児内胎児を対比してまとめておきたい。はじめに胎児内胎児について解説しておく。

胎児内胎児は、まずterminologyの観点では、寄生体と呼ぶのが〝今風〟のようである。Fetus in fetu（胎児内胎児）という語を本稿で私が優先したのは、この『ブラック・ジャック』の「畸形嚢腫」の回の世界観と合っているような気がしたからで、寄生体、封入胎児、寄生性双胎といった言い方が本来は正確かもしれない（ただし〝fetus in fetu〟というワードは普通にPubmedで検索ワードとして使用できる）。これは少し想像すれば察しがつく話で、つまり、胎児内胎児とはいえ胎児というには形をなしていないというか、これ以上踏み込むと倫理的な議論になる可能性があるため避けるが、普通に生まれてきた方の児の中にある「胎児」を胎児と呼ぶべきかどうかの話である。最近の文献ほど、寄生体という用語を使う傾向があるように思えた。(6)

寄生体（Fetus in fetu・胎児内胎児・封入胎児）とは、元来双胎であったはずの胎児がもう片方の胎児に取り込まれ寄生する形態で発生するとされ、五〇万出生に一人という極めてまれな疾患である。[6] 本邦では五〇数例のみ報告があるにすぎないという。[6] 寄生体の本質は、「本来はいわゆる双胎であった」というところにある［図5］。つまり、この場合寄生体の方に相当するものは、「双子の片割れ」といえるので（社会的には）「きょうだい」という理解が成り立つであろう。この寄生体は、ゲノムレベルというか接合性（zygosity）の点からいっても、親との対比でみた場合ヘテロ接合体（heterozygote）ということになる。

一方、お多福面の女性のお腹の大きな「もの」が胎児型奇形腫と考える場合には違和感がある。述べたように、奇形腫は宿主の一部（後天的に発生した腫瘍）という考えが強い。もしこの女性が奇形腫という形で〝胎児〟をいわば産み落としたという設定なのであれば、ピノコはこのお多福面の女性の「子ども」ということになる。このあまりに特殊な「親子関係」は、接合性で言えばホモ接合体（hemozygote）ということになる。つまり親（＝お多福面の女性）と子（＝ピノコ）が同じ遺伝子を持っているということであり、すなわち単為生殖の構図となってしまう。やはりピノコが胎児型奇形腫だということを盤石の軸として考えると、種々の点で奇しい（あや）のであって、それだけブラック・ジャックがしたこと（＝バラバラの臓器やパーツからヒトを作ったこと）は奇行だったと言えてしまうだろう。

胎児内胎児と胎児型奇形腫の対比と、作品中の患者の診断についての考察

表1に寄生体と胎児型奇形腫の対比を示す。**表1**は、文献4〜11を元に、筆者が作成した。

まず患者の年齢に関しては、作中で直接年齢は明かされていない。ピノコは『ブラック・ジャック』の世界では（自己申告も含め）一八〜二一歳であるというコンセンサスがあり、この患者は同い年〔図1〕であるから、よって一八〜二〇歳あたりであろう。**表1**からもわかるように、寄生体（胎児内胎児）と胎児型奇形腫の対比において、発症年齢は決定的に重要である（全然違うからである）。この点からは、作中のお多福面の女性のお腹は胎児型奇形腫であろうということが推察される。

他方、当然極めて稀ながら①寄生体（胎児内胎児）でも成人例はあること、そしてこれまで述べたように、②「妹」という扱いで設定されていること〔図3・4〕、③嚢腫内にはピノコが作れるほどに高度に分化した臓器が一揃いあったということ、以上①〜③は作中のお多福面の女性のお腹は寄生体（胎児内胎児）である

表1　寄生体（胎児内胎児）と胎児型奇形腫の対比

	寄生体（胎児内胎児） Fetus in fetu	胎児型奇形腫 Fetiform teratoma
発症年齢	乳児期〜1歳半	9〜65歳と広いが通常は20-40歳代
発症頻度	本邦で50数例	世界で28例
好発部位	高位後腹膜、上腹部卵巣にはできない	卵巣、後腹膜、下腹部
発生	不完全双胎の一種独立した個体	後天的にできた腫瘍宿主の一部
肉眼所見	脊椎がある：高度に分化した臓器がみられる	脊椎がない：高度に分化した臓器は通常ない
悪性化	ない	あり得る

可能性を示唆している。

1.

医学的再診断の試み

ここから先は、さすがにこの物語が創作であるということを考慮せねばならないだろう。そこで次のⅠ、Ⅱの可能性を挙げる。

Ⅰ　胎児型奇形腫であるが、寄生体（胎児内胎児）のように描いた

Ⅱ　稀なタイプの寄生体（胎児内胎児）を、「畸形囊腫」と呼んで描いた

どちらと考えるであろうか？　おそらくⅡと考える人が多いのではないだろうか。実際、ここまでの情報ではⅡの方が矛盾が少ない。しかし私の意見はⅠである。この後は、そう考える理由ついて解説していく。

「Ⅰ．胎児型奇形腫であるが、寄生体（胎児内胎児）のように描いた」と考える理由

突然であるが、私はインターネット上で、ピノコに関する興味深い記述をいくつか見つけた。論文などではなくインターネット上のものであるから流動的で正確性もないことを承知で以下に二つ挙げる。

> ……それまでもあちこちの病院で摘出手術を受けようとしたのだが、念力で手術道具を破壊したり、テレパシーで医師等を狂わせるといった超能力で手術を妨害するために手がつけられず、（中略）この超能力は畸形嚢腫の時だけ発揮されており、組み立てられた後使う描写は全くない。
>
> 「ピノコ」（2019年12月22日14：15（UTC）『ウィキペディア日本語版』）

> 【畸形嚢腫のときのピノコはテレパシーが使える上に言葉遣いも普通だったのはなぜ?・】
>
> https://detail.chiebukuro.yahoo.co.jp/qa/question_detail/q149086039（2020.01.15閲覧）

私はまず、これらの記述や疑問に関して、主語や対象が錯誤していると考えている。私

1.

の考えはこうである。嚢腫の中の（未来の）ピノコが、超能力を使って奇妙な現象を起こさせたような描写になっているが、これはそうではなく、このお多福面の患者自身が及ぼしているのではないかと思っている。嚢腫の中の（未来の）ピノコが、ブラック・ジャックに対して〃普通の言葉遣いで〃問いかけているというのも、そう見えるだけで、ピノコではなく実はお多福面の女性が周囲に怪奇現象を及ぼさせているのではないだろうかと考えている。つまり主語は「（おかしくなった）お多福面の女性」、対象は「嚢腫を切ろうとした周囲の人間」なのではないだろうか。主語にピノコを含めるから、本質を見失うのだ。

こうした怪奇現象は嚢腫を切除した後になくなっているが、ということは、この〃嚢腫〃が女性のお腹にあることでこの女性がおかしくなっていたのではないだろうか。そして、ブラック・ジャックによって嚢腫が切除されたことによって女性の状態が改善し、そうした一連の怪奇現象が起きなくなったのではないだろうか。

さあ、ではこの状況（＝私の仮説）を必要十分に満たすような、医学的病態が今日の医療レベルであるだろうか。答えは「ない」と思われるが、一部を手塚治虫の創作だと考えれば、限りなくこの状況を満たす病態がある。それは、「（卵巣）奇形腫による抗ＮＭＤＡ受容体脳炎」である。

患者は抗NMDA受容体脳炎か？

抗NMDA受容体脳炎は、二〇〇七年Dalmauら[12]により提唱された、自己免疫性辺縁系脳炎に関連する概念である。若年女性に好発し、精神症状で発症し、意識障害、痙攣、呼吸不全、不随意運動などの多彩な症状が移り変わるようにして現れる。またDalmauの最初の定義[13]では、卵巣奇形腫に随伴していることが注目された（現在では非合併例も知られている）。実際、奇形腫の切除により精神神経症状が劇的に改善する例もあり、奇形腫が病態に関与していることは以前より推定されている。

今回の物語の「畸形嚢腫」の中の患者（お多福面の女性）は、実は抗NMDA受容体脳炎にかかっていたのではないだろうか。この女性はかなり参ってしまっているのだろうと私には察せられた。ブラック・ジャックが診察する段になっても言葉を発していない［図6］。緘黙に相当すると考えるのは言い過ぎだろうか……。また妙なお面をかぶっているのは、高名な家柄の者だからとのことだが、醜形恐怖症（精神症状？）かもしれない。

ここまでの情報で、この患者が抗NMDA受容体脳炎だということを支持する点について、**表2**にまとめた。

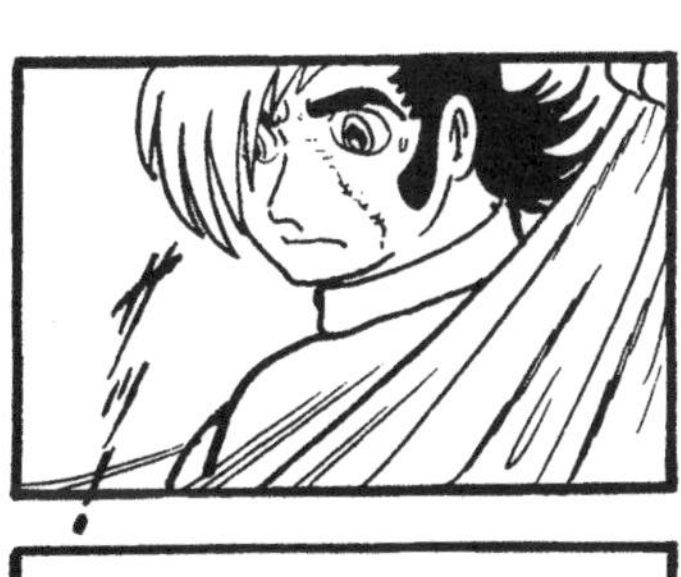

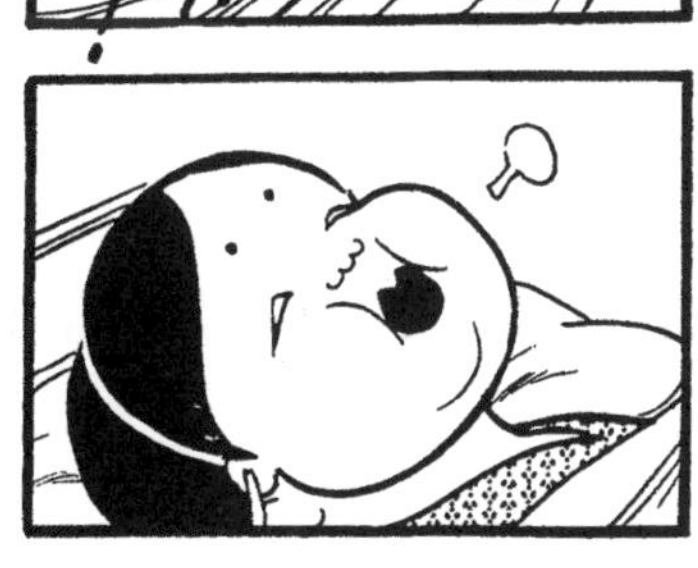

図6　ブラック・ジャックの診察において一言も発しない。言語能力があるにもかかわらず、言葉が出なくなってしまう症状を緘黙という。
図4では話しているので、手術によって症状が解消されたか、その後のリハビリテーションによって解消されたのだろうか。

私の主張で最も弱い点は、描かれている怪奇現象（念力で手術道具を破壊したり、テレパシーで医師等を狂わせるといった超能力で手術を妨害したりするさま）に苦しんでいるのは患者の周囲の人間であって、患者自身ではないではないかという指摘に十分に反論できないことにある。しかし、一応考えがあるのでそれを示す。

抗ＮＭＤＡ受容体脳炎の多彩な精神症状

抗ＮＭＤＡ受容体脳炎の臨床像のスペクトラムが拡大しつつあることで知られるようになったが、この疾患は精神症状を中心とした臨床像をとることもある。今回の「畸形囊腫」のストーリーと直接は関係しないであろうが、抗ＮＭＤＡ受容体脳炎における精神症状はインパクトが強いものが多く、**表3**にその内容を集めまとめてみた。**表3**は、文献14～18を元に筆者が作成したものである。

表3に示すような様々な症状・体験が、個々に異なる多彩な内容でもって次々と移り変わりながら患者を襲うのである。これは、言ってみれば「ホラー」である。

映画「エクソシスト」と抗ＮＭＤＡ受容体脳炎

この流れで思いつくのは、何と言ってもウィリアム・フリードキン監督が一九七三年に発表したホラー映画「The Exorcist（邦題：エクソシスト）」である。というのも、この映画

表2　「畸形囊腫」の患者が抗ＮＭＤＡ受容体脳炎であることを支持する点
・若年女性である
・卵巣奇形腫の存在が推定されている
・術前のさまざまな怪奇現象が、術後に消失している

に登場するリーガンという少女は、実際に抗NMDA受容体脳炎だったと思われる実在の少年の発言・行動をモデルにして描かれているとされているからである。

リーガンは悪霊に取り憑かれたという設定となっているが、この「悪霊が憑いたリーガン」の振る舞いが、抗NMDA受容体脳炎の臨床症状そのものだと言われている[19]。

例えば、ある日家の屋根裏に物音がすることに気づいたリーガン少女は、ネズミが入り

表3　抗NMDA受容体脳炎の多彩な精神症状

〈多彩な精神症状：一般症状〉

○不安・焦燥感
○幻覚・妄想
○抑うつ症状
○無気力
○不安
○孤独感
○躁症状
○緊張病
○離人体験
○常同言語「同じ言葉を繰り返す」
○病感
○幻視
○追跡妄想

〈奇異な行動や言動とそれらのめまぐるしい変化〉

○短期間のうちに一気にまとまりのない行動をし始める
○ちぐはぐな言動
○空笑
○夜中に大声で叫ぶ
○急に奇声を上げる
○こたつにしがみついて同僚の名前を大声で連呼する
○寡言・寡動かと思ったら突発的に奇声をあげる
○数分から数十分の間に情動が一次的に変化する
○機嫌がよいかと思うと突如「死にたい」と号泣
○前日まで予兆がなく次の朝に急に気分が落ち込み手首自傷に至り、しかしその後は平然

〈感覚の変容〉


「一日が四八時間のように感じる」

「歌や時間が、逆から流れているように聞こえる。反対向きな感じ」

「家の壁に空いていた二つの小さな穴が気になる」

「自分が自分ではない気がする」

「何をしているかわからなくなる」

「首が長くなってない?」

「手が自分の手ではない」

「感情が湧かない」


〈神や霊に関する妄想や憑依体験など〉

○「誰かに乗り移られた」「神の声が聞こえる」「死んだはずの人がみえる」といった神や霊に関する妄想や憑依体験
○世界の終焉の予告を述べたりする

1. 込んだと思い家の使用人にネズミ駆除を頼むが屋根裏にはネズミはいなかった。軽微な幻視・幻聴と思わせる症状である。他には、（この一二歳のごく普通の少女が）急に卑猥な言葉を言ったり悪態をついたり、嘘をついたり、行動や言動がおかしくなってエスカレートしていったり、あるいは別の症状に移り変わったりする様子も描写されている。

映画のことでありこれ以上仔細には述べないが、私が非常に興味を持っているシーンがある。それはこの映画のラストシーンである。

映画「エクソシスト」は、少女に取り憑いた悪霊と神父の対決という構図になっている。少女が（悪霊に取り憑かれているのではなく）抗ＮＭＤＡ受容体脳炎にかかっているという目で見た場合、リーガンという患者の病因は悪霊などではないはずで、その意味では悪霊が神父に〝乗り移る〟ことはないはずである。しかし最終的には神父にも悪霊が取り憑かれそうになる描写が映画のラストにある。そして神父は、悪霊に支配されてしまう前に自ら屋敷の窓を破って飛び降り、死んでしまう。神父がこのタイミングで（まるで病気が感染したかのように）抗ＮＭＤＡ受容体脳炎にかかったというのはあり得ないが、神父のこの最後の奇行と奇行に及んだ理由を考えることは、非常に興味深い。

つまりこう考えてみる。ＮＭＤＡ受容体脳炎の患者の周りにいる人、この病気の患者をケアする人が、ＮＭＤＡ受容体脳炎の多彩で奇妙で激しい精神症状の前に疲弊し、そういう環境要因あるいは精神的加重によって（患者と同じように）頭がおかしくなってしまう・

症状精神病を引き起こしてしまう。こういう可能性はないだろうか。「エクソシスト」で言えば少女を救おうとした神父、『ブラック・ジャック』で言えばお腹の嚢腫のお多福面の女性を救おうとしたブラック・ジャックがそれに相当する。

ＮＭＤＡ受容体脳炎の患者の近くにいる人もおかしくなってしまうことがあるのかもしれない。悪魔憑き／悪魔祓いの界隈では、昔からプラセボ現象の関与は示されてはいる。ただ、この卵巣奇形腫の患者の周辺にあまりに奇妙なことが起きているというまさにこのことこそ、この患者の腹部腫瘤が胎児内胎児ではなく奇形腫だったということを、示していると考えるのである。

エピローグ／解説

最後に重要な確認をしておく。それは、『ブラック・ジャック』執筆時の一九七三〜一九八三年にはこの抗ＮＭＤＡ受容体脳炎の「概念」はなかったということである。

ところで一九七三年、そうこの年はエクソシストの米国での公開の年なのである。調べたところ、日本の公開日は翌年の一九七四年七月一三日だったそうで、当時は日本は映画エクソシストによる大変な大騒動・大ブームだったとのこと。手塚治虫が、これほどの話題の映画を知らなかったわけがなく（多忙で知らなかったかもしれないが）、この映画の、悪

1. 霊に取り憑かれた少女リーガンの様子に影響を受けていたのだとしたら面白いなあと勝手に想像するのであった。怪奇現象というものへの、漠然とした恐怖が当時の世の中にあったのかもしれない。

手塚治虫はホムンクルスを描きたかったのかもしれない

胎児型奇形腫は、こびと（Homunculus）型の奇形腫とも言われている。ホムンクルスについては以下の次のような記述を示す。

> 錬金術師パラケルススが生み出したとされることで有名な人造人間。男性の精液や血液をフラスコに密閉し、血液や「動物のチンキ」という謎の物質で養うことで誕生するという。創造主に様々な知識を与え、最終的には小人や巨人、精霊などに成長するとする資料もあれば、男女一対で生まれ旧約聖書のエデンの園のパロディを演じ6日目には爆散するとする資料もある。
>
> 『幻想由来辞典（著者 新紀元社、シブヤユウジ。新紀元社、二〇一六年）』

もしかしたら、ホムンクルスというのは欧州の人らにとって何がしかのメタファーになっているのかもしれないと私は思っている。日本生まれの日本人である私には理解できないのかもしれない（この場合の理解は、抽象理解だと思われる）。なので、ここで「ホムンクルスとは何か」的な議論や記述はしない。ただ、胎児型奇形腫の中に備えられている「人間の成分」をみるに、そこにホムンクルスをみた者・ホムンクルスに思いを馳せた者がいるということであり、このことは感慨深い。胎児型奇形腫は、宿主にとっての「子」なのか「きょうだい」なのかなどの議論はやはり野暮である。そうではなく、社会的な意味付けなどせずに、後天的にできた〝何か〟としておく。つまりは〝ホムンクルス〟ということでよいのだと思う。結果として読者の解釈に自由度を与えている。

手塚治虫は、ホムンクルスを描きたかったのかもしれない。奇形腫というものからイマジネーションを掻き立てられ、調べていくうちにこれを〝擬人化〟するようなストーリーを創造したのかもしれない。

錬金術師パラケルススがホムンクルスを作ったという話は少年漫画に書くにはグロテスク過ぎであり、まあ確かにゼペット爺さんがピノキオを作ったようなファンタジー系に落とし込んだ方が爽やかな印象になる。実際ピノコの名前の由来はピノキオから来ているとする見方がもはや一般的だ。

外科医ブラック・ジャックは、この回でピノコを作った。とにかくそのことが印象に残る回である。ホムンクルスか、ピノキオか――。しかし、この嚢腫を切除したことで妙な怪奇現象が消え、患者（作中ではピノコの姉）を救ったということを忘れてはいけない。

コラム 1.

悪霊が乗り移ったのか？

ハーバード大学医学部 Osher Research Center の Ted J Kaptchuk 氏は、二〇〇九年ランセット誌*で次のような話を寄せている。

一六世紀後半、アンリ四世は悪魔に憑かれたという女性にある実験を行った。その女性に、本当はそうではないが、「僧侶であると告げ悪魔祓いのふり」をしたところ、効いてしまったという——。

その内容とはまず、エクソシスト（悪魔祓い）のふりをした一団が教会からもらった聖水をなんの変哲もない〝フラスコ〟に入れ、ただの水であるかのように見せて女性に与えてみた。すると、その本物の聖水はまったく効果がなかった。しかし反対に、ただの水を教会からの聖水のように見せかけて与えたところ、女性は苦しみにもがいたのだった。

さらに次に、ただの鉄片を神聖な十字架の破片であると告げて、女性に押し付けたところ女性は苦しんで床でのたうち回った。さらに、本当は聖書ではないのに聖書に見せかけた本をラテン語で読むと、やはり女性は怯え惑った。その本は実際には古代ローマの詩人ウェルギリウスの叙事詩『アエネーイス』であった。

一六世紀にすでに、教会を巻き込んでこのような「プラセボ」を確かめる〝trial〟がなされ記述されていたことには驚かされる。抗NMDA受容体脳炎の患者に関わる周辺の人間が、患者同様に悪魔に憑かれたような振る舞いを非作為的にしうるということの直接の証拠にはならないだろう。しかし本疾病の症状のインパクトは強く、患者に近い人間、あるいは被暗示性の強い人間であれば、あたかも〝悪霊が乗り移ったように〟同じような症状が出てしまうのかもしれない。ただこれは、精神的加重により、一種の転換性症状が起きているものと想像する。

2.

本間先生のかたきをうつ
〝本間血腫〟の正体に迫る

「本間血腫」新装版12巻、二五―四四頁

2.

「本間血腫」

バレンタインデーの広告をみせるためにピノコが持ってきた新聞を手にしたブラック・ジャックは、たまたま載っていた記事をみて表情を一変させる。記事によればプロ野球球団「エラーズ」の山上投手が「本間血腫」という希少疾患で入院したという。ブラック・ジャックはこの病名に反応したのだった。

まさにそのとき、山上投手の主治医からブラック・ジャックに電話がかかってきた。「新聞を読まれましたか?」。この医師は、ブラック・ジャックが本間血腫の知識を持っていることを前提に、ブラック・ジャックに多額の報奨額を提示して手術を要請する。しかし、ブラック・ジャックは本間血腫への特別な関心を持っていることも認めたうえで断ることを選択する。

実は本間血腫というのはブラック・ジャックの恩師である本間丈太郎医師が発見、命名した疾患であり、かつその患者を人体実験といわれるような新式の手術で治そうとし、しかし成功しなかったことで本間医師は病院を去る結果になったいわくがあったのだ。

ブラック・ジャックは本間医師の死後、残された膨大な本や資料を整理していると、その中に本間血腫の記録とともに、本間医師からブラック・ジャック宛に書いた手紙を見つけた。「この記録をもとに〝本間血腫〟のナゾをときあかしてもらいたい」「病気のナゾがはっきりするまでけっしてきみがこの病気の患者を手術をしてはいかん」。それ以来、ブラック・ジャックは恩師を引退に追いやった本間血腫が憎い！本間先生のかたきをうちたい！と研究を続けてきたのだった。

結局、一度は断ったブラック・ジャックだが、手術を決意した。ブラック・ジャックの勝算は研究に研究を重ねた自作の人工心臓だ。本間医師ですらできなかった、心臓の取り替えこそブラック・ジャックの奥の手だった。

手術が始まり心臓に達した時、ブラック・ジャックはとんでもない事実を目の当たりにする。山上投手はかなり前に別の医者から人工心臓を移植されていたのだ。ブラック・ジャックは自身の人工心臓よりも精巧な心臓を取り替えることをやめ閉胸した。

ブラック・ジャックは絶望した。それは、人工心臓を持ってしても再発してしまう本間血腫という病への敗北感だった。ブラック・ジャックは、本間先生の忠告を無視した自分の愚かさを呪うのだった。

現代医学から整理する

本間血腫とは

始めに述べておくが、本間血腫という疾患はない。『ブラック・ジャック』の世界で手塚治虫が創出したであろう架空の疾患だ。本間血腫については、作中では**図1**のように説明されている。左心室内に血栓ができてしまい、いくら除去しても再発してしまう病気で、世界でも過去二〇数例しかない極めて稀な疾患だという。しかも転帰は全て「死亡」だという恐ろしい病気であるという設定である。

本間血腫に関する情報は、本間先生が生前ブラック・ジャックに宛てた書簡の内容［図2］からも読み取れる。内容は**図1**と似た内容になっているが、**表1**にそのまとめを示す。

本間血腫の真相に近づけるか

作中、本間血腫の情報は実はこれだけではない。本間血腫が今日的に一体どのような疾患なのかの謎を解くための重要な手がかりが得られる資料が作中にある。それはピノコがブラック・ジャックに手渡した新聞である。本間血腫に罹った山上選手の記事の中をよく読むと、本間血腫の説明がされてあるのだ［図3］。

表1　本間血腫に関する情報のまとめ：本間先生の手紙より

- ごく稀である；ブラック・ジャックが生涯出会うかわからないくらい
- 手術をしても（すると?）、心室内血栓が再発してしまう
- 心機能が弱って死亡の転帰をとる病気
- 病態の解明ができるまで、手術をしてはいけない

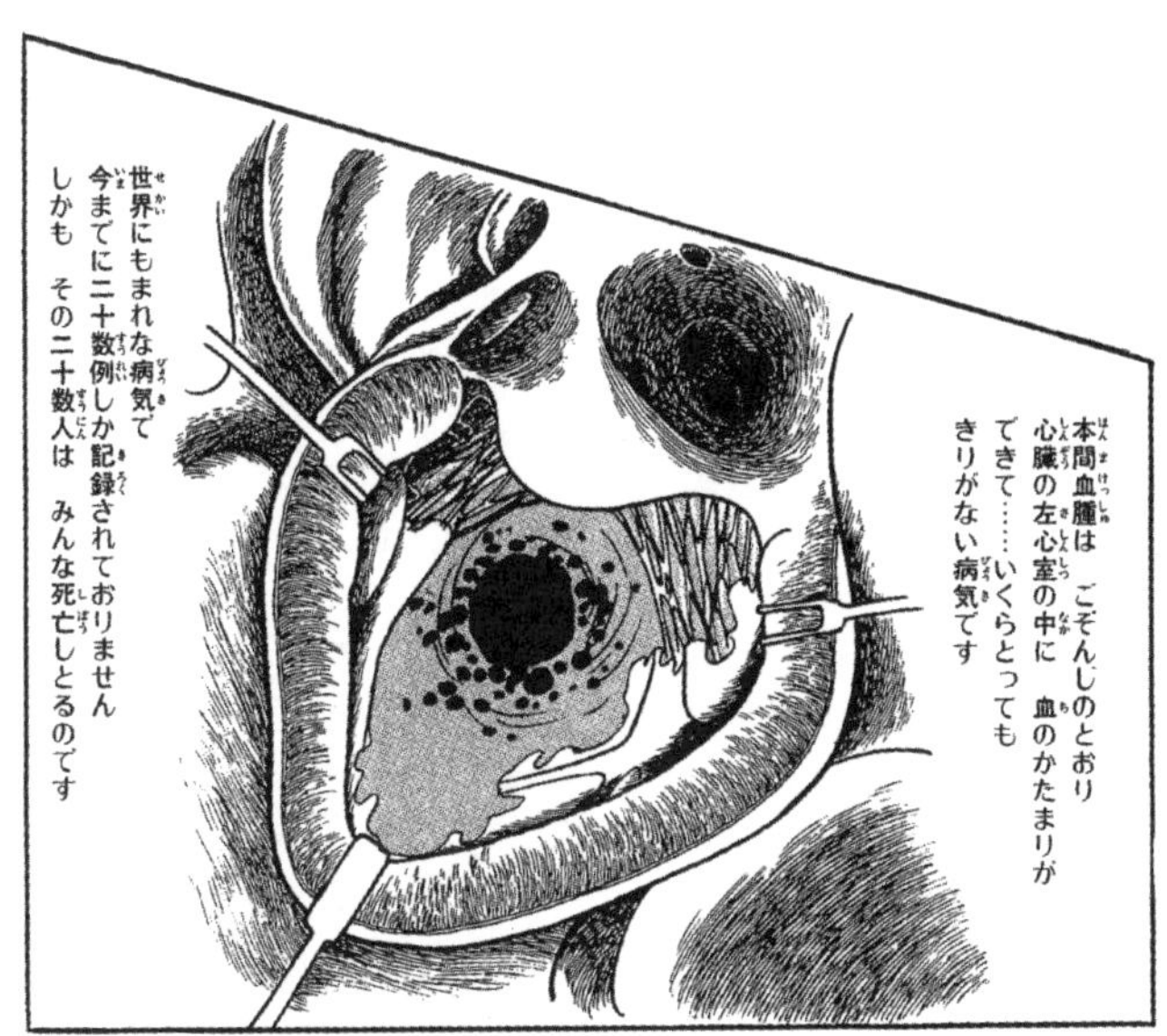

本間血腫は　ごぞんじのとおり
心臓の左心室の中に　血のかたまりが
できて……いくらとっても
きりがない病気です
世界にもまれな病気で
今までに二十数例しか記録されておりません
しかも　その二十数人は　みんな死亡しとるのです

図１　「本間血腫」を説明した１コマ。

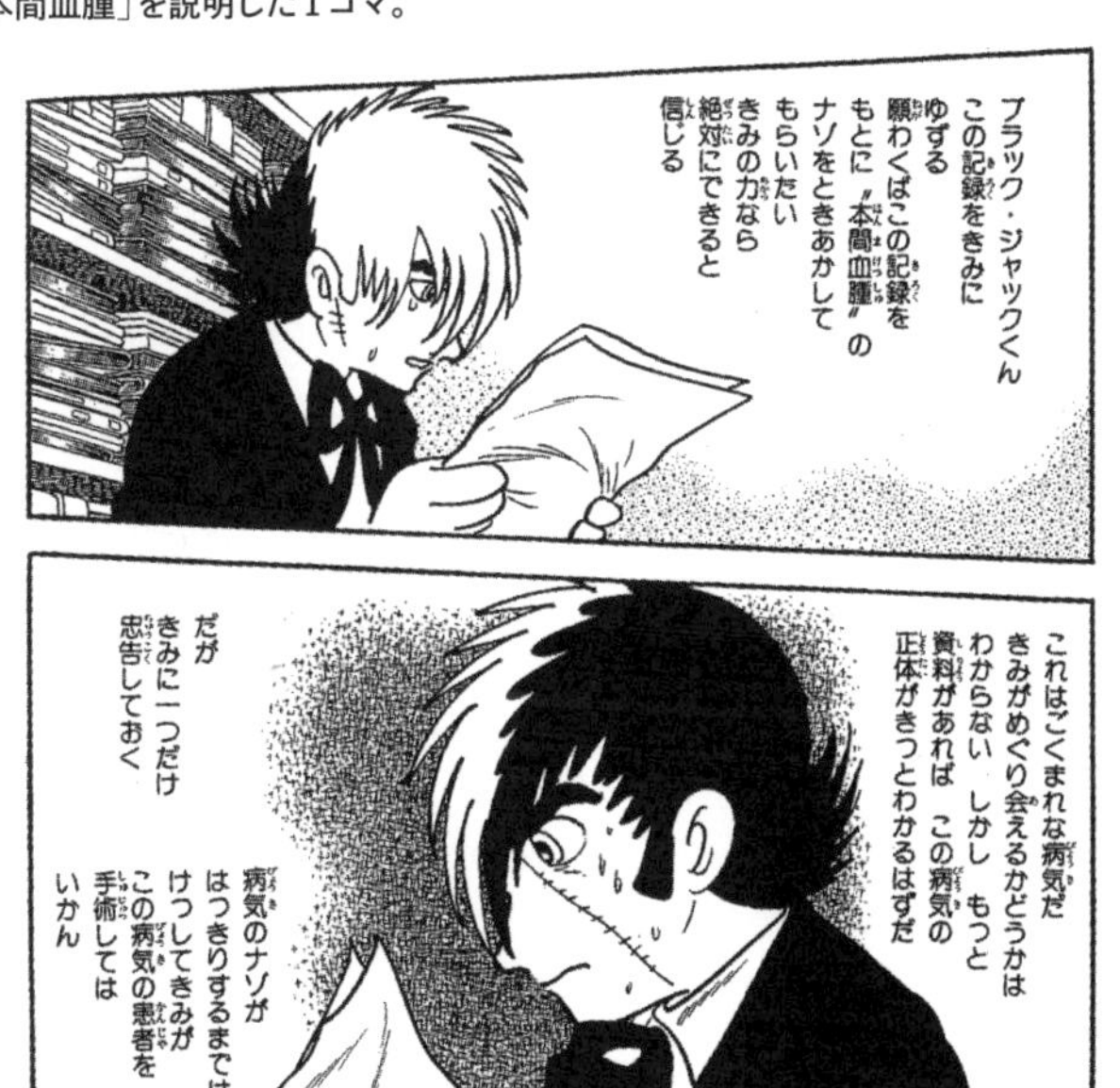

図２　本間先生からブラック・ジャックに宛てた手紙

あの心臓の中の血のかたまりは
何度手術しても起こるのだ
そればかりか　患者は心臓衰弱で
死んでしまう　だから　あの
病気に手術はタブーだ
いかに　きみが天才だとて
手術はしてはならん

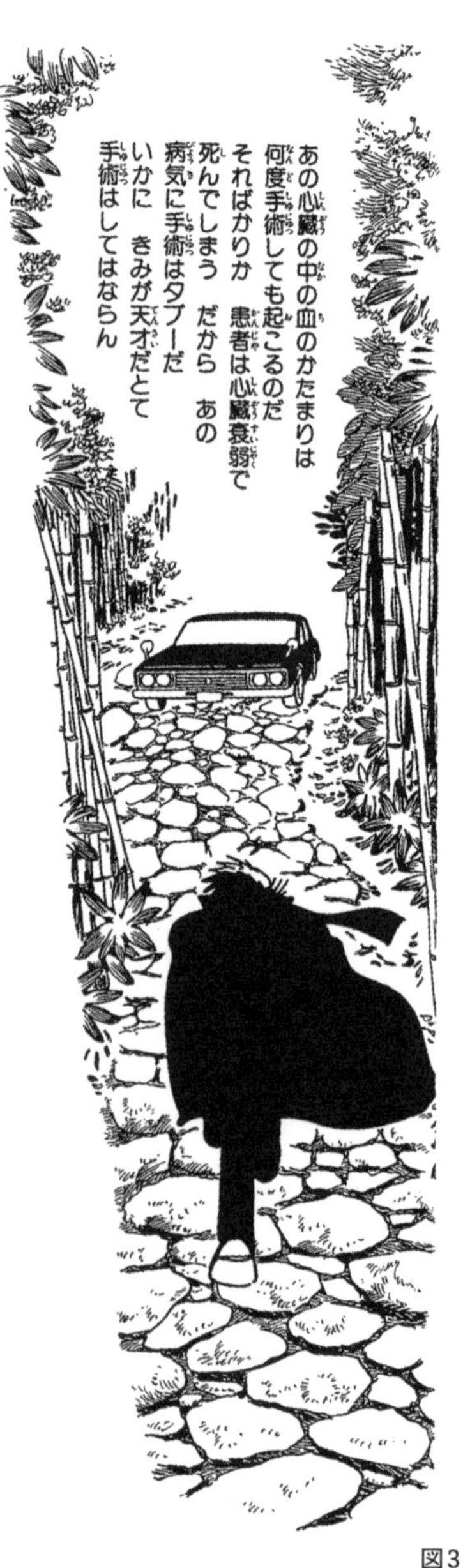

2.

図3

この「記事」の中の本間血腫の説明として、「全身に潰瘍ができ血行がとまる」という記述がある。これが本間血腫の核心であると私は考える。

本間血腫は心臓病ではない？

あらすじ通りに読むと、本間血腫という病気がいかにも心臓の病気だと誘導されてしまう。しかし図4によれば、本間血腫は「全身に潰瘍ができ血行がとまる」病気であるというのだ。これは、本間血腫が単に心疾患だとするには私には違和感がある。本間血腫は全身疾患なのではないかと私は考える。

ところで「全身に潰瘍ができ血行がとまる」というのは、（ロジックが）病態生理学的に少しおかしい。「血行がとまる」ことで、潰瘍ができるはずである。本間血腫は、少なくとも血行が不良になる疾患であると推測される。

次に「全身」というのは何を指すのだろうか。こればかりは作品をくまなく読んでも明らかにされなかった。「体じゅうの皮膚」なのか、それとも「諸臓器・多臓器の虚血」という意味なのか。ただし、「潰瘍」という表現が使われているので、これは「皮膚」のことではないだろうか。腸管や口腔内などの粘膜面にできる潰瘍でも本来なら可能性を残すであろうが、腸管粘膜をのぞく技術[1]は当時一般的ではないだろうし、口腔内の潰瘍を持って「全身」とは言わないであろう。思い切った想像をすれば、本間血腫は全身の皮膚に潰瘍ができてしまう疾患だったのではないだろうか。よって、非局所的な皮膚潰瘍と左心室内血栓の両方を生じうる疾患を考えれば良いことになる。

血栓症については、左心室内の中は動脈血だから、動脈血栓症を考慮する。

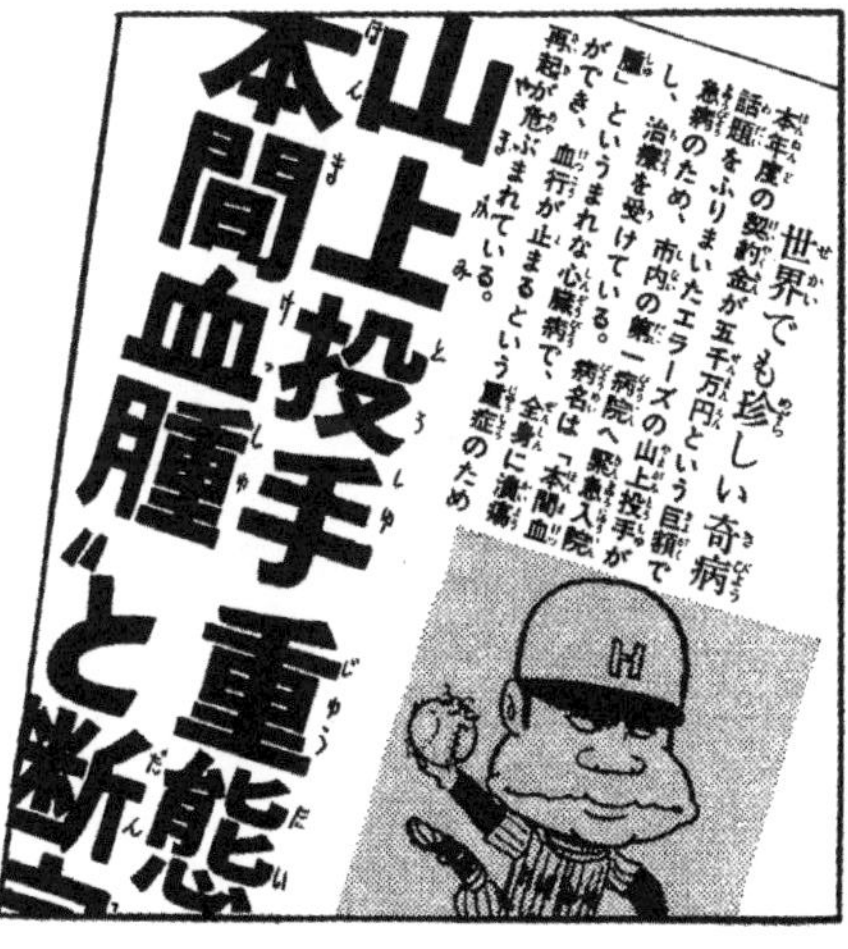

山上投手重態
〝本間血腫〟と断

世界でも珍しい奇病

本年度の契約金が五千万円という巨額で話題をふりまいたエラーズの山上投手が、急病のため、市内の第一病院へ緊急入院し、治療を受けている。病名は「本間血腫」というまれな心臓病で、全身に潰瘍ができ、血行が止まるという重症のため再起が危ぶまれている。

図4　エラーズ・山上投手が本間血腫に罹患して入院したことを報じた新聞記事。山上投手が注目の選手なのは、契約金が高額だからということらしい。関係ないが、「診断名」や「入院先」まで新聞で報じてしまうのは、現在であったらとんでもない個人情報の暴露である。とにかく致死的な重症疾患であることが窺える。

2. 世界一簡単な動脈血栓の概論

私は血栓止血学の専門家ではない。ある専門領域を理解するには専門家の総説記事が一番である。しかも、ここで話題にする血栓症というのは、「素因」や「環境因子」を扱うことになるから、なるべく人種や時代を揃える、つまり国内の文献が良い。そこで文献1の中から、動脈血栓の病態鑑別の表を抜粋してみた。以下、これを眺めるところから始める。

まず、血栓あるいは血栓症の理解の前提として、静脈血栓と動脈血栓は全く異なるものであるということを知るべきである。逆に言えば、静脈血と動脈血の大きな違いに対して自覚的でない人が多いような気がするのである。静脈血と動脈血の違いなど小学校から習い始めるくらい基本的な習得事項だというのに。

私は、〝教え方〟も悪いと思っている。「静脈血＝青、動脈血＝赤」のように塗り分け、酸素が少ない血液と多い血液、というように両者を対等に扱うように学校教育で刷り込まれてしまっているように思う。実際には、両者の決定的な違いは色ではなく「圧力」あるいは「流速」である。

動脈における血栓形成にまつわる主役は血小板であり、動脈血栓は「血小板血栓」と呼ばれる。または「白色血栓」と言われることもあるが、これは静脈血栓が「赤色血栓」と呼ばれることの対比である。静脈における血栓形成にまつわる主役はフィブリンと赤血球であり、静脈血栓は「フィブリン血栓」と呼ばれる。つまりは動脈血栓と静脈血栓は、同じ「血栓」でも本質的に全く異なるということである。なまじセットで覚えてしまうために、かえって（一部の者に）混乱を与えている。

動脈血栓は、高圧力・高速血流状態の血管の中で生じる血栓である。そんな状態の中、血液がかたまって血栓ができるということはよほどのことであり、非常に特殊な血栓とも言える。このことを加味しつつ**表1**を見てみると、大まかには、動脈硬化を中心とした動脈自体の問題、過凝固状態・粘稠度亢進状態、心疾患（弁膜症や不整脈など）、血管炎などの炎症性疾患、などに病態が分けられることがわかる。ここではこの**表1**の病名ごと一つ一つ説明したりはしない。

表1　動脈血栓の基礎疾患

Ⅰ. 動脈硬化性疾患
- 高血圧
- 脂質代謝異常：
  - 高LDLコレステロール血症，高Lp（a）血症
- 喫煙
- 糖尿病
- 加齢
- 閉経
- 高ホモシステイン血症

Ⅱ. 血液粘稠度の亢進
- 脱水
- 骨髄増殖性疾患
  - （本態性血小板血症，真性多血症）
- 血管炎
- ネフローゼ症候群

Ⅲ. 生体内異物の存在
- 人工弁，血管置換術後

Ⅳ. 血行異常
- 発作性心房細動
- 大動脈弁狭窄症，など

Ⅴ. その他
- フィブリノゲン異常症（Arg19-Gly）

（文献1、p482より抜粋）

医学的再診断の試み

さあ本間血腫の鑑別へ　～病跡学的観点も含めて～

関心がある読者は、この時点でこの表の中から、全身の阻血・虚血で皮膚に潰瘍もできる疾患はどれだろうと思い始めているだろう。しかも本間血腫は非常に予後の悪い疾患であることもわかっている。

それを考えるにあたり、今回の作品の中で取り上げられた本間血腫の患者について振り返ってみる。作中では本間血腫の患者自身が現役のプロ野球選手であった。エラーズという球団の山上投手というキャラクターで、「今年度の巨額の契約金」が話題になっていたとある。これからわかることは、①山上選手は現役バリバリの選手である、②ルーキーか大物かはわからないが大変な実力者で、本来はまだまだ現役を続けるべき年齢である、③日頃はプロの世界でプレーできるくらいのコンディションであって特に身体機能に遅れをとっているようなことはない、といった情報が読み取れる。何気ない情報であるかもしれないが、私にとっては重要あるいは決定的な情報を与えてくれるものばかりである。

例えば、現役のプロ野球選手というなら大体二〇代～四〇代前半ということになる。脂ののったバリバリの選手だということであれば三〇歳前後くらいかもしれない。つまり、

2.

加齢を要因とした疾患（高齢者に発症する疾患）ではないということである。しかもプロ選手なら日頃からメディカルチェックを受けていたであろうし、つまり**表1**のIがほぼすべて当てはまらないということになるだろう。また、プロ野球選手になれるくらいであるから、少なくとも先天的に障害を負って生まれたとかではないだろう。肢体の不自由であるとかでもないはずだ。少なくとも後天的な疾患であることが推測される。さらには、もし長年慢性的に体調が不良であれば、プロ選手にもなれなかったかもしれないし、プロになれてもプロの中で活躍できなかった可能性も高い。本間血腫は、それなりに急性・急激に起こる病気なのではないだろうか。

また、山上投手の心機能が日頃から悪いということも否定的である。山上投手は巨額の契約金が動く選手である。体調が悪い選手に、選手の市場価値としてそのようなお金が投じられることはないだろう。少なくとも、プレーの負荷などによって、プロのマウンドに立てなくなるような顕性の弁膜症はなかったと思われる。

ここで、作品中ブラック・ジャックが山上投手を手術で開胸した時のシーンを確認する。すでに人工心臓が埋め込まれていたことを発見、手術助手が「本間血腫は人工心臓の故障による病気だったのか!!」と得心し、同時にブラック・ジャックが激しく動揺する場面がある［**図5**］。もしこの言葉通りであれば、本間血腫は医原病ということになる。しかし作中では、山上投手にすでに埋め込まれていた人工心臓は二〇基の試用品の一つであること

2.

が読み取れる［図6］。本間血腫がもしこの人工心臓そのものに由来する医原病だとすれば、本間血腫が世界で二十数例確認されているという点と数が合わない。医原病だとして、そもそも山上投手に人工心臓を移植する理由になった心疾患も明らかにされていない。よって、本間血腫がこの人工心臓由来のアジュバンド病的な意味としての医原病とするには無理があると思われる。「別の心疾患→人工心臓移植→本間血腫発症」ではなく、「本間血腫発症→人工心臓移植→効かず本間血腫が再発」と考えるのが自然であろう。

さてこれらの経緯から、今回の発病が山上選手にとって「再発」だったということが導かれる。つまり、いつなのかは不明だが、もしかしたらプロ野球選手になる前かもしれないが、すでにこの病気（本間血腫）を発症していたのだ。

発症した時期は本来非常に大事である。ブラック・ジャックは「かなり前」と言ったがそれ以外に作中には明示されていない。外国で手術を受けたらしいということは匂わせていて、海外で手術を秘密裏に（?）受けたのだとしたら、普通の家庭・普通の高校生にはそのようなことは不可能であろう。

よって、山上選手はプロ野球になってそれなりに成功してそれなりな額の年俸をもらうようになってから発症したに違いない。だから、世界中から名医を探し、その名医がいるところ（外国）へ本間血腫の治療のために渡って手術を受けることができたのだろう。このことに要する金額は、一般人では支払いきれないほどの額のはずだ。つまり、そういう意味では山上投手は実は割と最近になって（つまりプロ選手として活躍するようになって）から本間血腫を発症しており、名医に手術をしてもらったがすぐに再発してしまった、というのが真相なのではないだろうか。本間先生の情報によれば、本間血腫は発症後あまり〝猶予〟がなく生命に関しては切迫感がある疾患であるらしいので、はるか昔に手術をやっていたというのではあまり合わない気がする（その間に再発して悪い転帰となっていたはずである）。

心室内血栓からみた鑑別

作中では本間血腫というのは、とにかく「心室の中に血のかたまりができて、取っても取ってもできてしまう」という特徴で語られていた［図1］。ここで、「心室内血栓」につ

・・すると
本間血腫は・・・人工
心臓の故障による
病気だったのか!!
人工心臓SR型
試用20体のうちNO20
極秘　一九××年×月×日
――こうかいてあります
図5

図6

確信など
できん!!
しかし……
なんとか処置しなければ
患者が
死亡する
ことは
あきらか
でした
図7

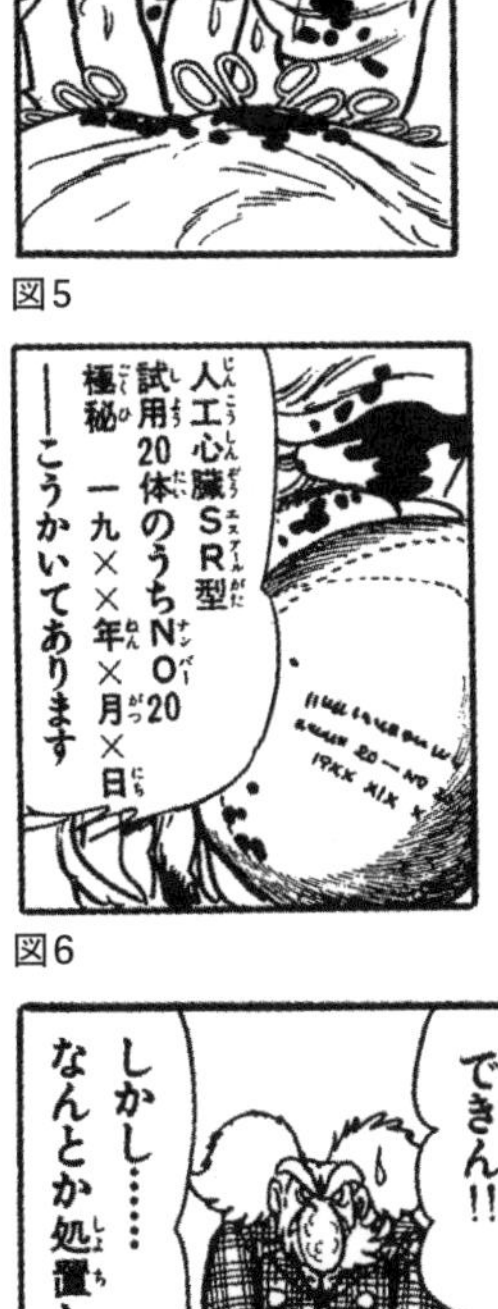

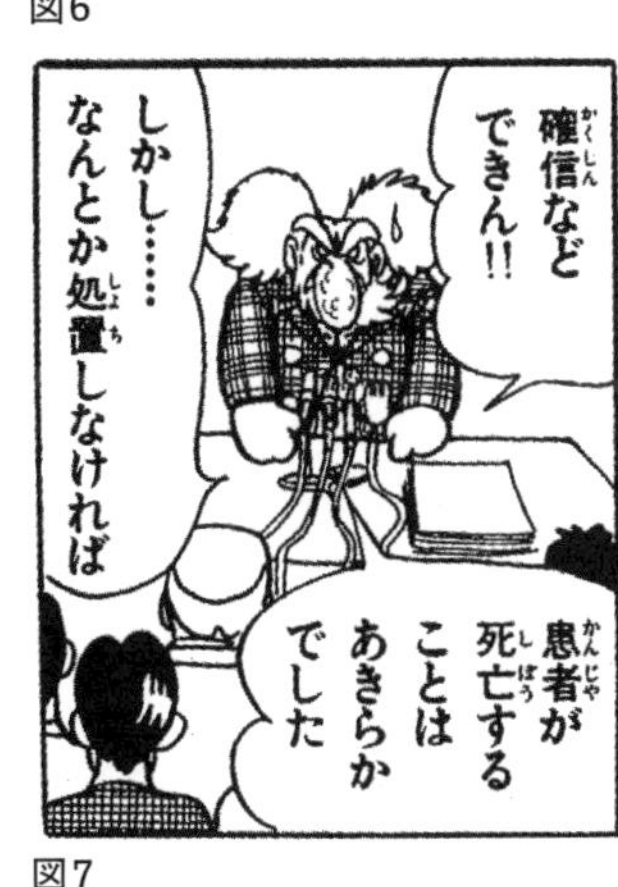

いて、鑑別を検討してみることにする。

オレゴン健康科学大学の血液腫瘍内科のグループは、総説「Arterial thrombosis in unusual sites: A practical review」の中で、心室内血栓について記述している。[2]話は非常にシンプルで、カテーテル検査・治療が一般化した今日では心室内血栓といえば、心筋梗塞（ＳＴＥＭＩ）後の左室内血栓がほとんどであるという記述であった。ＳＴＥＭＩ全体では二・七％、特に前壁を傷害するＳＴＥＭＩでは九・一％に心室内血栓ができるというシステマティックレビュー論文が引用されてあった。[3]心室内血栓のこれ以外の要因としては、心房細動と好酸球増多症候群（ＨＥＳ）が挙げられていたのみであった。好酸球増多は過凝固状態を招く。[4]心室内血栓の原因として想起すべき病態であるといえる。

鑑別候補を一気に狭める

ここまでの情報で、非局所的な皮膚潰瘍と左心室内血栓（動脈血栓）の両方が生じうる疾患を絞り込む手順に入る。また、これだけでなく、致死的な経過となる点も考慮したい。そこまで行かなくても、予後の良い経過ではないと認識しておく。私の考える、山上選手〜本間血腫の鑑別疾患を**表2**に挙げる。

表2、上からまずは好酸球性多発血管炎性肉芽腫症（ＥＧＰＡ）であるが、これについては、否定しきる材料もないが強く肯定する根拠もないといったところである。私は否定

的な意見をもつ。ちなみにEGPAとは、末梢血の好酸球増多を伴う血管炎のことで、典型的には気管支喘息や末梢神経炎を伴うことが多い。

EGPAが本間血腫だとすると、（実際には推定の域を出ない）皮膚潰瘍だけが血管炎の存在根拠となる。心室内血栓はEGPAの特徴というより、好酸球増多症候群としての特徴である。好酸球増多症候群が心室内血栓の重要な原因の一つであることはすでに述べた。一九三六年Löfflerは、うっ血性心不全と高度の好酸球増多を呈し、剖検で特異な心内膜の繊維性肥厚と壁在血栓を認めた二症例を、「Löffler壁心内膜炎」として報告した。これがいわゆるLöffler心内膜炎の最初の記述であるらしい[5]。一九七三年には九〇例の報告、日本でも一九八三年の時点で八八例の臨床像が検討されている[6]。「本間血腫」は一九七七年三月掲載の作品であるため、少なくとも世界で二〇数例しかない極めてレアな正体不明の疾患、という認識にはならなかったのではないかと思われる。本間血腫の患者では、繰り返し手術がなされ、中には術中に心内膜を直視下で観察したに違いない。本間先生の記録では、「心臓の内側の壁が分厚くてかたい（心内膜の繊維性肥厚）」とい

表2　本間血腫が疑われる山上投手の鑑別疾患

好酸球性多発血管炎性肉芽腫症
□好酸球増多に伴う心室内血栓（Löffler心内膜炎）
□好酸球浸潤による心筋障害→心機能障害
□血管炎に伴う皮膚潰瘍

クリオグロブリン血症
□単クローン性の免疫グロブリン形成による過粘稠に由来する動脈血栓形成（特にI型）
□合併したネフローゼ症候群に由来する過凝固からの動脈血栓形成
□動脈の血行不良・阻血・血管閉塞に伴う皮膚潰瘍
□血管炎に伴う下腿潰瘍

抗リン脂質抗体症候群
□原発性→劇症型

う類の記述はみられない。

ＥＧＰＡが本間血腫だとしたら、ＥＧＰＡを特徴付ける「喘息や末梢神経炎」をあえて欠くような描写になぜなるのだろうか。皮膚潰瘍と好酸球増多症候群（＋心室内血栓）のみのＥＧＰＡが本間血腫の正体だとしたら、きっと予後はそこまで悪くならないだろうし、さすがに末梢血の好酸球は（塗抹検鏡で）みていたのではないだろうか。ちなみに作中では、好酸球数の情報すらない。

次にクリオグロブリン血症である。[8] クリオグロブリン血症は、大まかに、モノクローナルな免疫グロブリン増多を伴う血液腫瘍に伴うもの（Ｉ型）と、混合性（Ⅱ＋Ⅲ型）と呼ばれる大多数がC型肝炎感染・少数が自己免疫疾患に伴うものとに大別される。前者が過粘稠度に由来する症状であり、後者が比較的細い血管の血管炎に由来する症状となる。

表2にも示したが、本間血腫がＩ型クリオグロブリン血症と考えると、矛盾が少ないことがわかる。しかし、少し気になるのは本間血腫では必須（?）とされている左心室内血栓のことである。というのも、クリオグロブリン血症側から文献考察してみても心室内血栓の記載がないのである。粘稠度亢進によって過凝固・動脈血栓ができるとしても、それは症候全体のごく一部であってメインとはならない。Ｉ型クリオグロブリン血症の由来となる血液腫瘍は、Waldenström 型マクログロブリン血症、モノクローナルのＩｇＧまたはＩｇＭを産生するＢリンパ球系腫瘍とされるが、これらの臨床症状のうち、心室内血栓が

症候群の中心的な問題になるようなことはないのである。過剰粘稠度症候群として多いのは視力障害や眩暈、頭痛などであって、腫瘍細胞の振る舞いとしては末梢神経や各種臓器への浸潤が多い。

クリオグロブリン血症において左心室血栓が形成される、というところまでは理屈上はたどり着けても、疫学的な記述に乏しく、本間血腫がクリオグロブリン血症であるとまでは言えないと思われる。

本間血腫は抗リン脂質抗体症候群である可能性

最後は抗リン脂質抗体症候群（ＡＰＳ）である。[9] 合わない点もあるが、先の二つの疾患よりも全体像がしっくりくる面が多い。

今では国家試験レベルの知識と言えるループスアンチコアグラントの存在が推定され始めたのは一九六〇年代であるとされるが、抗リン脂質抗体が測定され始めたのは一九八〇年代になってからであり、まだ『ブラック・ジャック』執筆の時期にはＡＰＳの認識は一般診療の場ではできなかったと思われる。実際、ＡＰＳとしての定義は一九九三年Hughesらの提唱以後である。[10] よって、本間血腫がＡＰＳだとした場合、『ブラック・ジャック』が描かれた年代において本間血腫というものがまだ病態不明であることと矛盾しない。

ＡＰＳは、昨今の理解では、アクティブな心室内血栓を作り全身の血行障害をきたしてやがて致死的になる、といった印象を直ちに持つ疾患ではない。治療が確立し診断後の放置例も少なく、血栓症発症後の二次予防法が確立しているせいもあるかもしれない。
ただ、APSの中に予後不良群があることが知られている。劇症型APS（catastrophic APS, CAPS）と呼ばれる概念[11]である。この病態をつかむには文献11が適切である。

劇症型抗リン脂質抗体症候群

CAPSは病態の本質は抗リン脂質抗体症候群であると言える。しかし、重症度や進行速度の点から通常のAPSとは性質を異にする。分類基準上「発症から1週間以内」というのを前提とし、多発する微小血管の血栓形成と全身の炎症、多臓器不全と多発する組織壊死などからなる症候群である。若年者が発熱とともに、あっという間に血栓症と多臓器障害をきたすという病像となる。微小血管障害ということであるから、最重症の場合は、四肢末梢の壊死や皮膚潰瘍などをみることになる。

文献11の三六〇頁から表を抜粋し、**表3**に示した。これをみながら本間血腫の臨床像と共通する点があるかを確認すると、四%ながら「壁在血栓」というのがあり、また皮膚潰瘍もよくある症状（一四%）として挙げられている。本間血腫がCAPSだとしても矛盾しない。

また、予後についても、治療をしても過半数で死の転帰をとるとされており、病態も治療も見出せていなかった時代には全例死亡していたに違いない。この点も作中の本間血腫の描写と合致する。

CAPSもまた本間血腫同様、レアな疾患である。本間血腫が、作中で「世界で二〇数例しかない極めて稀な疾患」とされている一方、CAPSも現在までに世界で六四五例し

表3　CAPS発症時の臨床症状

	頻度		頻度
末梢血管血栓	34%	腹部症状	86%
深部静脈	23%	腎障害	70%
大腿動脈	4%	肝障害	28%
腎動脈	2%	脾梗塞	19%
その他の動脈	9%	副腎不全	15%
中枢神経系	60%	虚血性腸炎	12%
脳梗塞	44%	腸管膜動静脈血栓	11%
脳症	8%	膵梗塞	10%
てんかん	6%	門脈血栓	3%
微小血栓	5%	下大動脈	3%
脳静脈血栓	2%	胆嚢梗塞	3%
意識障害	2%	皮膚症状	47%
一過性脳虚血	1%	網状皮斑	28%
心血管系	52%	皮膚潰瘍	14%
弁膜症	26%	末梢虚血	10%
心筋梗塞	23%	紫斑	6%
心不全	10%	皮膚壊死	3%
微小血栓	5%	微小血栓	3%
壁在血栓	4%	末梢出血	2%
肺呼吸器系	66%	その他の所見	25%
成人呼吸促迫症候群	34%	網膜動脈血栓	5%
肺塞栓	24%	骨髄壊死	3%
肺出血	7%	子宮梗塞	3%
微小血栓	5%	神経症	3%
肺水腫	3%	陰嚢梗塞	2%
		網膜静脈血栓	2%
		甲状腺血栓	1%
		骨頭壊死	2%
		その他	4%

（文献11、p360より抜粋）関連する項目を強調した

か登録されていない稀な疾患である（CAPS registry より：最終アクセス二〇一九年七月一〇日）。この点もＣＡＰＳと本間血腫の合致点である。

そして私が、何よりもこのＣＡＰＳこそが本間血腫と考える理由として「手術で悪化」したのではないかという点である。実はＣＡＰＳでは、初期の記述からすでに、発症に何らかのトリガーがあるようだということが認識されていた[11・12]。六割でトリガーがあるとされ、そのうちの二〇％が感染症、それに次いで多いのが外科処置とされている（一四％）。このあたり、本間血腫をつぶさに観察したであろう本間先生の、ブラック・ジャックへの忠告である「あの病気に手術はタブーだ　いかに　君が天才だとて　手術はしてはならん」につながるのではないか。きっと本間先生は、本間血腫は手術で病状をかえって悪くすると直感していたのだろう。

あえて最後に、本間血腫はＣＡＰＳのことであったとするには合わない点を述べてみる。それは、心臓（左心室内血栓）の症候が病像の前景に立つような描写になっているという点である。ＣＡＰＳでは、**表3**に示したように血栓の頻度はある程度あるものの、他のシステムに比して心血管系でとりわけ多く症状が出る訳ではない。手塚治虫が見聞き知った〝本間血腫〟が、たまたま心室内血栓を生ずるケースだったのかもしれない（それを元にイマジネーションを広げたのかもしれない）。

以上長い記述になったが、私が、本間血腫がおそらく劇症型抗リン脂質抗体症候群であったであろうとする考えについて解説した。

エピローグ／解説

仇をうてたか

もし手塚治虫の描いた「本間血腫」がもし、私の考えどおり、最新の現代医学でいうところの劇症型抗リン脂質抗体症候群（CAPS）であるならば、本間丈太郎先生、ひいてはブラック・ジャックの無念を晴らすのはこの私ということになる（※私がAPSの病態を突き止めたわけではないが、時空を超えて本間丈太郎／ブラック・ジャックの頃と現在を結びつけたということで）。本間先生が未来の医者に望んだ本間血腫の病態解明。私は本間先生に声をかけたい。「本間血腫はCAPSという病態だったのです」と。そして本間先生と一緒にディスカッションしたい気持ちでいっぱいである。

本間先生の予測どおり、本間血腫（＝CAPS）の治療法は外科手術ではなかった。本間血腫の治療は内科治療となる。本間先生の仇は、外科医であるブラック・ジャックではうてないということになるのだ。私としては、ブラック・ジャックに話しかけることができるなら「手術がうまくいかなかくて無理もなかったですね」と声をかけたい。が、それを言うと彼は**図8**のように答えるかもしれない。

CAPSの治療[13]は、CAPSを認識したらすぐ行う。発症時に感染症が併存している可能性がある（それ自体がCAPSのトリガーになっていることもある）ため、感染症治療を同時に行う。ICUに入室させ、ヘパリン投与・ステロイドパルス・血漿交換を実施する。全身性エリテマトーデス患者に生じている場合は、全身性エリテマトーデスの重症病態と考えてシクロホスファミドパルス療法追加を行うことも考慮する。あとはとにかく全身管理である。生理学的異常、合併症、あらゆる支持療法を併用する。ここまで全力でやって初めて、死亡の転帰を避けられるかどうかである。今日的には、抗リン脂質抗体、つまりB細胞機能を抑制することを目的としてリツキシマブを試みることがある[14]。また、CAPSが補体介在性の炎症性疾患という理解がなされつつあることから、非典型溶血性尿毒症症候群の特異的治療薬として（血栓性微小血管障害の抑制薬として）使用されるエクリズマブをCAPSにも使用を考慮するというアイデアがある[15]。ただし執筆時点ではエクリズマブはCAPSに対して保険適応となってはおらず、実は現代においてもCAPSは確実に〝勝てる〟という相手ではないかもしれない。そういう意味では、私でも本間先生の仇をうてないかもしれない。

わたしは外科医でね 内科の診療は 専門じゃない
それに りっぱな内科病院の 診療の中へ わりこんでいく 気もないんだよ

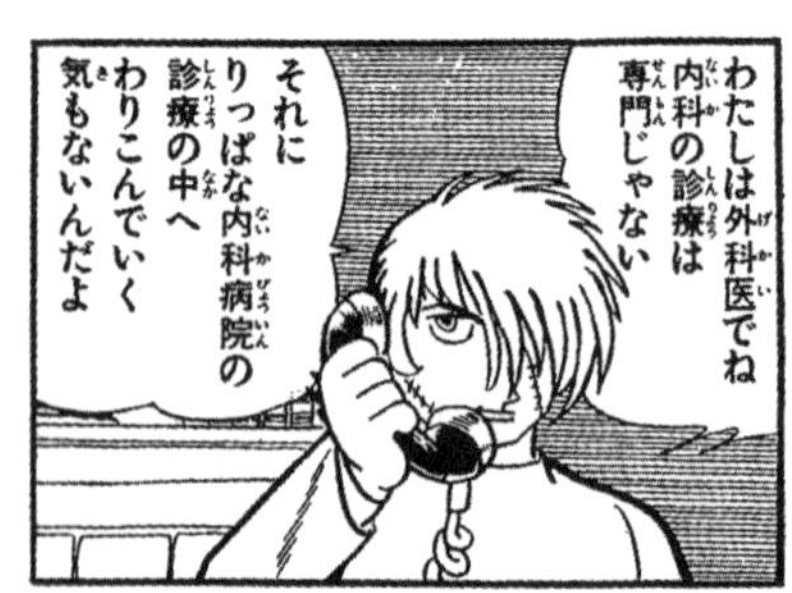

図8　「幸運な男」（新装版7巻110頁）より抜粋。
天才外科医ブラック・ジャックは、実は何でも屋ではなく、内科の問題とわかると専門外だとしてバッサリ切り捨てる主義が垣間見られる。

もし、現代にブラック・ジャックがいたらどうするだろうか？　彼ならこう言うであろうと私は想像する。

「保険適応？　そんなもの知るか！　患者に払わせるからそのエクリズマブとやらを使おうじゃないか」

このブラック・ジャックの発言をより面白く聞くために一つ知っておくとよい事実がある。それは、エクリズマブがとんでもなく高額な薬剤であるということだ。（山上選手のような）成人の場合一回の点滴で一、七八一、一六三円かかり、これを導入期だけで週一回四週投与するから最初の一ヶ月だけで七、一二四、六五二円かかるということになる。そのあとも、二週ごとに二、三七四、八八四円分の点滴を継続していくことになる。ブラック・ジャックが患者からぶん取る報酬は、こうした薬剤費は別料金なのだろうか。それとも報酬に含まれるのだろうか。後者であれば、報酬はお薬代に消えることになる。

コラム 2.

甚大な誤り？

「おばあちゃん」新装版6巻二二五―二四八頁

「おばあちゃん」

甚大先生という医者が、自分と並ぶ日本の名医だという噂を聞いたブラック・ジャックは、甚大医師を調べることにした。一匹狼で、べらぼうに高い診療代を請求するところまで似ていること、二〇年前に亡くなっていることがわかった。さらに興味を持ったブラック・ジャックは、甚大医師の自宅を訪ねる。奥さんからも同じような話を聞いて、ブラック・ジャックは名残惜しそうにする。

作品「過ぎさりし一瞬（新装版17巻一二五―二一八頁）」のブラック・ジャックもそうだったが、ブラック・ジャックは自分と同じ「傑出した能力を持った医師」にこだわるところがある。「過ぎさりし一瞬」では、ピノコが「れもねけっきょく先生はひとりぼっちなの」と述べている通り、天才的な技術・能力を持つ者というのはどうやら孤独なようである。今回の「おばあちゃん」でも、わざわざ山奥のお屋敷（甚大邸）を訪れてまで家人に話を聞きにきていることからも、「才能」を見つけることへのブラック・ジャックのこだわりが窺える。

■現代医学から整理する

さて物語では、甚大先生の医師としての能力はどのように描写されているかというと、「不治の病とされているニーマン・ピック病を治した」という点に集約されている（他のエピソードは記述が見当たらなかった）。

この画像から察するに、患者は「赤ん坊」の時に発症したらしい。「赤ん坊」を乳児であると考えれば、一歳未満発症ということになるであろう。

ニーマン・ピック病は、A型、B型、C型がある。酸性スフィンゴミエリナーゼが欠損するA型、B型、NPC1またはNPC2蛋白の異常によって起こるC型という分類で、いずれも常染色体劣性遺伝形式を示す遺伝病である。

甚大先生の患者は何型だっただろうか。A型は乳児発症ではあるが、三歳を超えて生存することは難しい。甚大先生が治した患者は、成人になっているので違いそうである。B型はA型よりも発症時期が遅い。小児の肝脾腫、肝障害、肝硬変、門脈圧亢進、腹水などの鑑別にあがることがある。ストーリー中の患者では発症時期が合わないであろう。C型は、新生児期で死亡する例から成人発症例まで発症年齢は様々である。症状・症候も実に多彩である。そのぶん、実臨床で診断・マネジメントの困難さで話題になるのはこのニーマン・ピック病C型である。甚大先生の患者もそうだったのではないだろうか。ただ、症状描写が乏しく、それを裏付けるものはない。

ニーマン・ピック病C型は、半数は新生児期に肝内胆汁うっ滞をきたして発症する。うち一割は肝不全に陥るとされる。発症時期が早ければ早いほど成長に影響を受け、実際には歩行の獲得は厳しい現状もある。また、ニーマンピック病C型は他のライソゾーム病のようにライソゾーム内の加水分解酵素の欠損が原因でないため、通常の酵素補充療法が応用できない。現在国内で承認されている治療薬はミグルスタットであり、スフィンゴ糖脂質合成の第一段階の酵素であるグルコシルセラミド合成酵素を可逆的に阻害して蓄積しているガングリオシドなどの蓄積を減らすことにより治療効果をもたらす。これを基質合成抑制療法と呼ぶ。

このような、治療に関して困難がある中で、ブラック・ジャック執筆当時に甚大先生が、乳児発症のニーマンピック病を「すっかり治して」みせたという描写は、現在の実際の診療から考えるに些か誇大である。この設定は間違いなくフィクションであると言える。

そもそも甚大先生は何科の医者なのだろう

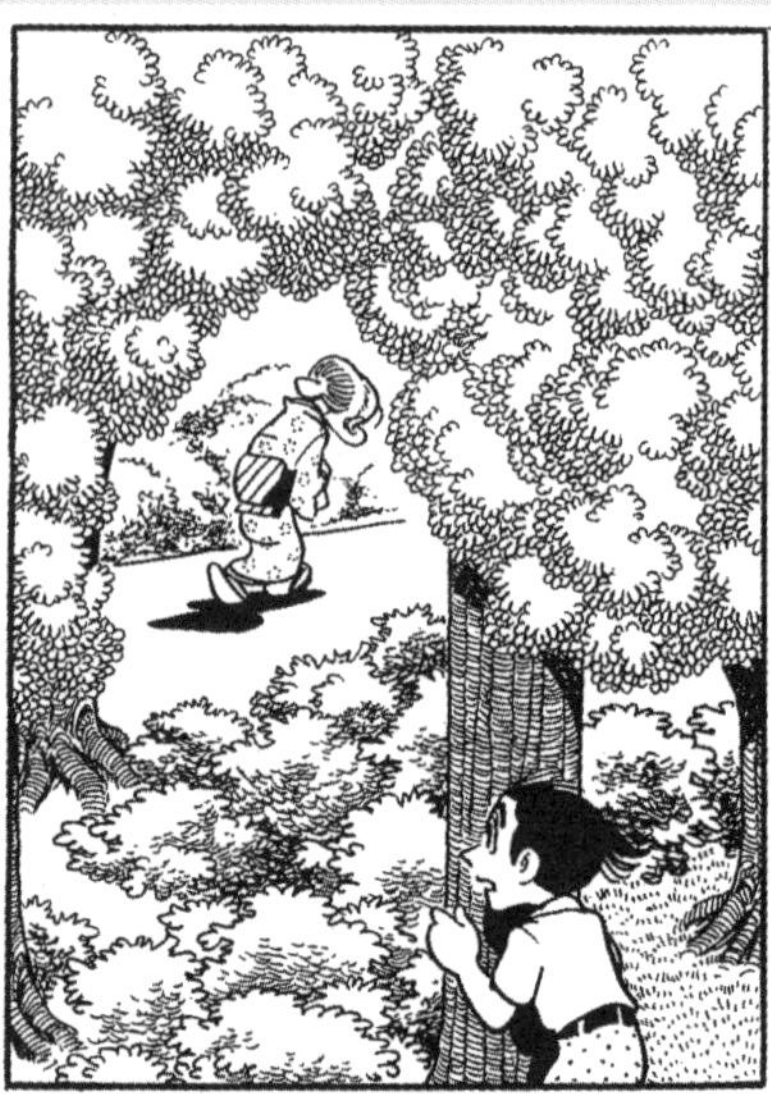

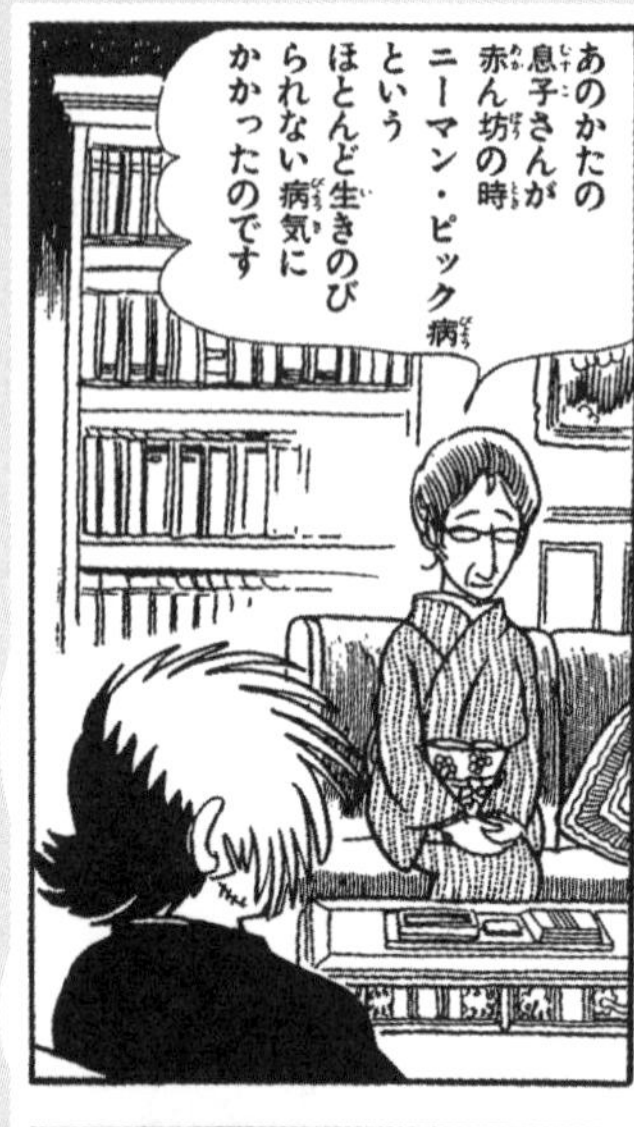
あのかたの息子さんが赤ん坊の時ニーマン・ピック病というほとんど生きのびられない病気にかかったのです

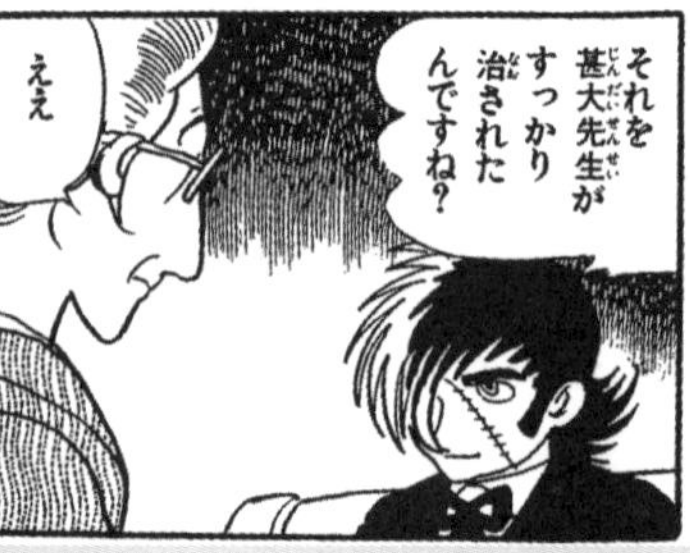
それを甚大先生がすっかり治されたんですね？
ええ

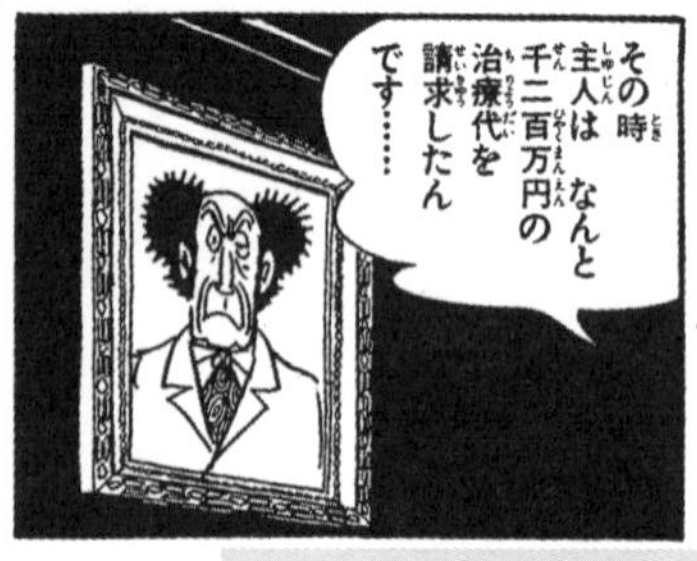
その時主人はなんと千二百万円の治療代を請求したんです……

2.

か。ブラック・ジャックをして、自分とそっくりだと言わしめた甚大先生。ヒントは実は描写されていた。次のコマを見て欲しい。甚大先生は自身の邸宅内で診療をなさっていたという記述が別のところにあるが、次のコマで甚大邸の診療所の看板を見ることができる。

なんと、「内科・小児科」と書いてあるのだ。これを信じれば、内科か小児科ということになる。しかも、内科の方が小児科より上に書いてあることから、実は甚大先生は内科医だった可能性が高いと考える。

甚大先生は内科医。これは個人的には非常に興奮する話である。手塚治虫は内科医の名医を描かなかったが、もし甚大先生が故人という設定ではなく、またこのエピソードだけのキャラクターでもなく、ブラック・ジャックと直接対峙するようなメインキャラだったとしたら、どんなに面白かっただろうか。

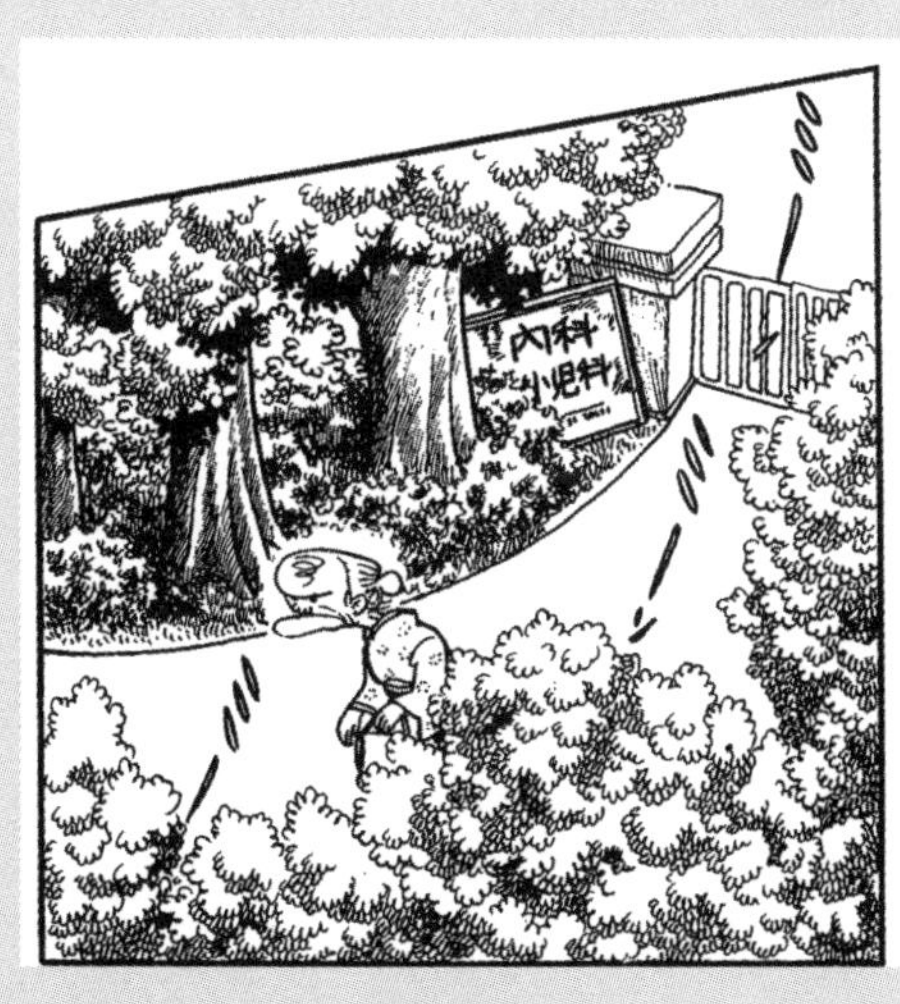

3.

ブラック・ジャックがわからなかった〝心ブロック〟の正体は？

「三度目の正直」新装版9巻、七三―一〇〇頁

3.

「三度目の正直」

レーシングドライバー池沢徹（いけざわてつ）（通称テツ）はグランド・チャンピオン・レースに二度予選敗退していたが、三度目の挑戦で本レース出場が決まった［図1］。ブラック・ジャックは彼の前に現れ、命の危険を理由にレース前に手術をするべきだと説得する。しかし、彼や彼をバックアップするエージェントも到底それを受け入れることはできない。既にブラック・ジャックが二度手術を失敗していること、手術をすれば本レース出場が難しいこと、そしてたとえレース中に死んでも惜しくないと言ってきかず、ブラック・ジャックを強く拒絶する。

テツは単心房症というハンディキャップを負っていた。十二歳の時にブラック・ジャックによる最初の心臓手術を受けたが、手術中に突然心臓が細かくケイレンするというトラブルで、手術は中止せざるを得ず失敗に終わっている。

ブラック・ジャックは再手術を無報酬で行うことを両親に誓うが、両親は手術ができなければ二〇歳くらいまでしか生きられないという同情から、テツが望むままに車を買い与えた。車を手にしたテツは暴走族（走り屋）にのめり込み、何度も取り締まられることとなる。

二度目の手術は留置所から開放された直後にブラック・ジャックが押しかけ、強行した

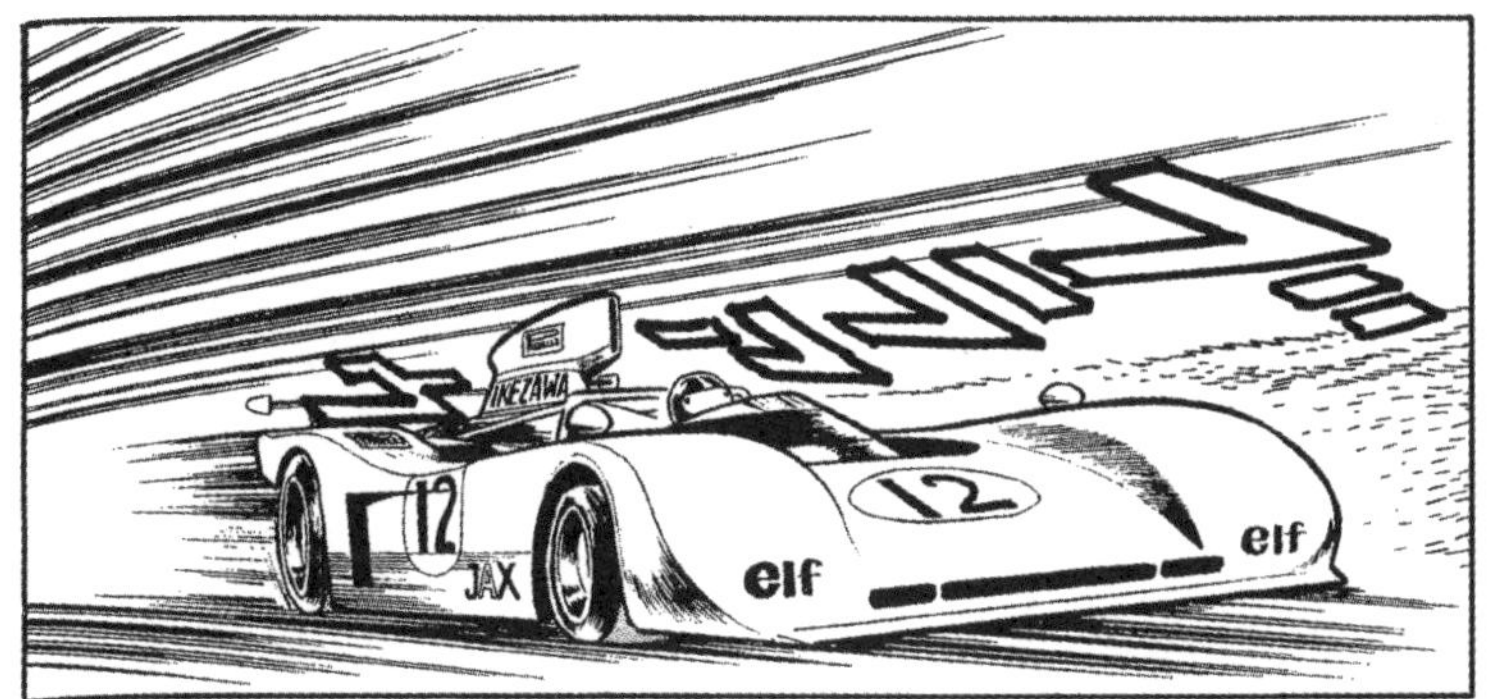

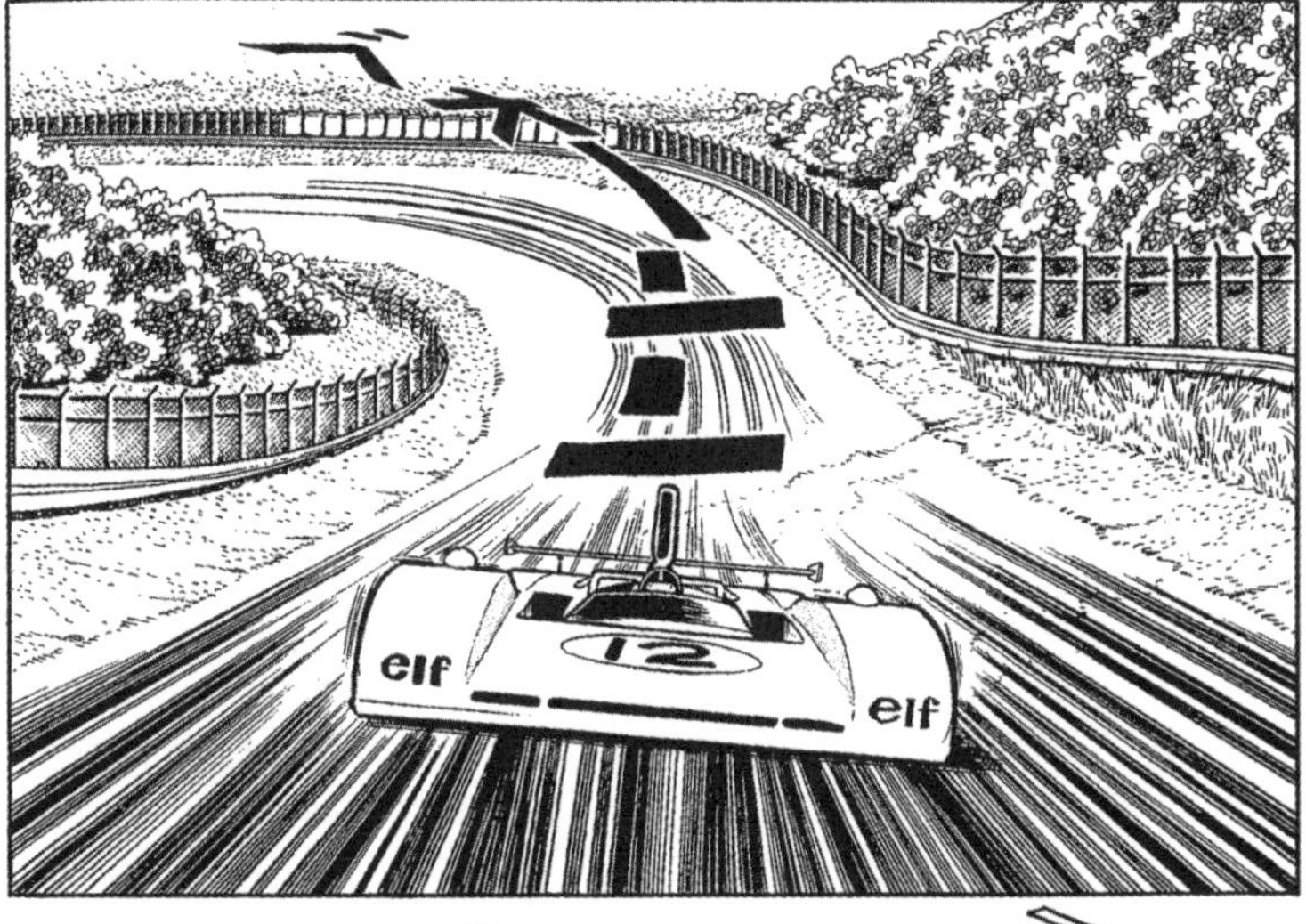

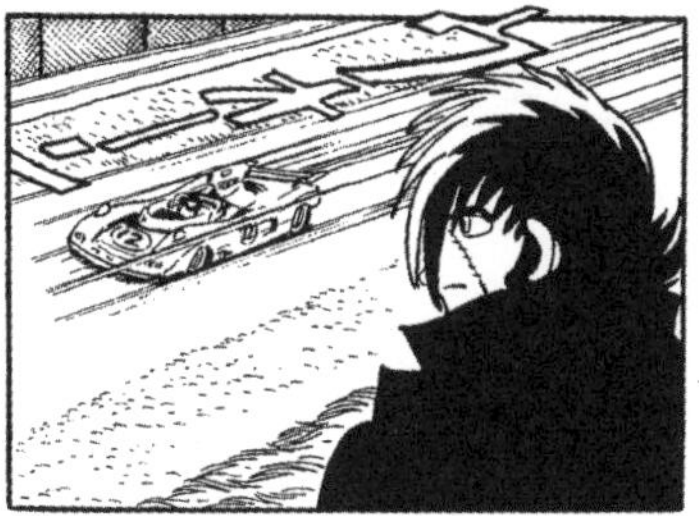

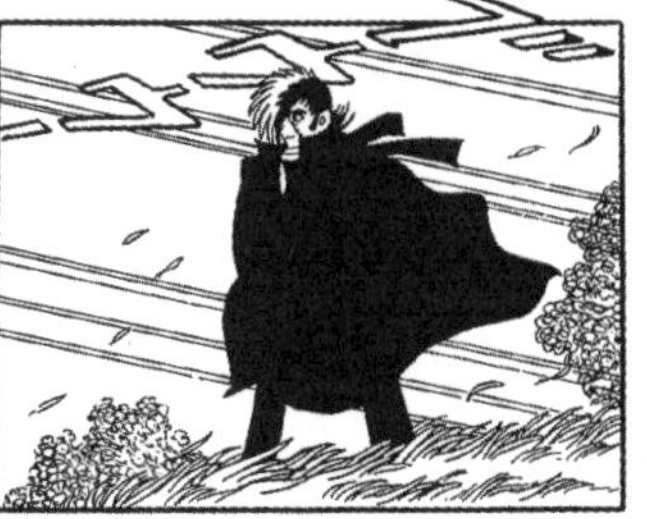

図1

3.

ものだったが、またしてもあのケイレンによって再度中止となる。ブラック・ジャックはこのケイレンが〝心ブロック〟であると認識できたのだが、対策がとれなかったのだ。

三度目の手術の提案を拒否されたブラック・ジャックはその場での説得は諦めて辞したが金物屋に出向き、鉄条網を粗くブツ切りにしたものをトラック荷台いっぱいに詰め込みレース会場に向かった。

決勝レースが始まり「死んでも勝つ」とトップを競っていたテツに、心臓発作が襲ったのは、一九周目に入った時だった。しかしテツは発作に耐え、ついに単独トップにたち、最終コーナーを回ろうとした時である。強い心臓発作によって気を失いそのままゴール、優勝した［図2］。

チェッカーフラッグを受けた後も減速せず暴走をつづけるテツの車があわやガードレール突き当たろうかというとき、ブラック・ジャックの運転するトラックがテツの車の進路上にブツ切りの鉄条網を巻き散らした。鉄条網がタイヤをパンクさせ、車はスピンはしたものの最悪の状況を免れる。レーススタッフはコクピットのなかでテツの心臓が止まっていることを確認するが、直後にブラック・ジャックがやってきてテツの胸部を強く殴打し蘇生に成功し、救急車で運ばれていく。

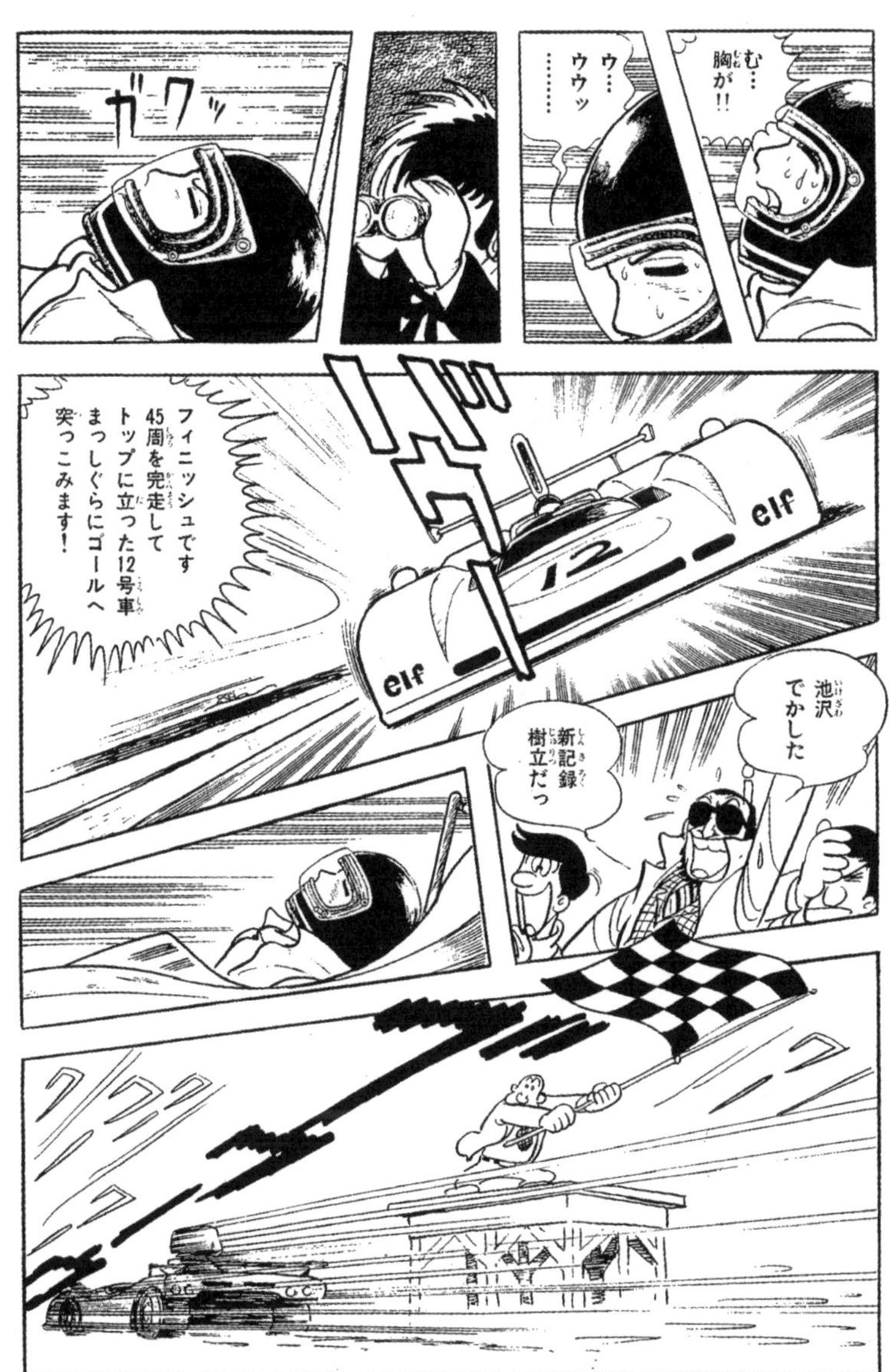
む…
胸が!!
ウ…
ウウッ
………
ガクッ
フィニッシュです
45周を完走して
トップに立った12号車
まっしぐらにゴールへ
突っこみます!
elf
12
elf
池沢
でかした
新記録
樹立だっ

図2

現代医学から整理する

単心房症

作品の中では、テツの病気は「単心房症」と書かれてある。これは現在でも通用する病名である。[1] 症状は、**図3**でも示されているように、小さな頃からチアノーゼ、胸部症状や労作時呼吸困難が現れるため、日常生活に支障が出ていたはずである。治療は今でも外科手術である。ブラック・ジャックほどの腕であれば、手術ができればおそらく根治するのだろうと思われる。しかし、手術がされない場合には、ブラック・ジャックも作品中で述べていたように、予後は「肺高血圧次第だ」ということになる。単心房症は、心房中隔欠損症のスペクトラムでみるとわかりやすく、すなわち「ひどい心房中隔欠損症」と考えるとわかりやすい。心

こんな人は　子どもの時から顔色が悪く
心臓が不安でどうきがしたり息苦しくなったり
重症の時は肺の血圧が
上がって　呼吸困難になったり
突然ブッたおれたりする

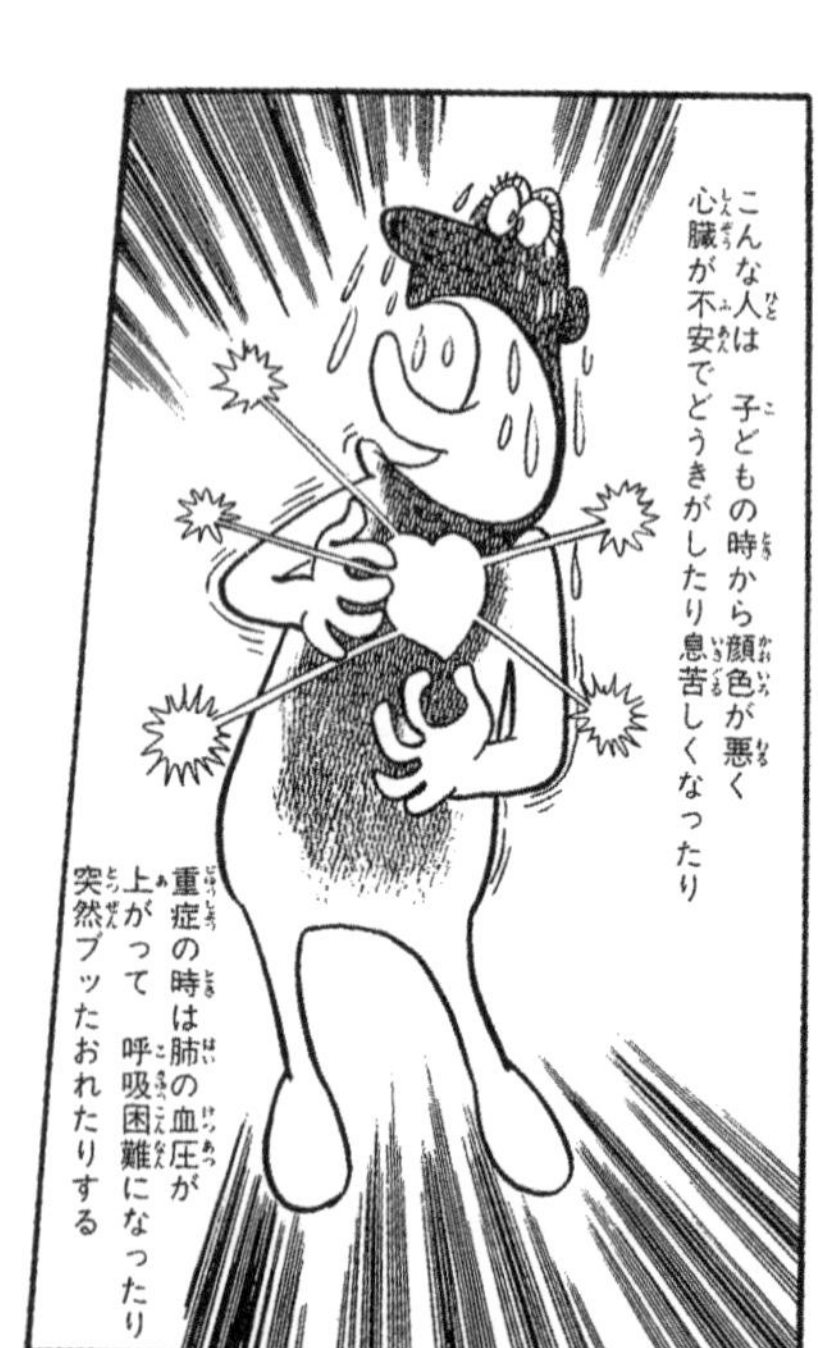

図3　単心房症の説明が1コマでされてある

3.

房で動脈・静脈血がミックスし、体循環へは当然チアノーゼとなり、また僧帽弁逆流が早期に起こるという血行動態となるため肺高血圧となってくる。よって肺高血圧自体の程度（完成までの速さ、重症度、症状）によって予後が異なってくるというわけである。

ブラック・ジャックの潔さと執念：その医師像

現在の標準治療方針に照らし合わせても、ブラック・ジャックの治療方針は大きな遜色はない。他の代替的な内科的治療などもなく、ブラック・ジャックの言う通り、手術が唯一の治療法になると言って良いであろう。

ブラック・ジャックは、テツにした二度の手術を、自分自身で「失敗だった」と言い切っている。こう潔く言ってのけ、それでもなお三度目の手術に持ち込もうとする意地・執念深さは、プロフエッショナル以外の何者でもない。しかもブラック・ジャックは、その失敗を認め、本来ならふんだくる法外な報酬を受け取らない（一回分でいいと言った）。成功するまで何回でも手術するとも言っている。失敗を失敗と認め、決して諦めず、ヒューマニズムではなくプロ意識として成功にこだわる。ここまでの高い意識で臨床をしている医師は、今の日本にはいないのではないか。

しかし三度目の手術実施に執念を燃やすブラック・ジャックの手法は、執念深いことこの上ない。手段を選ばないとはまさにこのことだ…。あらすじと**図4**を改めて参照されたい。

金網・ワイ
鉄条網売ってくれ一巻きでいい
へいっ
ああ　そいつをブツ切りにしてくれ　ブツ切りにだ
えっ　そんなことしちゃまるっきり役に立ちませんよ
ところが大いに役に立つんだなァ
ジャキッ
車につんでくれ
ヒャー　まるで毛虫そっくり!!
毛虫に見えるのは作者の絵がヘタなせいだ

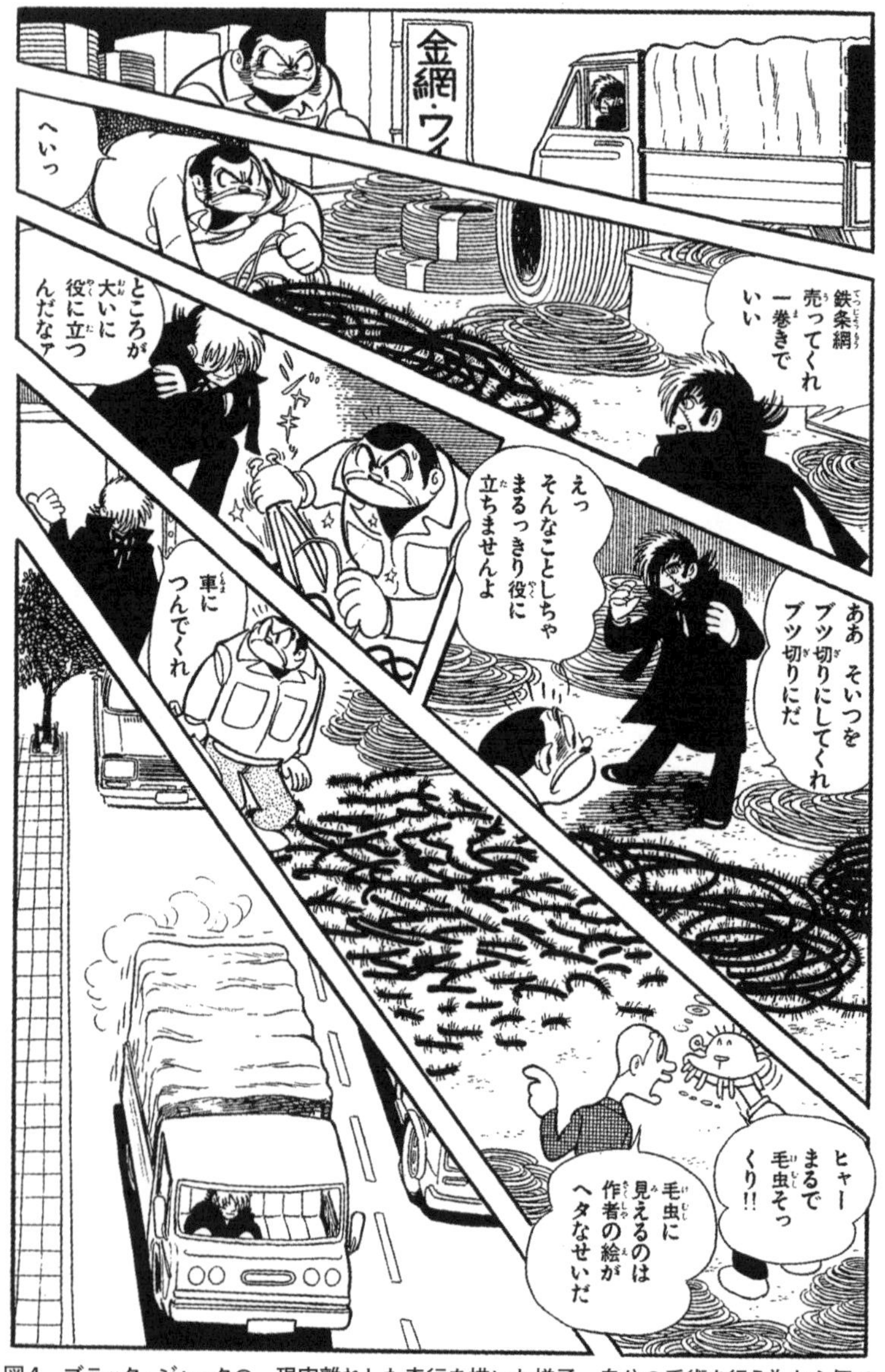

3.

図4　ブラック・ジャックの、現実離れした奇行を描いた様子。自分の手術を行う為なら何でもするという姿勢を、漫画らしいおかしさで描いてある。今回の話で最も笑える場面でもある。

医学的再診断の試み

〝心ブロック〟とは一体何？

さてブラック・ジャックほどの外科医が失敗を繰り返す原因になった〝心ブロック〟とは一体何だったのであろうか。

ここから先は作品中に述べられていないが、まず失敗した二度とも手術中に心臓のケイレンが起こり、しかもブラック・ジャックがまさに心臓を切り始める前に起こっていることがわかる。つまり、手術失敗と言っても、施術し閉胸しそのあと患者が急変して…というような失敗ではないのだ。二度とも、戦う前に断念せざるを得ない形に終わっているのである。これは注目に値する。

物語は三度目の手術に入るところで終わっているため、ブラック・ジャックの「三度目の正直」は成功したかはわからない［図5］。ただ、このブラック・ジャックの失敗の要因となった〝術中の心臓ケイレン〟と似たことを起こした瞬間が物語中にある。それは、あと少しでテツの勝利がみえたファイナルラップ（最終周回）、最後の直線に入った時である。ここでテツは確かに失神しており、しかも停車後には他者から「死んでいる」とされている。これも〝心臓ケイレン〟だったのではないだろうか。以上から、この三度の〝心臓ケイレン〃の状況に共通しているのは、強いストレス下にあったということがうかがえる。

また作品中の描写をみると、〃心臓ケイレン〃というのが起きても、すぐに致死的な急変に至っていないことにも気づかされる。最初の二度の「手術失敗」という状況も、その場でただちに状態が悪化したとか危機的になったとかではなく、むしろ平穏に手術は終わり、根治術ができなかったというだけでその後テツが何かできなくなったという訳でもない。これを医学的に言えば、その〃心臓ケイレン〃自体の発作後の予後はむしろ良さそうに見えるのである。三度目の、すなわちテツの決勝レース中の発作もレースの中盤になって胸部症状が発症したが、いきなり失神に至ったのではない。レースは続行できていた。（症状はありつつも）一応覚醒した状態でレースを継続できていたのである。

3.

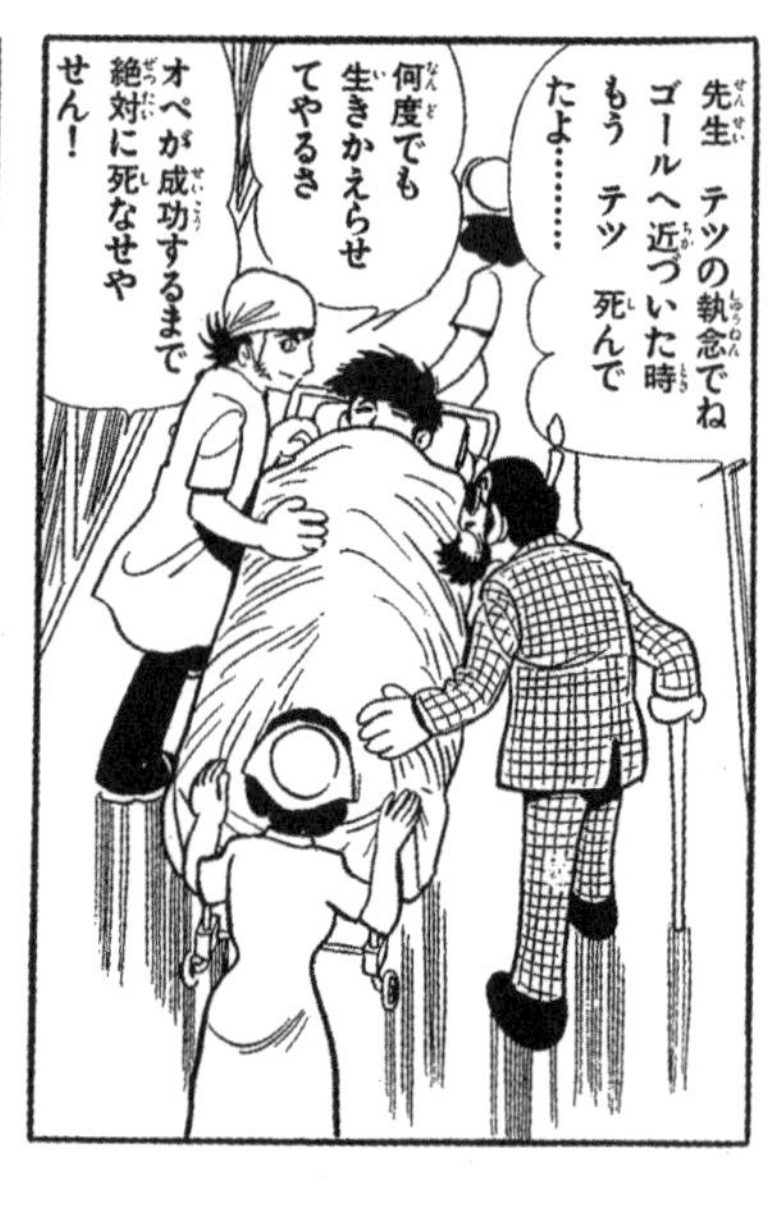

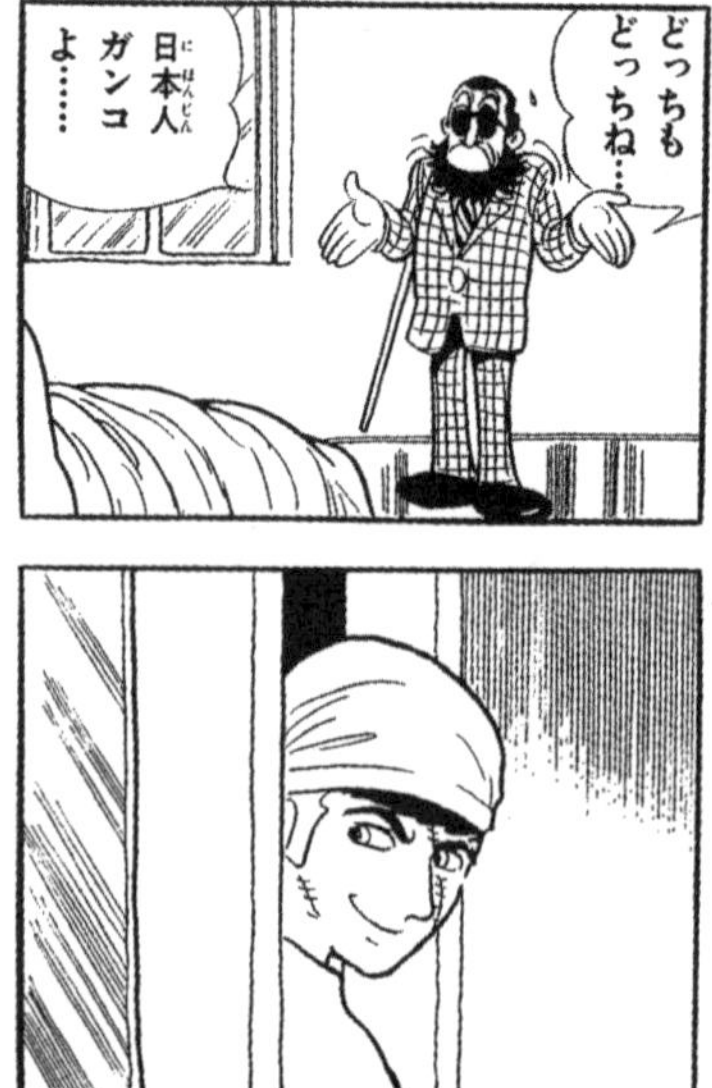

図5

「心臓が細かくケイレン」、これを医師が聞けば、字面や語感からは心室細動が連想されるが、述べたように無処置で元の状態に戻っていることや、発症して一気に心停止・失神に至ってはおらず、これらは心室細動の経過とは到底思えない。また作品中では、ブラック・ジャックは二度目の手術中に「こいつは心ブロックだっ!!」と言っている[図3]。これを再び字面通りに受け取ると、現在の臨床医であれば「心ブロック＝完全房室ブロック」と想起するであろう。しかし完全房室ブロックは、作品中に描写されているように「細かくケイレンする」だとか、**図6**のように不釣り合いに「ちぢまらなくなった」などのように、心臓の自由壁運動自体が障害される病態ではない。純粋な伝導障害のことをいうのであるから、もし完全房室ブロックならば、左室の動きを問題にしたような描写にはならないはずだ。よって、この症例は

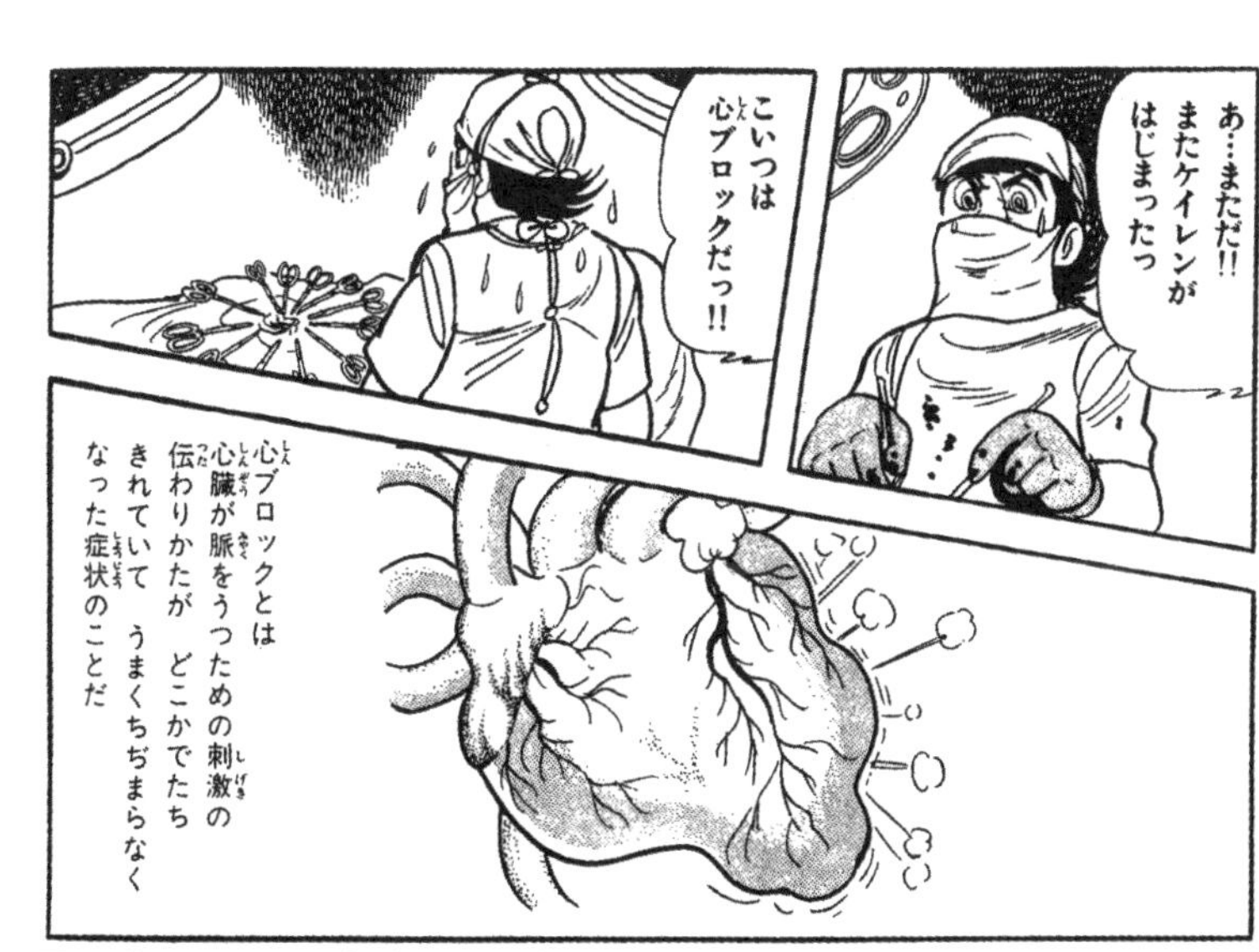

図6　主人公テツの心臓に起きた“異変”を説明する1コマ。

ブラック・ジャックが「心ブロックだ」と発言としてはそう言ったのだとしても、実際には（現在の医療の水準では）心ブロック（完全房室ブロック）とは言えないのだと考える。

3.

ブラック・ジャックの時代にはなかった疾患概念

それではこのテツの心臓には何が起こっていたのだろうか？　漫画作品として純粋に手塚治虫が創作した疾患だろうか？　私はそうではないと考えている。この**図6**の心臓の絵をよく見て欲しい。これを左室造影の収縮期像としてみてみると、心尖部が過収縮しており、心基部から心室中部にかけての無収縮を起こしているようにみえないだろうか？　だとすれば、この所見はまさに「逆たこつぼ心筋症（非心尖部型たこつぼ心筋症）」のパターン[1-3]である！

基礎疾患が単心房症で、おそらく少なからず肺高血圧となっていたはずで、心臓自体にいつ何が起きてもいい状態であっただろうとは思われる。ただ、そんなことはブラック・ジャックも百も承知だったに違いない。ブラック・ジャックが二度の誤算を喫したのは、そういう「手術の難易度」に起因しているのではなくて、想定されない驚くべきことに見舞われたせいなのだろうと察せられる。いざ心臓自体にメスを入れようとするその直前になって心臓に〝妙な動き〟が起こってしまうことでブラック・ジャックが戸惑ってしまった。**図6**の示すこの〝謎のトラブル〟の正体が、今でいうたこつぼ心筋症そのものの絵であったことは驚くべきことである。

このように考える根拠は、むしろここまでの記述で既にふんだんに示している。ポイントは、①手術が開始された比較的直後にその発作が現れること、②発作直後に特別な処置を要さず手術を取りやめることで自然と回復しそれなりに事なきを得ていること、③手術前のストレス・侵襲・極度のストレスなどが引き金になっているように思えること、の三つである。

たこつぼ心筋症

たこつぼ心筋症は、一九九〇年に佐藤らによって初めて報告[4]されてから多くの症例が集積され、一九九〇年代以来からその臨床像が明らかにされてきた。たこつぼ心筋症はわが国で疾患概念が確立され、現在では国際的に広く認識されている病態である。

典型例では、精神的ストレスあるいは身体ストレスを契機とし、急性心筋梗塞に似た胸痛と心電図変化で発症する。心エコー検査あるいは左室造影検査を行うと、左室収縮の異常の様子（形態）が日本古来の「蛸壺漁」で使われてきた蛸壺に似ていることから、たこつぼ心筋症と命名された[5]。たこつぼ心筋症の壁運動異常は、通常数週間で自然に回復することが特徴であるとされている。

たこつぼ心筋症は、現在においても症例報告が絶えない。この理由を考えることはあま

3.

り科学的ではないためもちろん定かではないが、おそらくたこつぼ心筋症の発症[5]が臨床医にとって意外な場面で訪れるからではないだろうか。日常的な検査、処置などの医療行為はもちろん、震災による発症例も国内外より多数報告されているようである。医療行為は心臓・循環にまつわるものでなくても起こりうる。皮膚処置、気管支鏡検査、腹腔鏡の気腹時などである。

さらには、たこつぼ心筋症は必ずしもbad/sadあるいはnegativeな感情ストレスがトリガーになって起きるとは限らない。なんと逆にpositiveな、つまり朗報とか嬉しいニュースがトリガーとなって起きるたこつぼ心筋症があるという[6–10]。特にこれを〝Happy heart syndrome（ハッピー・ハート・シンドローム）〟と呼ぶことがあって、複数の論文で議論されているくらいである[10–12]。

ここで今回の作品を思い出して欲しい。物語のクライマックスに差し掛かった、テツが車中でついに気を失った瞬間の前後である。すでに、レースを続けていける程度の弱い発作（軽症のたこつぼ心筋症）は起こっていたであろうが、結局増悪してしまい、気を失うに至ったものと思われる。ただこの瞬間というのは、まさにテツがトップでラストのコーナーを曲がりあとは直線を走り切るのみとなったところなのだ。テツは最後、気を失った状態で直線を走りきってゴールインしている。この時テツは、たこつぼ心筋症のトリガー・病態の深化の要因になりうる〝positive emotional stress〟がかかっていたのではないだろうか。つまりあと少し、この直線を走りきれば勝てるという「朗報」「ハッピーなニュース」がまさにハッピー・ハート・シンドロームを起こし、重度の低拍出となり、最終的にたこつぼ心筋症に進行してしまったに違いない。

たこつぼ心筋症は、本例のように手術に関連する発症は多い（むしろ麻酔科医などにはよく知られているかもしれない）[13・14]。外科医は手術中に起こる悪いことを全て想定して手術に臨むが、たこつぼ心筋症は〝妙な〟タイミングで発症する。つまり外科医のいう「手術」にまだ至っていない段階での循環器的急変なのである。そうした意外性は、臨床医にとって気をつけるべき教訓として残り、症例報告にされやすい。だから現在でもかなりの数のたこつぼ心筋症の（似たような）症例報告が世に出続けている。

概念の登場より前だった

本項の考察において一番重要な点は、手塚治虫がこの「三度目の正直」の回を描いたであろう時期、あるいは着想を得た時期に、このたこつぼ心筋症という疾患概念はまだなかったはずであるということである。「三度目の正直」が初めて発行されたのは一九七六年五月一〇日である。なんとか一九七一年の論文[15]に、強い精神的ストレスによって突然死する・心臓イベントが起きることに関する記述はある。しかしこれは、単にといったら失礼だが、因果の検討にすぎず「心臓の動き」に注目することなどできようがなかった。一九八〇年になって〝Human stress cardiomyopathy〟という言葉[16]が出てくる。これは、殺人の犠牲者に剖検を行い心筋を調べたところ心筋症があったというものであった。ストレス心筋症の事実上の最初の記述と言ってよい。しかしながら、たこつぼ心筋症というのは心臓の「動き」を問題にしているし、また今回の作品「三度目の正直」の中では心臓の直視下の「ケイレン」を描写している。静的な剖検所見（＝文献16）によって定義された心筋症の概念をもし知り得たとしても、手塚治虫がそこから今作品執筆の着想を得ることができたとは思い難い。

手塚治虫がいつどのようにこのテツの症例の元となる患者をみたのかは、私は知らない。しかし、このテツの臨床経過は作品の記録から推測するに、今みればたこつぼ心筋症（しかも全体の二〜三割とされる非心尖部型[2・3・5]）だったのではと、病跡学的な考察をすることができた。「三度目の正直」で描かれたブラック・ジャックの手術の失敗の原因は、（当時の医療レベルからするとまさかの）たこつぼ心筋症なのだった。

3.

エピローグ／解説

手塚先生の驚異の症例描写

手塚治虫は、なぜだか手術前・直後になると心臓が〝ケイレン〟したようになって手術に至れない、という実際の患者さんをどこかでみたのかもしれない。それを、奇妙に思ったのか物語にしたら面白いと感じたのかはわからないが、結果的に手塚治虫がそれをありのまま描写した可能性がある。その症例描写のおかげで、現在になって現在の最新の医療水準からみれば、それがたこつぼ心筋症であろうという推測ができた。これはれっきとした病跡学であり、非常に興味深いことだと思う。

さて、ここまでのことを全部踏まえると、テツに対するブラック・ジャックの三回目の手術の結果はどうだったと予想されるであろうか？　作品では三回目の手術結果は描かれずに終わっている。が、きっとうまくいかなかったに違いない。おそらく術前か開胸・開心の直前になって、またたこつぼ心筋症を発症したに違いない。テツは基礎に単心房症があるため、それとの関連は否めない。

するとブラック・ジャックはテツの手術はもうできないのか？　という課題が持ち上がる。私としては、ブラック・ジャックほどの精神力と技術がある男であれば、〝心ブロック〟発作などにめげず、手術を敢行すればよいのだと思う。わけがわからないから、きっとブラック・ジャックは手術続行に踏み切れなかったのだ。もしブラック・ジャックがたこつぼ心筋症のことを知っていたら、たぶん楽勝でこの手術全体を乗り越え根治術まで完遂できたに違いない。私の知るブラック・ジャックは、たこつぼ心筋症ごときで手術を取りやめるような男ではない。

手術を続行しもし術中に心原性ショックを合併したら、ドブタミン・ミルリノンといった強心薬や補液などで対応するだろう。この時は、たこつぼ心筋症の病態を考えると、アドレナリン・ノルアドレナリン製剤の使用を控えることになるだろう。左室流出路狭窄を合併していたらβ遮断薬で対応するであろう。心室内血栓にはヘパリンなど抗凝固療法を行って予防することになるはずだ。この程度の対処は、ブラック・ジャックが「今」生きていたらやすやすと対処できていたに違いない。

3.

コラム 3.

Happy heart syndrome の何が Happy？

何がトリガーになって、たこつぼ心筋症を発症するのだろうか。ネガティブでストレスフルな出来事よりも、ポジティブでハッピーな出来事の方が、たこつぼ心筋症のトリガーになりやすいという論文[1]は、とても興味深い。

たこつぼ心筋症ではないが、ドイツのWilbert-Lampen らの研究論文[2]が面白い。かれらによれば、FIFAワールドカップサッカー大会でドイツチームがペナルティキックを獲ったという「朗報×興奮」によって心血管系イベントが増すらしい。このことが興味深く感じられるのは、Carroll らの研究[3]で逆に「ペナルティキックを獲られた」時に心血管系イベントが増すというものが背景にあるからである。悲報、ショッキングな出来事、などによるemotional なストレスによって心血管系イベントが増すというのはなんとなく理解できるが、先のドイツチームのペナルティキックを得たというのはまさに〝Happy news〟であるからそこが面白い。

ロードス島出身、古代ギリシャに活躍したディアゴラスは有名なボクサーである。オリンピックで二回優勝、他のさまざまな大会でもチャンピオンになっている。紀元前四四八年、そのディアゴラスは晩年、二人の息子もまたそれぞれの競技でオリンピックチャンピオンを勝ち取ったという喜びを得た。息子二人に囲まれたディアゴラスは幸せの絶頂だったが、その場で亡くなったという[4]。これはまさに、〝Happy heart syndrome〟の極端な例であろうが、もしかしたらディアゴラスは、世界最古のたこつぼ心筋症のケースかもしれない。

「興奮」という要素がなさそうにみえても、心血管系イベントは増すようである。Phillips

[5]らは、クリスマスや新年のような〝Happy〟な出来事に際しても、心血管イベントが多かったことを示している。「穏やかなハピネス」でも、ダメだそうだ。

本編でも触れたが、Qin ら[6]、Allen ら[7]は同時期に、グッドニュース・ハッピーな出来事でもたこつぼ心筋症を起こすのだということを例示した。

例えば Qin らが示したのは、六六歳の女性。中国にいる夫に会えるということでめちゃめちゃ楽しみにしていた。そんな旅に興奮していたさなかに発症した。一方、七一歳女性は孫の結婚式に参列していた。めちゃめちゃ楽しみすぎて興奮状態。そんな中、式が近づくにつれて発症したというもの。

また Allen らが呈示したのは、八六歳女性で現役を退いた教師。その日は、勤め上げた教職に対して非常に栄誉ある賞を受けるためにセレモニーに出席していた。たくさんの教え子たちがいてとても〝Happy〟だったが、そのセレモニーの最中に発症してしまった。なんか、「蛸」が悪者みたいである。

結局課題として残るのは、negative emotion と positive emotion の、病態生理学的な差であろう。同じストレスなのに、なぜ〝Happy〟の方がたこつぼ心筋症になりやすいのだろうか。いったい何が心臓に悪いか、わからなくなってしまった。

4.

手塚治虫がみた
腎不全患者とは?

「モルモット」新装版12巻、一四九―一七〇頁
「小うるさい自殺者」新装版14巻、五―二四頁

4.

「モルモット」

羽仁夫（はにお）（推定四、五歳）は半年も前から原因不明の腎臓病で大学病院に入院し、ずっと透析を行っている。主治医たちも、原因がわからないまま頭を悩ませ続けていた。

ある日羽仁夫は病院の裏に実験用動物の小屋があることを知る。なんとなくその中のモルモットに「モル」と名付けかわいがる。実はモルこそ治療チームの頼みの綱だった。

ある日、動物小屋でモルと遊んでいた羽仁夫は部屋から出られなくなってしまった。羽仁夫は部屋の出口を探させるためモルを放った。外に出られたモルは人に見つかり、羽仁夫は部屋から救い出されることになった。羽仁夫はモルがあえて人に見つかって自分の居場所を伝えたのだと感謝する。

透析で痛がる羽仁夫を励まそうと、主治医は「モルモットを解剖して調べる」ということまでこぼしてしまう。羽仁夫はモルのことであると確信して激しく興奮した「モルを殺しちゃいやだーっ　ぼくのモルをどうかしたら先生だってだれだって殺しちゃうぞーっ」。

羽仁夫の剣幕に押された治療チームは、モルを動物小屋から実験室に移し、動物小屋のモルのオリに別のモルモットをいれかえておくことにした。しかし羽仁夫は解剖予定日の前日に動物小屋へ行くと、すぐにオリにいたモルモットがモルではないことを見抜き、モルを探し回る。ついに主治医チームの実験室を突き止めたが、体力を使い果たしその場で力尽きてしまう。

病室で看病されていた羽仁夫は突如目覚め叫ぶ「モル逃げろ!!」「ぶち破れ」「戦うんだ」。羽仁夫の念が離れたところにいるモルに乗り移ったのか、オリから出たモルは治療チームのメンバーを次々に攻撃し大けがをさせた［図1］。

通りがかったブラック・ジャックの投げたメスがモルの動きをとめた。それと同時刻ごろ、病室でも羽仁夫の興奮はおさまり、それと同時に胸部に赤い血のような斑点が出現したという。ブラック・ジャックはモルを救うべく、ついさっき別のところで死んでしまったモルモットの腎臓をモルに移植する手術をすると言い出す。

モルの移植手術は成功し、「いま病気の原因を病院で調べている」と羽仁夫に声をかけるブラック・ジャック。羽仁夫はブラック・ジャックに感謝の気持ちを伝えた。

ばけものだ——あ
グワアーアー
モルは　つぎつぎに
三人にとびかかって
のどぶえへ
かみつきました
それは　もうモルモット
ではありません　にくしみを
こめた人間でした

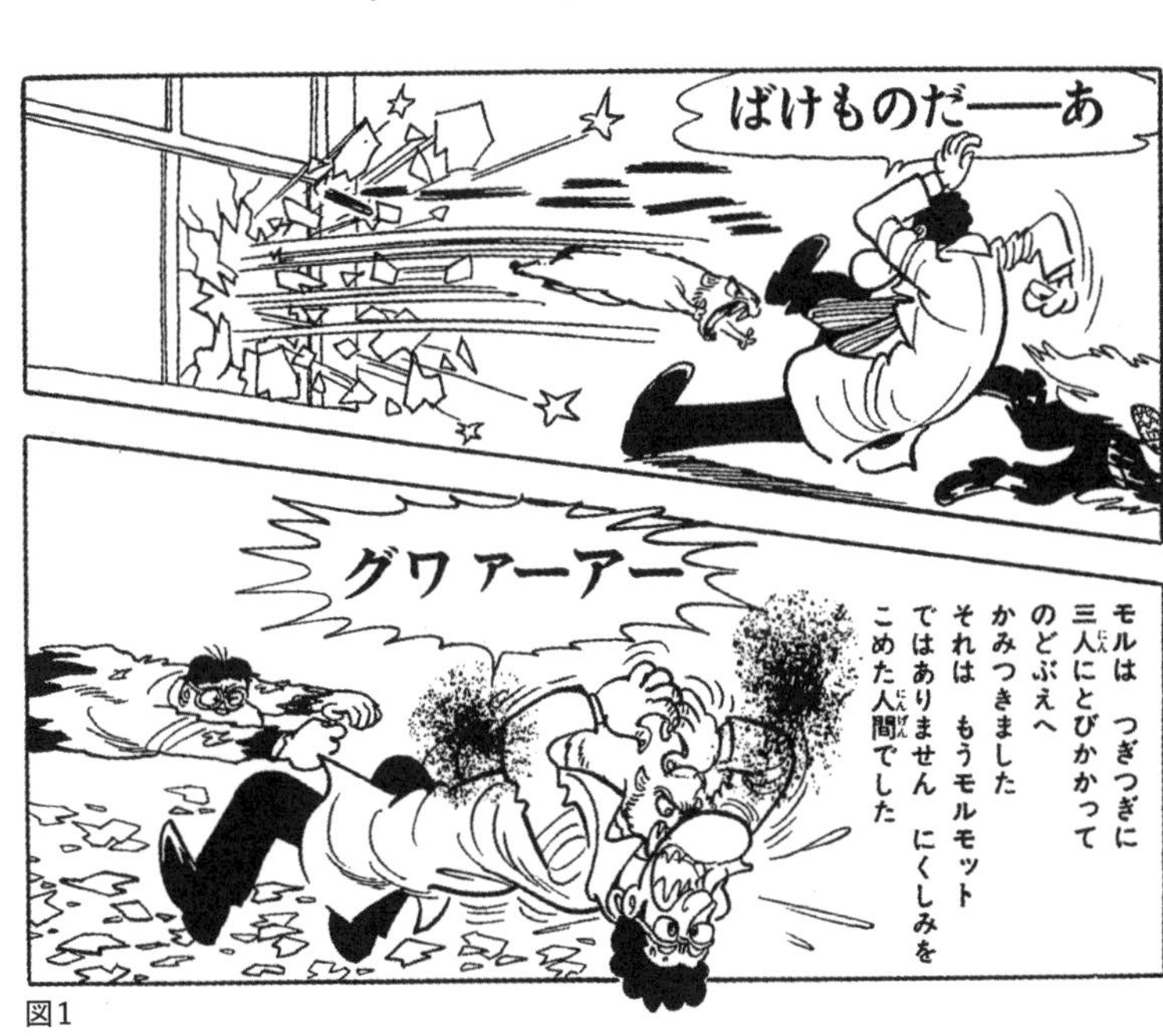

図1

4.

「小うるさい自殺者」

ブラック・ジャックは、少年・赤星の飛び降り自殺の現場に通りすがる。落ちていた遺書から少年が大会社の社長の子息であることを知り、治療費を請求できると考え救命する。意識回復後も自殺を試みる赤星に、ブラック・ジャックはいよいよやってられないとして、ドクター・キリコのところへ連れていく。自殺の手助けなどはしていないとキリコは拒絶するが、ブラック・ジャックは強引に赤星を押し付けて立ち去る。

しかたなくキリコは赤星を一人の少女と同室にすることにした。その少女・千代子は腎炎のために生まれてからずっと透析と辛く苦しい発作に悩まされてきた。赤星はその死よりも辛い発作を目の当たりにして動揺する。その晩赤星は、発作の間じゅう彼女の手を握り、苦しまないように、そして病気が治ることを願うようになる。彼女を励ます間自分の安楽死を延期してもらうことを願い入れるほどだった。

いよいよという時、赤星はキリコに彼女を殺すなと懇願した。ただ彼女は死の淵に際し、やはり安楽死を望む気持ちは強い。病気を治そうにも今まで3回も腎臓移植を受けたことを告白する。赤星はブラック・ジャックのことを思い出す。自分の腎臓をあげるからブラック・ジャックに治してもらおうと叫んだ。キリコは、どうせ無駄であり、死より辛い発作に苦しむのなら苦しみ続ける意味はないと赤星を拒絶する。しかし少年はキリコの商

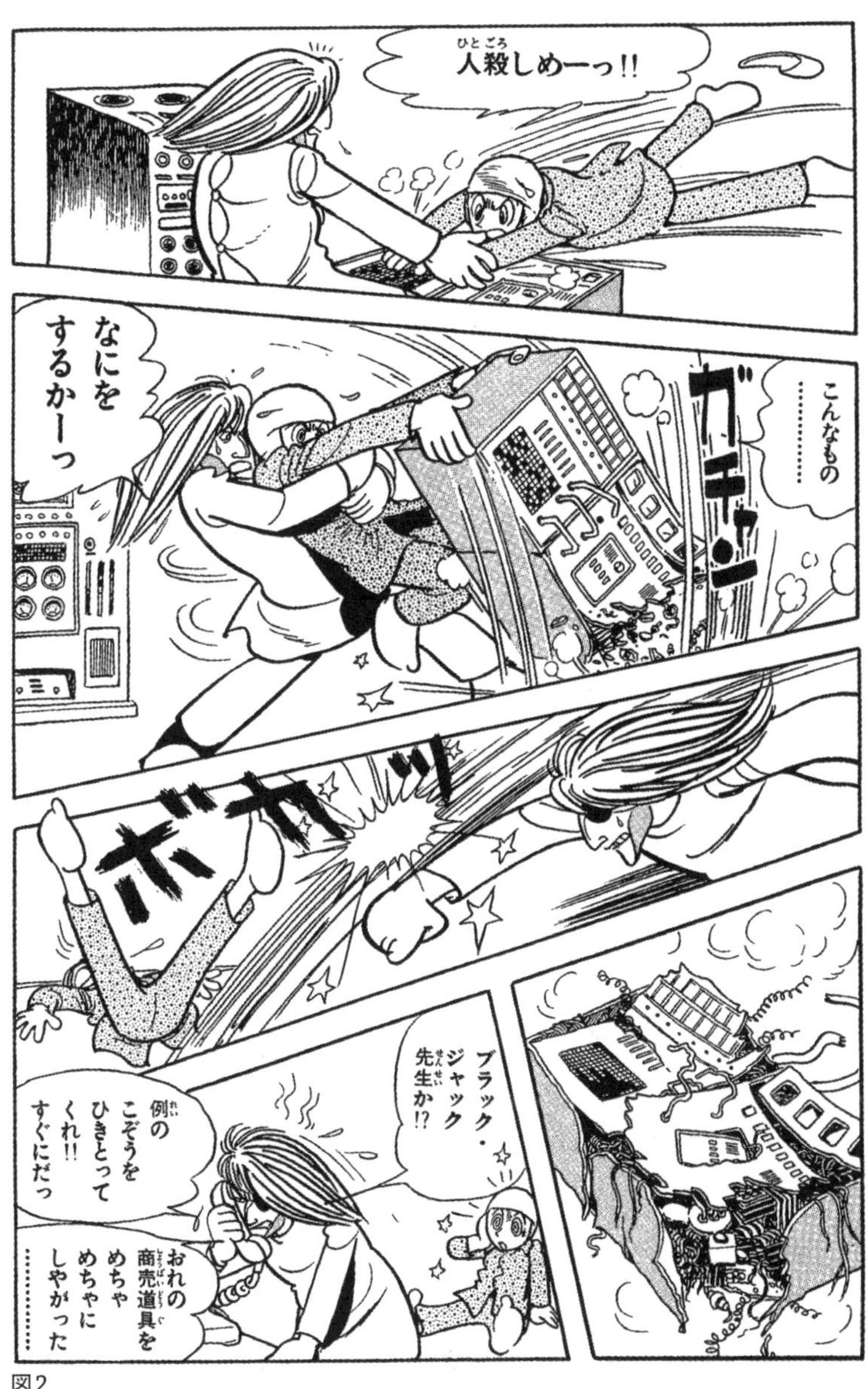

図2

手塚治虫がみた腎不全患者とは？

4.

売道具である安楽死のための医療機器を破壊してしまう。怒ったキリコはブラック・ジャックを呼び出し、赤星を引き取っていけと言った。

ブラック・ジャックは死ぬ意思がないのならと少年を連れ出そうとするが、赤星は彼女も連れていくと言ってきかない。彼女は腎不全による昏睡状態で、瀕死の状態にある。ブラック・ジャックは、1%くらいの見込みしかないが、自殺をしないと誓えるなら彼女を助けるための手術に賭けようと二人を連れ自分の診療所に向かうのであった。

現代医学から整理する

小児の腎不全の原因疾患

「モルモット」と「小うるさい自殺者」に共通する医学的テーマは、小児の腎不全である。しかも二つの作品の中の患者たちは、ともに透析を行っている［図3・4］。当時すでに人工透析を実施できる医療レベルにあったということになる。しかし作品中では、腎不全の原因がわからず、腎臓病自体の治療法がなく困っているという描写がなされている。ちなみに、腎移植は一九五〇年代には始まっており、ブラック・ジャック執筆当時にはすでに腎移植は行われていたことになるが、拒絶反応を抑える免疫抑制剤であるシクロスポリンが使用可能になったのは一九八一年とされているため、腎移植自体の成績は悪かったものと思われる。実際、「小うるさい自殺者」では三回もの腎移植に失敗したという記述がある［図5］。関西地区では一九八三年からシクロスポリンが使用されていたそうである。[1] 少なくとも、掲載時期（両話とも一九七七年）腎移植の成績が良好だとする実臨床での医療現場は手塚治虫は見ていなかったと思われる。

さて小児における、透析に至るほどの腎不全の原因疾患は一般にどんなものがあるだろうか。文献2から二〇〇二〜二〇一四年のコホートを取り出して見ると、先天性腎尿路異常（congenital anomalies of the kidney and urinary tract: CAKUT）が三八・八%、巣

羽仁夫は
腎臓が悪くて
もう半年も
入院して
いました
治療は思わしく
なく　ずーっと
透析をつづけて
いました

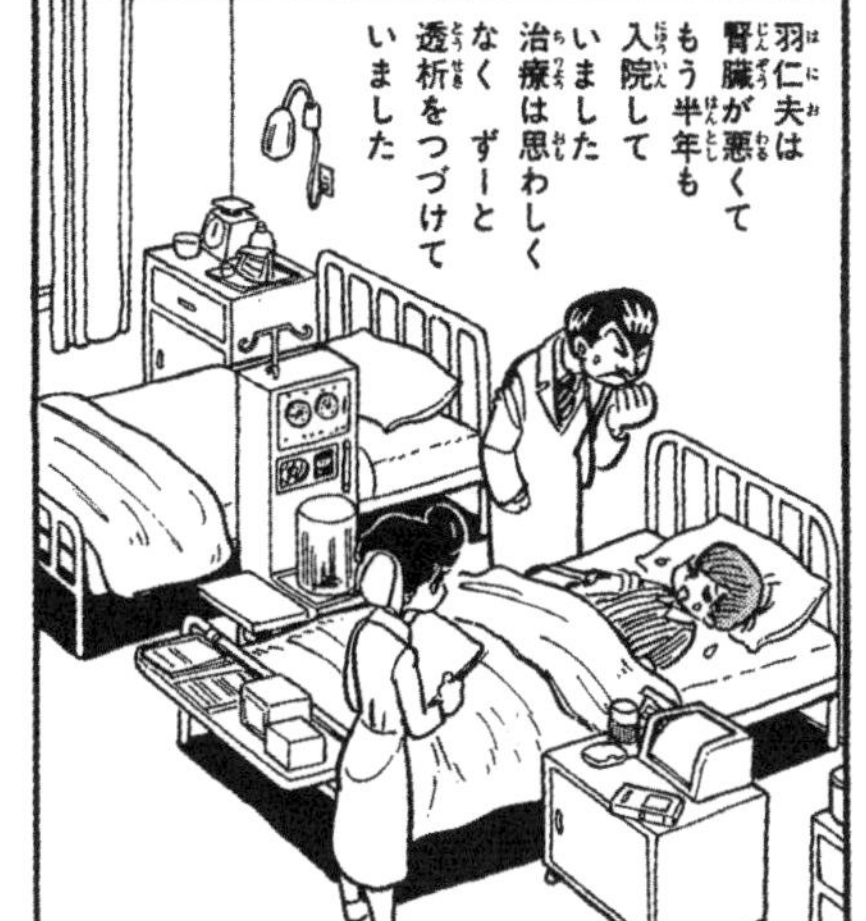

図3　「モルモット」より。
羽仁夫は半年間も入院での透析治療を続けている。機器はやや簡素に見えるが、ベッドサイドで透析が行われていたようだ。

生まれてから
ずーっと
発作と透析
なの………
だんだん
発作の
回数が
ふえてくわ

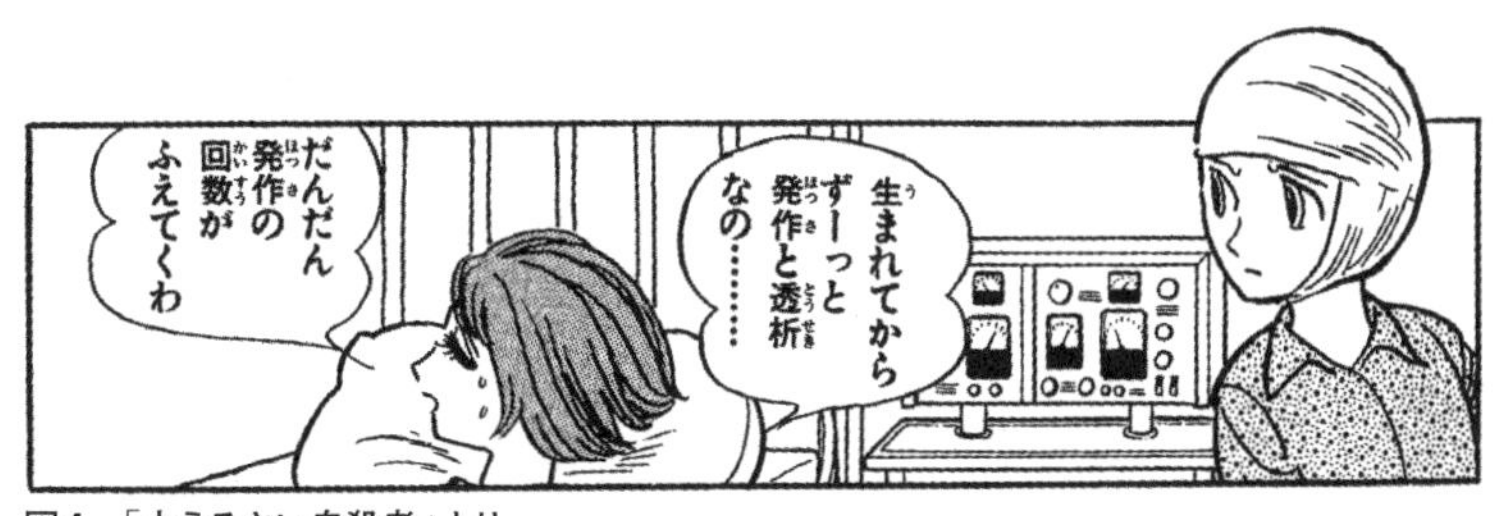

図4　「小うるさい自殺者」より。
正確かは不明だが、少女は生まれてからずっと透析をしているという。

状分節性糸球体硬化症（focal segmental glomerulosclerosis: FSGS）が一一・八％、ＦＳＧＳ以外の糸球体腎炎・ネフローゼ症候群が一二・一％、遺伝性疾患・先天性代謝異常が一九・七％であったという［表1］。

一方、この文献で利用できる一番古い集計は一九六四年以降のものになるが、一九九二年より前のデータになると少し怪しい。というのも、現行の原疾患の病名コードとなったのが一九九二年からで、結果的に「ＦＳＧＳ以外の糸球体腎炎・ネフローゼ症候群」や「その他・不明」の比率が非常に多く、この二つで九〇％を占めていたと

そうだ……
ぼくの腎臓をきみにあげるよ
ありがと……
でも今まで三回も人からもらったけど　むだだったわ
それは手術のせいだ
——ぼくは…すごく手術のうまい医者を知ってるから…

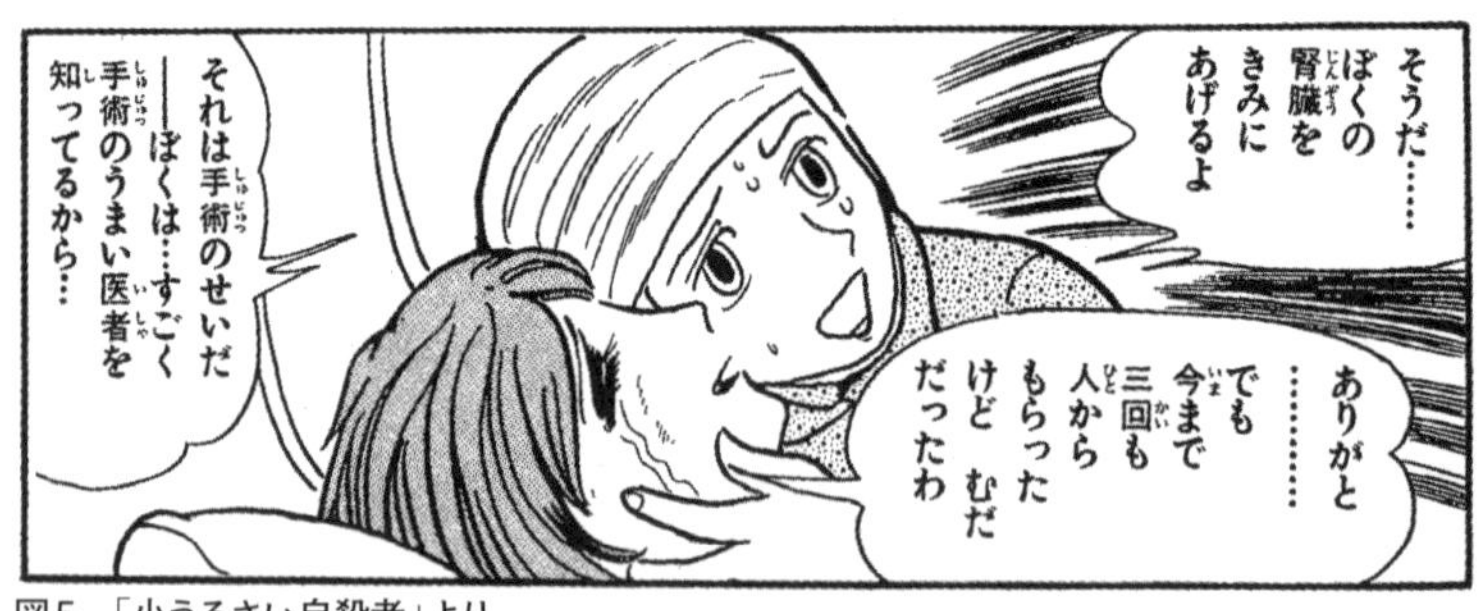

図5　「小うるさい自殺者」より。
「腎移植」という直接表現はないが、少女のこの言い方によれば腎臓移植を３回も行われたに 4.
もかかわらず、不成績に終わっていることが示唆される。赤星は手術の技術のせいだと言っているが、原疾患あるいは拒絶反応のせいであると思われる。

むくみもひきませんし血圧もいっこうにさがらないんです
フーム……
ほかに原因は考えられん
たしかに伝染性の病原体のせいだ

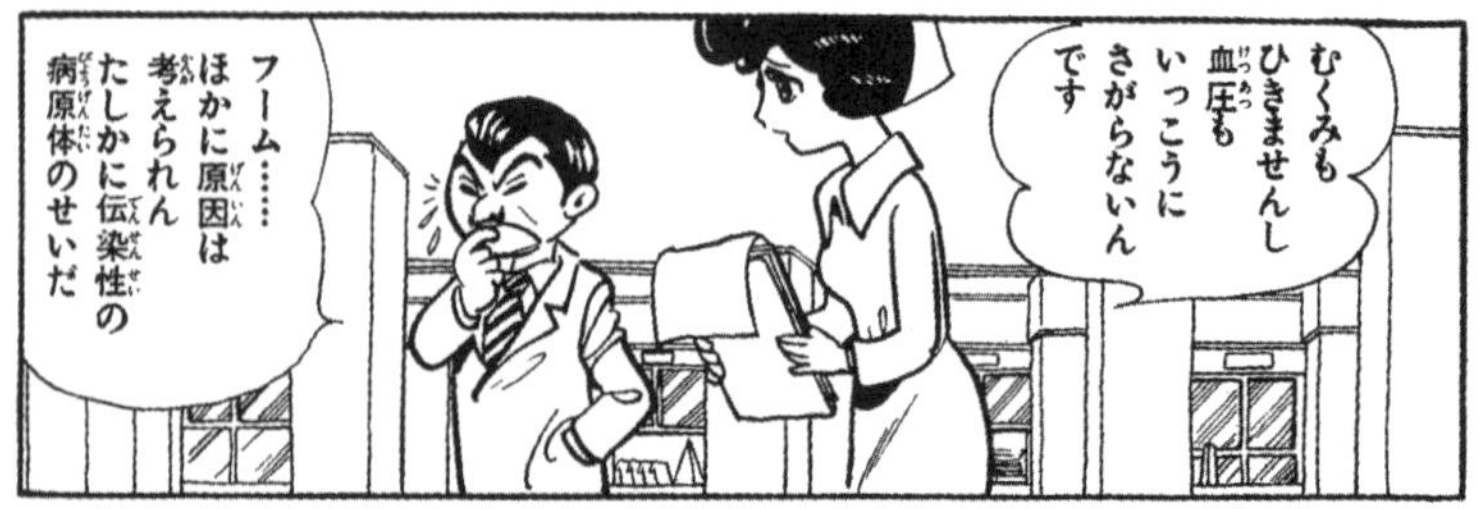

図6　「モルモット」より。羽仁夫の腎不全の原因は不明であり、主治医が頭を悩ませているところ。ただ、根拠は不明ながら感染症が原因であろうと確信しているようだ……。

いう集計となっている。これらから示唆されるのは、ブラック・ジャックが描かれた時代の、移植適応となる小児腎不全の原疾患は「ほとんどが不詳」だったであろうということである。**図6**の主治医の苦悩も無理はない。

医学的再診断の試み

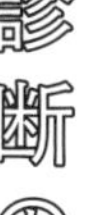

羽仁夫の腎不全の考察：FSGSの可能性

ここで「モルモット」における羽仁夫の腎臓病について考察してみる。

腎移植の原因疾患の変遷

まず疫学についての歴史的変遷に注目されたい。

表1を見ると、一九九六年以降のコホートによれ

表1　年代別にみた原因疾患と免疫抑制薬

原因疾患（%）

	1964-1985	1986-1995	1996-2001	2002-2014
CAKUT	4.8	12.9	33.8	38.8
FDGS	2.5	6.9	13.1	11.8
FSGS以外の糸球体腎炎・ネフローゼ症候群	69.4	23.4	15.6	12.1
遺伝性疾患・先天性代謝異常	2.3	6.9	17.3	19.7
その他の疾患・不明	21	49.9	20.2	17.6

免疫抑制薬（%）

	1964-1985	1986-1995	1996-2001	2002-2014
シクロスポリン	11.4	71.9	37.2	34.4
タクロリムス	0	0.7	55.3	64.7
ミコフェノール酸モフェチル	0	0	15.3	93.3
バシリキシマブ	0	0	0	98.5

（文献2より引用、改変）

ば原因疾患の内訳の比率は比較的定常状態にあることがわかる。一方でそれと一九六四〜八五年の集計との違いは顕著である。検査の進歩によってＣＡＫＵＴが形態的・機能的に認識され、また遺伝・先天疾患も特定されるようになり、そして「腎炎」あるいは「原因不明」とだけしかわからなかったものがおそらく生検技術・病理検査技術が向上したために、組織レベルでの診断がなされるようになったためであろう。「ＦＳＧＳ以外の糸球体腎炎・ネフローゼ症候群」が六九・四％もあった時代に、この集団が様々なものに振り分けられた経緯を見ているものと思われる［表1］。

経皮腎生検の歴史

今日的には、ＦＳＧＳは腎生検で確定診断するであろう。『ブラック・ジャック』連載当時（一九七三〜一九八三年）には腎炎・ネフローゼを生検で診断して治療するということは一般的ではなかった。

超音波を使った経皮腎生検の報告はBerlyneの一九六一年の報告(3)が最初と言われている。斉藤医院の斉藤雅人氏は、日本超音波医学会五〇周年記念誌の寄稿で、自身が泌尿器科医になった一九七三年当時、まだ経皮腎生検は一般的でなかったことを述べている。先輩医師たちに「腎生検は経皮的に行ってはならない」と教わっていた、というエピソードを述懐している（非常に盲目的で、かつ太い針での手技であり非常に危険だったそうだ）。東京女子医科大学の腎臓内科のウェブサイトによれば、科の発足が一九七三年であり腎生検については第一例目が一九七四年のことだったと書かれている。熊本大学の腎臓内科学教室は旧第三内科腎臓グループを中心に一九七八年に江藤賢治先生を中心に発足した、という記述が国立病院機構熊本医療センターのウェブサイトにあった。[*] この記事の中で注目すべきは、発足当時熊本大医学部には経皮的腎生検に精通した先生が少なかったという点である。

つまり、日本では一九七〇年代の前半においては経皮腎生検はまだ一般的ではなく、一九七〇年代後半にかけてようやく技術の進歩が進み検査としての普及がみられ始めたということがわかる。少なくとも、手塚治虫のみた景色において「原因不明の腎炎→腎生検」のような単純な図式はなかったものと推察する。

羽仁夫の腎臓病は?

図6を注目していただきたい。今度は医師のコメントではなく、看護師の報告の方である。「むくみもひきませんし　血圧もいっこうにさがらないです」と医師に伝えている。〃むくみがなおらない〃ということは、ネフローゼの存在を示唆する。また小児がネフローゼをきたす疾患の中で、血圧が2次性以外で上昇する疾患といえばFSGSの可能性が高いのではないだろうか。確かに、何らかの急速進行性糸球体腎炎では血圧も上がりネ

＊ 富田正郎，熊病の歴史 腎臓内科より http://www.nho-kumamoto.jp/kumabyo-news/202-06.html

フローゼになり得るが、透析を半年継続して溢水は制御できていても原病のコントロールができないまま半年ももつであろうか。あるいはＩｇＡ腎症は、腎不全の原因になり得てもむくみと血圧が制御できないという病像になるようには思い難い面がある。

羽仁夫の（推定）年齢で、浮腫・高血圧を主症状とし透析を要するほどの腎不全に至っているという状況。以上から当時の疫学データを加味して総合するすると、ＦＳＧＳだった可能性が高いとみる。

4. 「小うるさい自殺者」に登場する女児の腎不全の原因についての考察

一方「モルモット」の羽仁夫と違い、「小うるさい自殺者」の中の千代子の病態については、実はよく分からないというのが結論である。手塚治虫のある程度創作した部分が大きかったのではないかと推察する。以下、そう結論づけた理由について述べていく。

まず千代子は自分の病気は「腎炎」だと言っている［図7］。そして彼女の顔貌には特徴ない。赤星は高校生一年くらいだと思われるが、彼は彼女のことを基本「千代子ちゃん」と呼んでいるが、ふと「千代子さん」と呼んだりもしている［図8］。千代子の描画もどこか（少年よりも）大人びた表現であり、同じ高校生くらいだが学年は赤星よりも上、一七、八歳くらいであると推測する。顔色に関しては、腎不全患者特有の悪液質ではない。

彼女は〃生まれてからずっと〃透析をしているという。

同時に**図4**によれば、「発作」も生まれてからずっとあって、それが最近回数を増しているという［図2］。作品中にところどころにある「発作」の描写のいくつかを**図8・9**に示す。痛みがあるという直接表現は見られず、とにかく苦しそうな感じである。

ここで「モルモット」に戻り羽仁夫の様子を見てみよう。羽仁夫も腎不全で透析を行っているというものであった。ただ**図10**をみると、羽仁夫は**痛がっている**のだ。これは、描写だけ見るとおそらく穿刺時の痛みではなく、透析中に痛みが出ることを表現しているようなのである。ちなみにFSGSそのもので体の疼痛がくることはない。腎不全に至り、二次性副甲状腺機能亢進症となりそれが制御できずに線維性骨炎にまでなっていれば、カルシウム・リンがコ

なんの病気？
腎炎なのよ

図7

千代子さんしっかり!!
は……早く死なせて!!
ぼくがついてるぞがまんするんだっ
ア〜〜ッ!! アーッ アッ ウウーッ ウー

図8

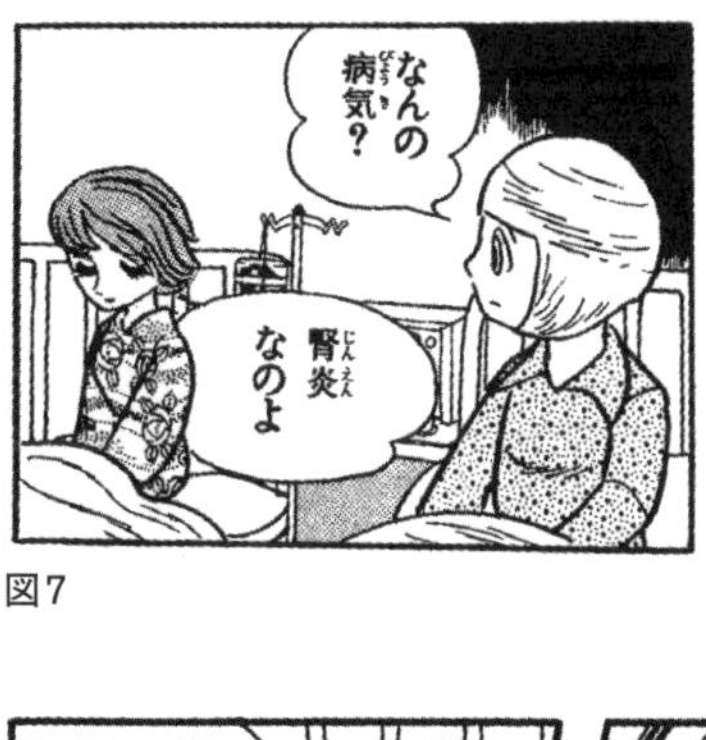

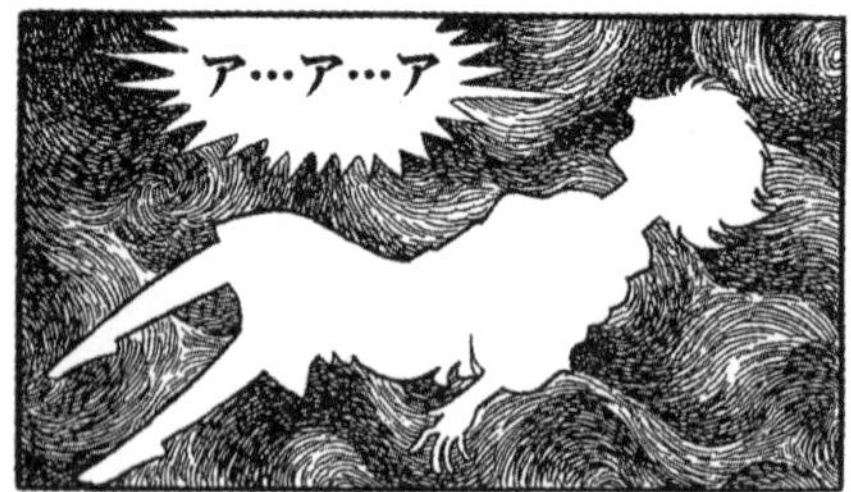

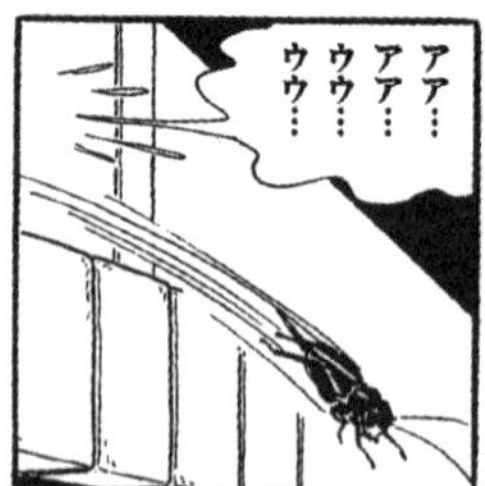

ア……ア……
ア……ア
ウア…ア
アッ　アッ
ア…ア…ア
ウッ
ウッ　ウッ
アッ
アッ

ア…ア…ア

アア…
アア…
ウウ…
ウウ…

4.

図9　千代子の発作

いたい……いたい
いたい
いたくってもがまんするの
こうしなければ　病気が
悪くなるの

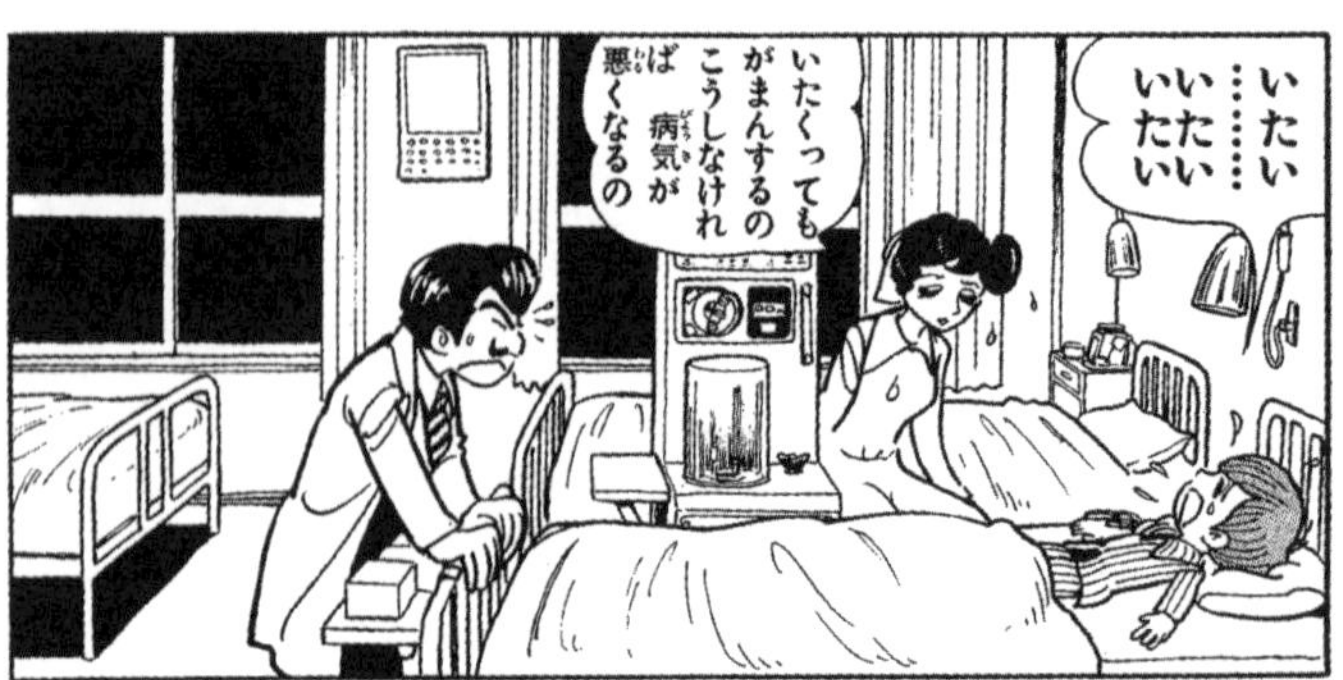

図10　羽仁夫の透析中の様子。当時の透析というのは痛かったのだろうか?

ントロールできていない時間帯（つまり透析直前～透析中）には痛みがあった可能性はある。現在では、腎性骨異栄養症の病態認知と理解、治療は確立されているので、きょうび透析患者で「骨痛」を訴える者はほぼいない。

さて、「小うるさい自殺者」の千代子の話に再び戻る。間歇的な苦痛の発作を生後すぐから繰り返し、しかも透析を要するほどの腎不全を伴い、顔色も良い。千代子の病態はもしかしたら生命予後は良いのかもしれない。千代子はあくまで発作の辛さが死にたい理由である。作品の終盤で、腎不全による昏睡となって瀕死の状態となっているのは、安楽死のためにキリコのところへ身を寄せてきた段階で、維持透析を中断しているためと思われる。発作を制御し、透析さえ維持できれば予後は良好である可能性がある。

千代子の鑑別疾患の検討

表2に千代子の鑑別疾患をリストしてみた。彼女のいう通り「生まれてからずっと透析」をそのまま信じれば乳児期発症の腎不全ということにあるが、それでここまでの年齢まで生存する疾患が想像できない。幼児以降の発症の腎不全を少し大げさに語っているものと思われる。

まずネフロン癆（ろう）は、乳児で発症し三～五歳までに末期腎不全に至るタイプな

表2　千代子の腎不全の病態鑑別のための疾患リスト

- □ ネフロン癆
- □ 溶連菌感染後腎炎とリウマチ熱の合併
- □ IgA血管炎
- □ Alport症候群
- □ Fabry病
- □ 家族性地中海熱
- □ 巣状分節性糸球体硬化症（FSGS）

ら千代子と合致する。しかし彼女の「発作」が合わない。

溶連菌感染後腎炎は後天的に末期腎不全になったとしても、やはり発作のことが合いそうにない。そこでリウマチ熱を合併したと考える。これなら千代子の病像と合うだろうか。リウマチ熱の関節炎は、通常急性期の症候でむしろやがて消えるし発作的ではない。リウマチ熱の心膜炎だとしても、千代子のあの苦しみが胸痛なら心膜炎的な胸痛との表現になるだろうし、呼吸困難だとしたら心不全であろうから「発作」という症候とはなり難いように思われる。あるいは舞踏病のことだとしても、リウマチ熱におけるそれは小舞踏病（シデナム舞踏病，Sydenham's chorea）というもので、NEJMvideoで動画を見ることができる（https://youtu.be/wTCnbga3sqg）が、手足・体幹・顔の収縮亢進が不規則に繰り返されて、それらは短くやや速い不随意運動である。千代子のような〝苦しい〟発作とは異なる。

ＩgA血管炎は発作的な耐え難い腹痛とやや強い関節痛をきたしうるため、腎炎自体がエンドステージなら全体は少し似通うかもしれない。しかし腹痛だというならば、素直に腹痛と作品中で表現しそうなものである。

Alport症候群は、小児腎不全の原因疾患としては重要だが、腎不全に至るのは通常男性でしかも到達年齢はもっと遅いはずである。千代子は幼い頃からずっと透析をしていると言っている。

Fabry病は、病初期に手足の堪え難い疼痛をきたす発作様の症状があることで知られ、千代子の発作の履歴と合わなくもないが、Alport症候群同様、男性に多く末期腎不全到達年齢は早い例でも若年期あたりであろう。つまり千代子という女児が幼い頃からずっと透析をしているという点と合わない。

家族性地中海熱は、発熱を含む漿膜炎あるいは関節炎・筋痛症状の発作が一〜三日間続く。exon10の変異を保有する例では、六〜一〇歳頃から重い発作を反復することがあり無治療では「アミロイドーシス→腎不全」の末路を辿るというストーリーもあり得るが、乳児〜幼児期にいきなり透析となる訳ではない。透析導入がごく最近というのなら、あり得た診断仮説だった。

最後に、FSGSだがこの仮説も矛盾がある。原疾患由来で千代子の様な発作は起こさないからだ。ただし、病型によってはある種の遺伝子変異を保有し乳児〜幼児発症の腎不全となり得るであろうし、三回もの腎移植でそれぞれすぐに再発してしまう例もあることは知られている。腎不全の経過だけ見れば千代子の病態はFSGSに一致する。

以上より、「小うるさい自殺者」で描写された千代子の症状経過や病態は、現実の一つの疾病概念では当てはめることが難しいということになる。よって、千代子の描写に関してはある程度は手塚治虫によって脚色・創作された部分が大きかったことが窺える。

4.

エピローグ／解説

手塚先生の現代に通ずる問題提起

手塚治虫のイメージする腎不全／透析患者は、「痛がっている」「苦しがっている」というものだったのかもしれない。何をみてその様な理解になったのかはわからない。

実際に透析患者が頻繁に痛むというのが普通だったのだとすれば、骨痛だろうと思われる。これは今回述べたように、二次性副甲状腺機能亢進症そしてその成れの果てとしての線維性骨炎などによるのだろう。現在では高リン血症の治療薬が進歩し、腎性副甲状腺機能亢進症の治療薬もある。リン吸着剤、シナカルセト塩酸塩と活性型ビタミンD製剤などを利用することで、透析患者に必発の骨ミネラル代謝異常を制御できるため、「透析は痛い」という印象は今日び受けない。経口型活性型ビタミンD製剤が実用化されたのは一九八一年であるので[4]、ブラック・ジャック執筆時の医療現場では骨ミネラル代謝異常に対しては未だ介入し難い部分だったはずである。

「小うるさい自殺者」に関しては、透析医療と安楽死の問題をクロスさせた描写となっているが、これはそっくりそのまま今の医療現場に通ずる問題である。手塚治虫の恐ろしいほどの慧眼が表れている。

日本透析医学会は、二〇一四年「維持血液透析の開始と継続に関する意思決定プロセスについての提言」というステートメントをまとめた。これは学会員以外でも閲覧可能である。ここでは「維持血液透析の見合わせ」ということについて十分記述された、重要な提言である。文字通り、維持血液透析の見合わせということについての考え方が示してある。この提言をまとめるまでの背景として重要なのは、透析医療が社会復帰を目指す救命治療から延命治療へと色合いが変化してきていることが挙げられている。

延命治療という語のもつ意味合いは時代を問わず興味深い。字面は「延命」といっているのにそれを懐疑的に思うニュアンスが入ってくる感覚がある。いつも少しシニカルなのである。

「積極的な治療をしないことを選択する権利」という物言いは今風だろうが、ドクター・キリコの死生観はその先をゆく。〝積極的な安楽死〟という表現はさすがに現代では問題だが、キリコの言動や行為を見ていると、〝積極的な安楽死〟と〝無駄と思える延命〟との間をゆく医療を、各々現場の人間が悩んで模索せよと言わんばかりに、手塚治虫が時代を超えて作品を通じて私たちに直接問いを投げかけているのかのようである。

5.

それでも
残しておきたい臓器

「勘当息子」新装版12巻、四五—六六頁

5.

「勘当息子」

大雪のため、鉄道は駅に停車したまま全く動き出す気配がない。仕方なくブラック・ジャックは駅近辺の宿を探すことにした。満室のため部屋を見つけられないブラック・ジャックがやっとたどり着いたのは、老婆が一人切り盛りをする町外れの民宿だった。しかし今日は息子たちが久々にくるから営業しないと断られてしまう。とぼとぼ辞そうとするブラック・ジャックの背中を見た老婆は、いいおもてなしはできないがそれでもよければとブラック・ジャックを泊めることにした。

この日、還暦を迎える彼女によれば、「三人」の息子たちがやってくれば一三年ぶりに一家そろうということだった。三人とも大都市で働き、多忙にしていてずっと会えていないという。ある部屋には息子たちが使っていた勉強机が残っていた。机が四組あることに気づいたブラック・ジャックに老婆は「一人死にましたでのう」「できの悪い子でのう生まれそこないでのう」と背を向けて説明した。

老婆は時折腹部の痛みにうめきながら息子たちの帰郷を待つが、結局ただのひとりも仕事の都合で来られないことがわかり沈鬱する。ブラック・ジャックが結果的に老婆の話し相手となり、晩酌を始めるのだった。

晩酌のさなか、民宿の前に車が止まる音が聞こえた。客人かと思って老婆が出ると、なんとそこには死んだはずの息子の四郎が立っていた。勘当されて死んだことにされていたのだった。四郎は思春期の時代には随分ぐれて反抗していた時期があったことを吐露した。貧しい農家の四男坊で色々立場が悪く邪魔者扱いされていたらしい。

老婆は四郎を追い返そうとしたがブラック・ジャックに諫められて四郎を家にあげる。そんな中老婆はまた腹痛に喘ぎ始める。四郎とブラック・ジャックは老婆に駆けつけるが、四郎は母親のこの発作のことを知っていた。四郎曰く、昔虫垂炎をやって、それを手術せずに薬で散らしていたらそこが癒着し、今は慢性的な腹膜炎になっているという。

彼は母親を治したいばかりに医者になったと告白し、穿孔のリスクがありここで手術をした方がいいと宣言した。

車から手術道具をとって戻ってきた四郎に、ブ

たしか　今日が
かあさんの誕生日で
かあさんは還暦だって
おぼえてたんだ
——一度だけ
会いたかったんだよ
…一晩でもいいから
とまらせてよ　ね

だめじゃ
おとう
さんの
遺言でもある
帰れ
………
………

おばあさん
入れてあげな
よ
お客さんにゃ
関係ねえことじゃ
……ン…
じゃ　ま
上がれや…

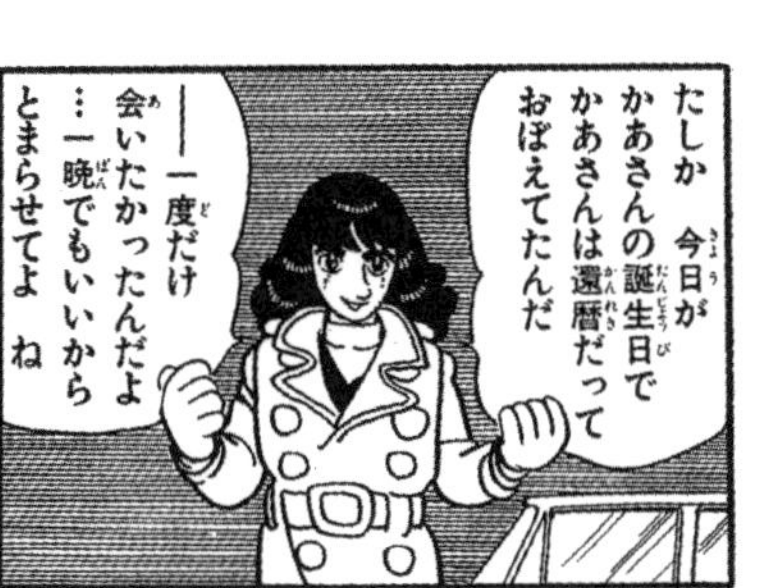

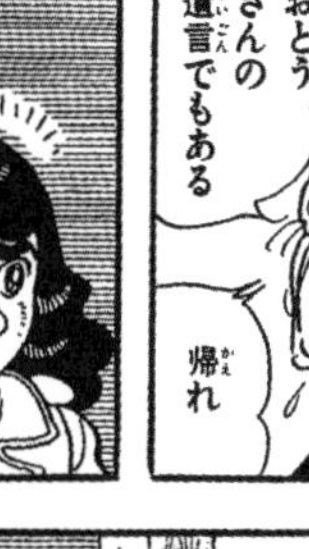

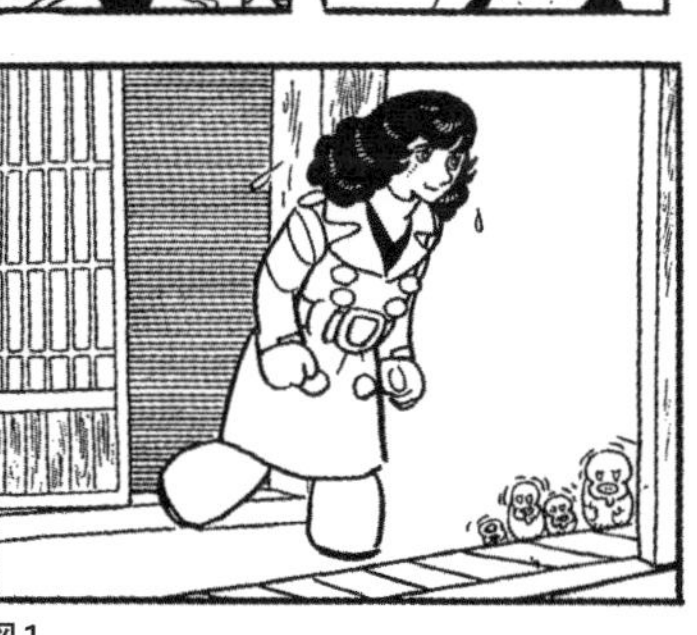

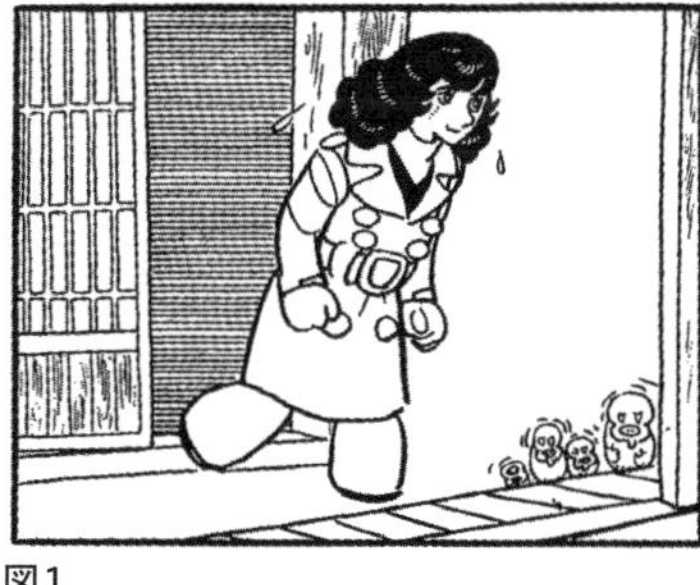

図1

5.

ラック・ジャックは虫垂炎ではないと診断を伝えた。四郎は反駁するが、「移動盲腸」だから「手術はむだ」と言いつつも、自分の手術を無料でみせてやるとブラック・ジャックは老婆を開腹し始めた。

実際に虫垂はなんともなく化膿所見もなかった。四郎は虫垂を切除した方がいいのではと提案するが、ブラック・ジャックは言った。「切ることはない。虫垂だの農家の四男坊なんてのは、やたらに切っちまっていいもんじゃないだろう」

翌朝、ブラック・ジャックはこの家で開業したらいいと四郎に言い残して民宿を出て駅に向かっていた。四郎はそれを老婆に告げると、老婆はそっと四郎の手を添えて応えた。四郎は母に許されたのだ。

現代医学から整理する

完璧な作品

今回の物語で患者となったのは「民宿屋の老婆」で、描かれた症状は「繰り返す腹痛」、最終診断は「移動盲腸」だった。この物語は、多くの人には「親子の感動話」のように捉えられるだろう。ブラック・ジャックに注目すると、今回は天才外科医としての「凄腕」

を振るってはおらず、そういう意味で派手な回ではない。

しかし私は、今回のこの「勘当息子」は作品として完璧な物語であると思っている。漫画家・手塚治虫に対して最大限の賛辞を送りたい。そう思う理由について、がちがちに直接的に論じるという形ではないが、この物語を噛んでいくことによって示したい。

今作品の医学的テーマ：繰り返す腹痛

今回の作中の患者は、六〇歳の女性。症候的には「繰り返す腹痛」でいいと思われる。以後の基本的な筋道は、この症候についての鑑別疾患を考えていく。

まずはシンプルに、「繰り返す腹痛」このキーワードだけの網羅的な鑑別リストを挙げてみる。

表1は、あえて症候からみたものを網羅したのであって、炎症反応が陽性なら一気に否定される疾患も混じっている。しかしここで行いたいのは「病跡学的

表1　慢性持続性でなくて、間欠期と比較的短時間の増悪期を繰り返すような（いわば1回1回が発作的な）腹痛が主徴となる疾患

ー感染症	ー非感染性・非免疫介在性疾患
□骨盤内炎症性疾患の反復	〈消化管・肝胆膵由来〉
□エルシニア症	□炎症性腸疾患
□Whipple病	□過敏性腸症候群
	□膵炎の反復
	□胆石発作の反復
	□上腸間膜動脈（SMA）症候群
	□胆道ジスキネジー
	□腸回転異常症
	□移動盲腸
	〈腸管由来ではない／全身疾患由来〉
	□家族性地中海熱
	□遺伝性血管性浮腫
	□鉛中毒
	□急性間欠性ポルフィリン症
	□Sickle cell disease（鎌状赤血球症による異常ヘモグロビン症）

鑑別」であるから、（普段の國松らしくないが）広めに鑑別候補を採っておく。

5. 老婆の患者としての背景

まず老婆の年齢や腹痛発作の発症時期について考えたい。

それを知るためにまず四郎はいつの時点で勘当されて家を出て行ったのかを考えてみる。四郎の実家は貧しい農家［図2］で、高校にも行けなかった可能性がある。その後改心して医学部へ行くという物語設定もすごいが、中学を卒業してから高校に行けたか行けなかったはともかく、勘当されて家を出ていったのはその辺りの年齢の時としていいだろう。一六歳くらいであろうか。大学入学資格検定（いわゆる大検）は一九五一年からすでに始まっており、設定上も無理もないだろう。四郎は大検を利用して医学部に入ったとしてよいと思われる。

さて作中では老婆の年齢は、この日還暦を迎えたとある。四郎は自分のことを「ヒヨッコの医者」と述べている。推定になってしまうが、今でいう初期研修医終了くらいの年齢であれば二六歳くらいであるから、よって、四郎の今の年齢二六から四郎が出ていった時の推定年齢一六を引くと一〇であり、一〇年前に家を出て行ったということになる。ところで老婆は

まずしい農家のね 四人目あたりは もう じゃま ものあつかいでね にいさん連中にも いじめられたし どうせ 家は つげないし 出てかなくっちゃならない
いち時 ずいぶん ぐれたんです つまはじき されて とうとう 勘当です

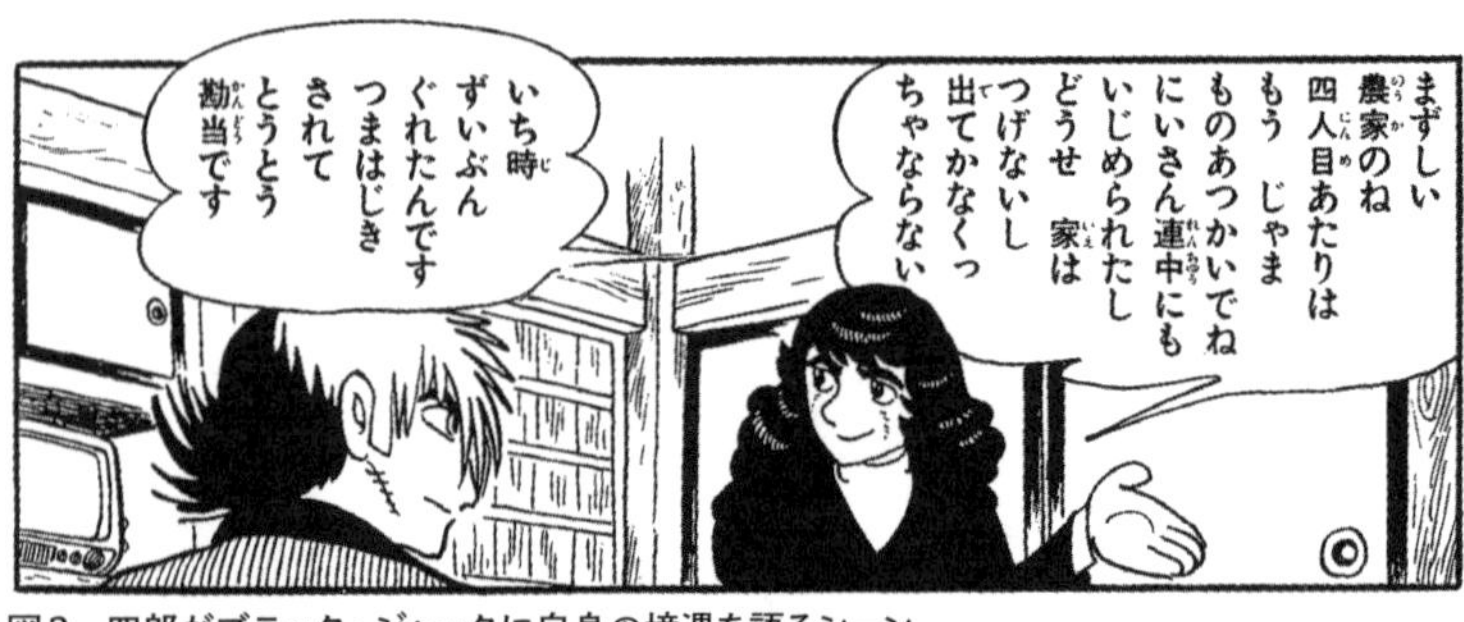

図2　四郎がブラック・ジャックに自身の境遇を語るシーン。

「せがれたちと会うのは一三年ぶり」と言っていた。長男〜三男たちが巣立って行ったのが一三年前だとしたら、四郎が勘当されたのはそのあとということになってしまう。よって四郎の「今」の年齢を補正した方がよいと思われる。「ヒヨッコ」と言いつつ、手術道具を持参して自分の家で手術を始めてしまおうというくらいであるから二六歳では若いのかもしれない。三〇歳ということにすれば、30－16＝14で四郎が勘当されてから一四年たったということになり、上の「せがれ三人」が家を出て行った（一三年前）のは、四郎がいなくなってからということになり、やや自然になる。

少々粗いものの四郎が出ていったのが一四年前だとすれば、その時の老婆の年齢は、60－14＝46歳である。ここで**図3**をみて欲しい。四郎が家に到着してから起きた、老婆のいつもの発作を起こしたときの様子を描写した一コマである。

腹痛発作はいつから

四郎は、母親のこの「腹痛発作」をいつ知ったのだろうか。これに関しては場合分けとして二つ考えられる。一つは「勘当される前から自宅で目の当たりにしていたから知っていた」、もう一つは「勘当後に、風の噂あるいは身内から連絡を受けて知っていた」の二つである。

この区別は本来重要である。なぜなら、老婆の腹痛発作の鑑別診断をする上で、発症年齢は極めて重要であるからだ。いま仮に、勘当後に、つまり四郎が家を出てから母親の腹痛のことを知ったとしよう。言い換えれば、まだ家にいた時にはこの〝持病〟はなかったということである。すると誰からそれを聞いたかということになる。

まず老婆や父親の線はない。**図4**に示すように、父親が四郎に連絡を取るとは思えない。かといって、兄弟たち（一郎、二郎、三郎）も考えにくい。**図2**によれば「にいさん連中にもいじめられた」とあるからである。四郎は非常に穏やかな人物として描かれているが、かなり可哀想な境遇だった可能性

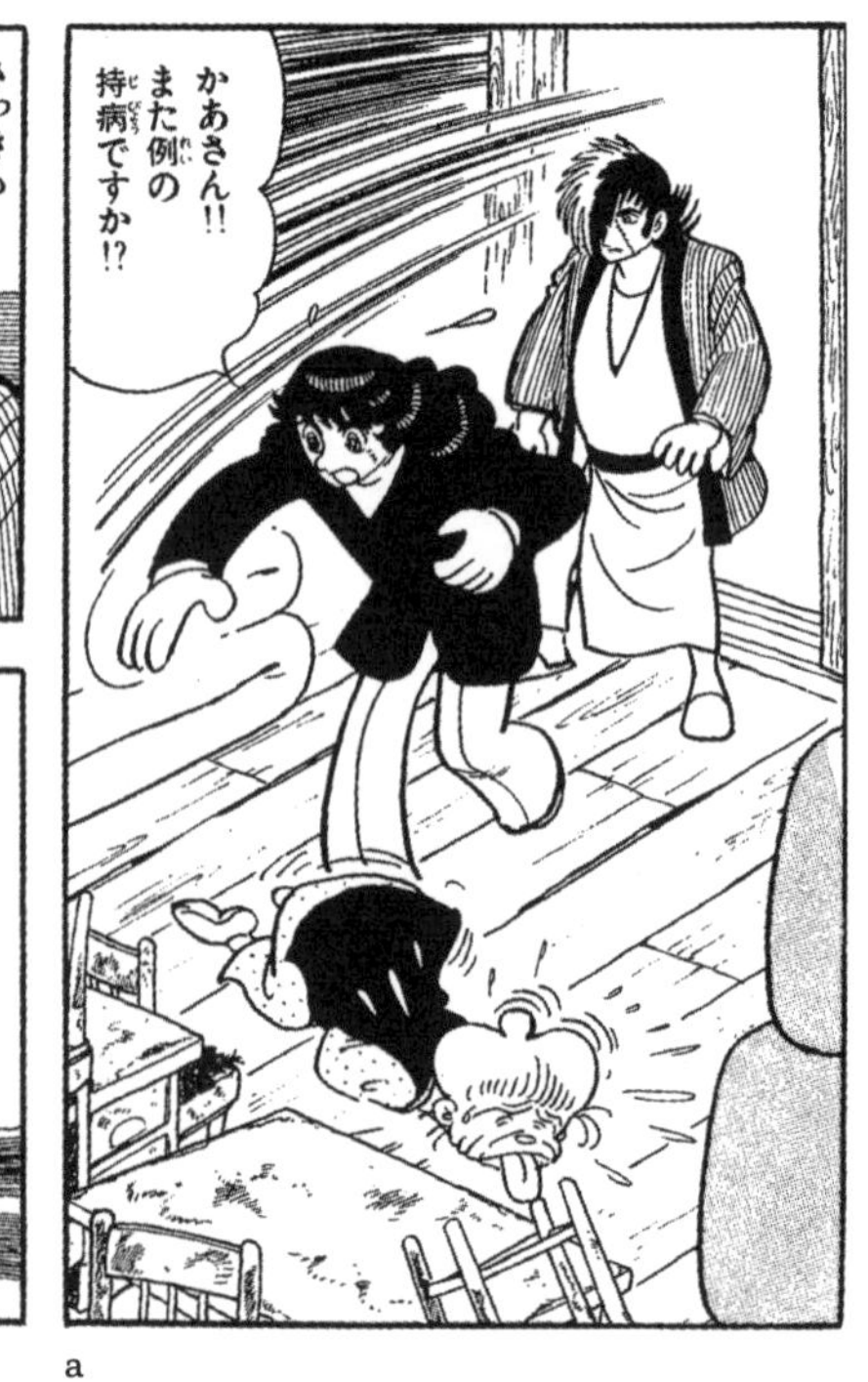

かあさん!!
また例の
持病ですか!?

5.

さっきも
おきたんだ
胃けいれんか
ね
いえ…
たぶん
腹膜です
むかしおふくろは
虫垂炎をやりましてね
手術しないでちらしたら
そこがゆ着して
腹膜炎を
わずらったんです……
慢性化したんですよ

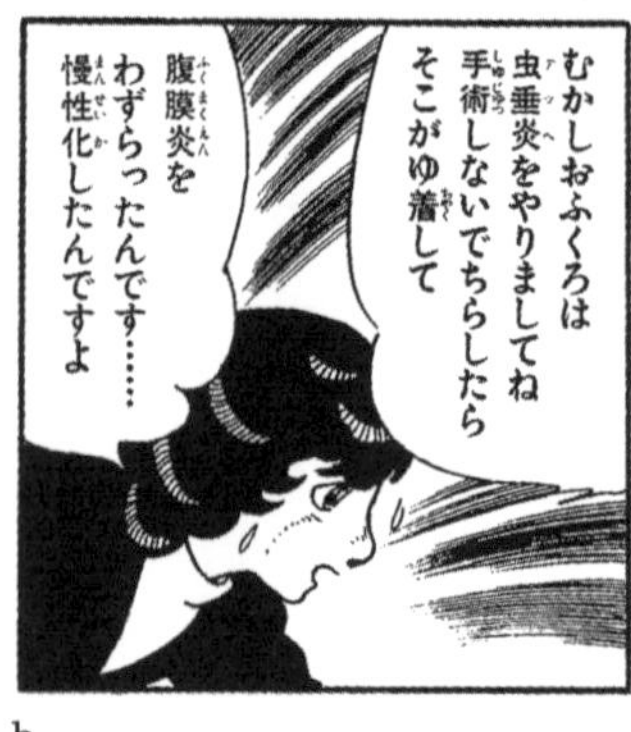

b　a

図3　a. 四郎が家に到着してから起きた、老婆のいつもの発作を起こしたときの様子を描写した1コマ。b. 母親の腹痛の経緯を語る四郎。

がある。

図３ｂによると、「むかし虫垂炎をして薬で散らしてしまったためにしまったために癒着し、慢性腹膜炎になった」というように言っている。この「むかし」が残念ながら明示されていない。とはいえ、長く長く母親に会っていなかった割に四郎は随分と「わけ知り」である。この辺りから察すれば、「勘当される前から母親の腹痛発作を知っていた」として考えてもよいのかもしれない。少なくとも虫垂炎の初発時は、まだ四郎がいた頃に起こしたのかもしれない。そして、手術をしなかったのは貧しかったせいとも考えられる。四郎はこういう母親が苦しむ場面を目の当たりにしていたために、自分が医師を目指すという意志を強固にできたのかもしれない［図５］。

以上より、長くなったが、老婆の腹痛発作の発症は「四六歳より前」ということになると考える。

やあ…
おとうさん
………
おひさしぶり…
ずいぶんなぐられました
ねえ　とうさんには…

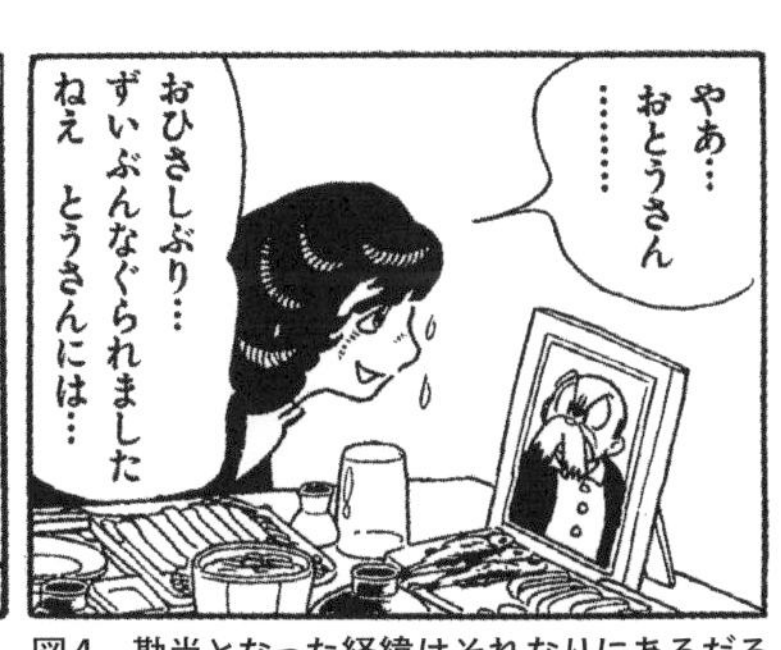

図４　勘当となった経緯はそれなりにあるだろうが、とりわけ父親から相当拒絶されていたであろうことを示す発言。

図５　自分が医師を目指す理由を語る四郎。

5.

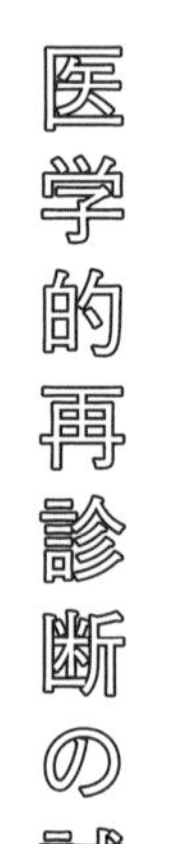

虫垂炎ではないという点を踏まえて考える

リアルタイムに考えるのが本来は鑑別診断の醍醐味である。しかし、獲得できる最大限の情報を使って推論するのもまた面白い。

先にブラック・ジャックが下した老婆の最終診断を確認する。まず**図6**にあるように、病歴と身体診察だけで移動盲腸を臨床診断している。

そしてその後は、それでも仮説を取り下げようとしない四郎に教育的に示すためなのか、手術は無駄だと言ったブラック・ジャック自身が急に手術を始めた。ブラック・ジャックはその術中所見を四郎に教え示した。虫垂はまったくintact（マトモ）で炎症はみられなかった。

つまり老婆の腹痛は、術前診断と術中診断が一致し、虫垂炎ではないということが示された。

ここでようやく老婆の繰り返す腹痛について考えてみる。**図7**をよくみると、老婆は腹部のやや右側を押さえている。これだけだと右上腹部か右下腹部かは判然としない。次に老婆はこの発作を「時どき」と述べている。私はすでにこの腹痛を「発作」と言ってし

ここをおしたら
いたがります！
これは虫垂炎の
特徴でしょう
アッツツ…

左むけに
ねかせて
みな

ほら
こんどは
痛がらない
虫垂炎なら
痛がるはずだぜ
ほらな

あなたは
……だれです
か？　医者
なんですか？
そんなもんだね
ただ　おまえさん
より　もうちょっと
ぐれた人間だがね

たぶん
これは
移動盲腸だ
虫垂炎の
手術は
ムダだよ
だまってて
ください
これは
虫垂炎だっ

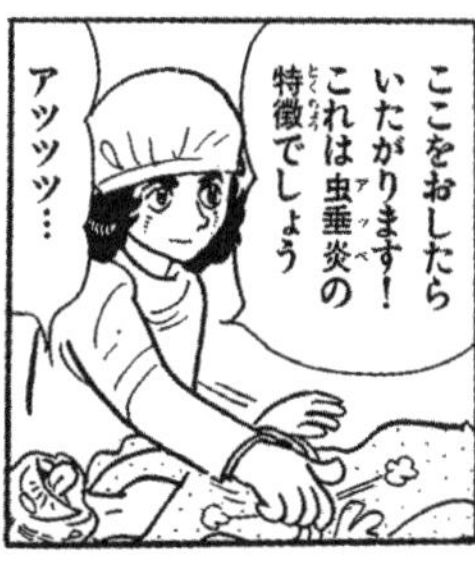

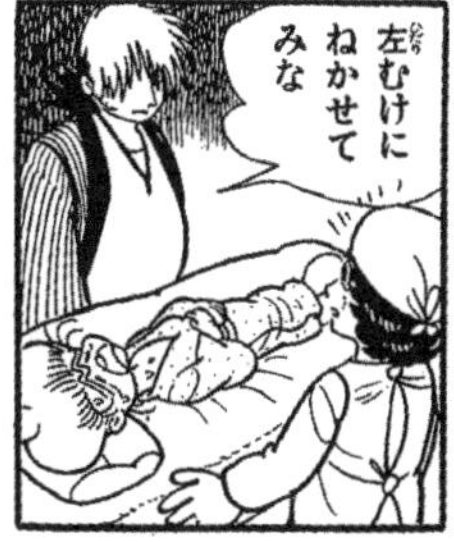

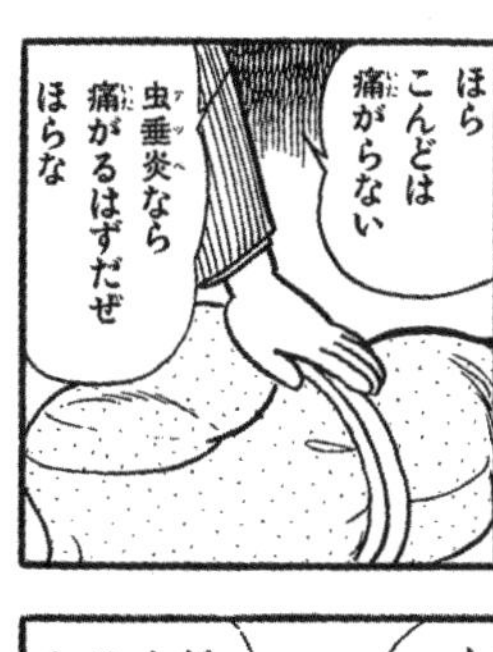

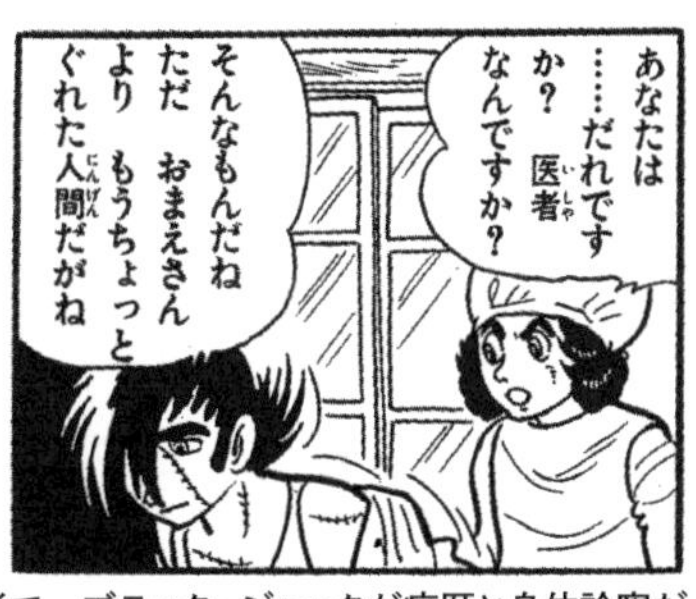

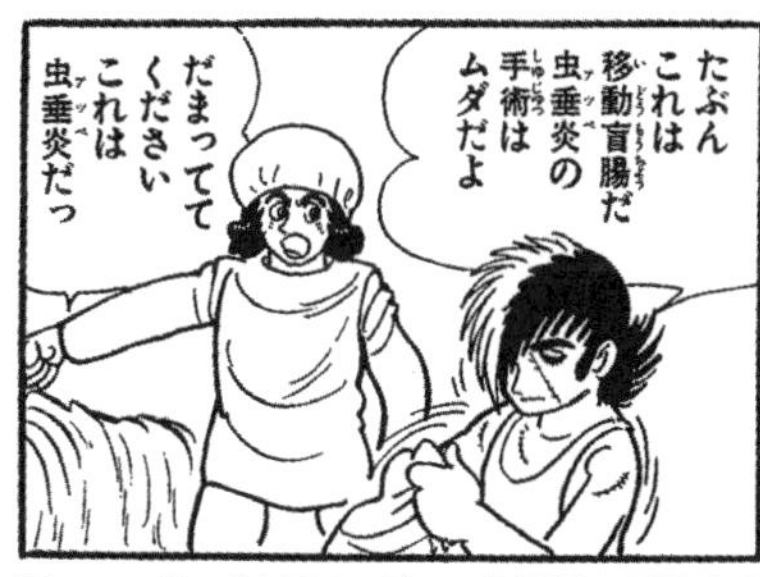

図6　四郎の「虫垂炎」だという診断に反論する形で、ブラック・ジャックが病歴と身体診察だけで移動盲腸を臨床診断している場面。

だいじょう
ぶかね
おばさん！

はーい
時どき
年のせいで
………

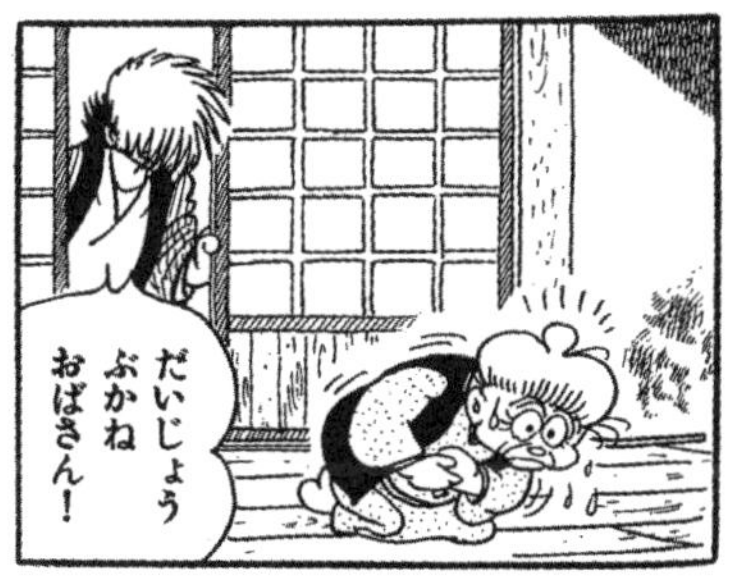

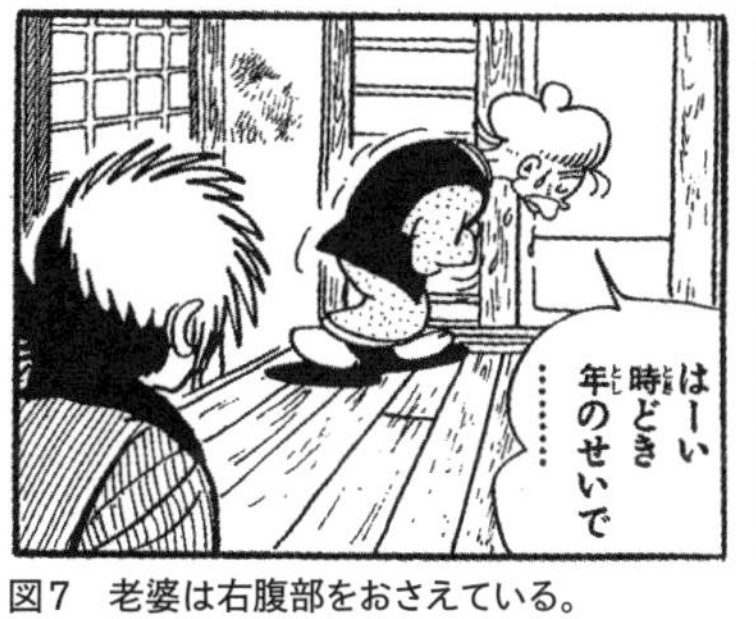

図7　老婆は右腹部をおさえている。

まってはいるが、あらためてこの腹痛が持続痛ではなく間欠的・発作的であることがこれで示唆されよう。

発症年齢からの推定

「年のせい」というコメントについてはどうであろうか。これだけでは何歳から発作がみられ始めているのかというのは判然としない。**図3**における四郎のコメントは、ブラック・ジャックの手術中の虫垂と周囲腹膜などの肉眼所見によって、後半は否定されたことはもう分かっている。虫垂炎は当時実際起こしたのかもしれないが、癒着して慢性化……というのは四郎の間違った推定だったことはブラック・ジャックの手術によって確認されている。すでに述べたように、四郎がまだいる四六歳より前に発作が始まったのか、そのことを老婆が「年のせい」と言っているのか、色々と定かではなく推測は尽きない。少なくとも言えそうなのは、**図7**で老婆がいくら弱気な発言をしているからといって、幼少期・一〇代～三〇代といった若い頃から起きていたわけではないということである。もしそうならそういう描写になるはずだ。弱気な発言はあるものの、ある程度加齢を重ねてから腹痛が起きるようになったということが窺える。よって、老婆の腹痛は「幼少期あるいは若年期から発症して反復するような病態由来ではない」ということがわかる。すると、**表1**の中の遺伝性血管性浮腫はおよそ否定的であると考えられる。遺伝性血管性浮腫は、若年の間にまったく無症状でいるというのはさすがに厳しかろうと思われるからである。

罹患期間の長さから考える

前項の「発症年齢」とも重複するかもしれないが、罹患期間の長さは鑑別の大切な軸である。ここまでの段階で、初発の腹痛エピソード自体は四六歳より前からあり、今回の作中で描かれているように六〇歳になった今もなお明瞭に発作が起きている、ということが推定されている。ゆうに一五年間もの間、同一の病態が反復するにはおかしいものが**表1**の中にいくつかある。それは、炎症性の病態である。具体的には骨盤内炎症性疾患の反復、エルシニア症、Whipple病、炎症性腸疾患、膵炎の反復、家族性地中海熱である。

この中で家族性地中海熱だけは、一五年間発作が反復してもいい疾患である。しかし家族性地中海熱の患者の腹痛発作は通常（範囲はともかく）腹膜炎・漿膜炎であり、虫垂炎のような腹膜刺激徴候が認められることが多い。よって、**図6**で示されるような身体所見をとらないであろう。**図6**については後に詳述するが、家族性地中海熱の腹膜炎発作ではどんな姿勢をとろうとも腹部を押さえたら痛いはずである。

他方、骨盤内炎症性疾患の反復、エルシニア症、Whipple病、炎症性腸疾患、膵炎の反復などいずれも老婆の状態像と合いにくい。骨盤内炎症性疾患は、一五年も放置すれば骨盤内の癒着・硬化がみられ、少なくとも発作間欠型の腹痛とはならないであろう。早晩、

5.

持続的な骨盤痛となるはずである。ほぼ同様のロジックで、エルシニア症や膵炎などもこの時間単位（年数）では考えにくい。炎症性腸疾患は、放置によって一五年も経過すること自体が難しいのではないだろうか。Whipple病は、発症年齢や長い経過は特に老婆と矛盾しないが、基本的には緩徐ながらも関節炎や下痢などを反復しながら衰弱していくしその経過や現況について描かれてはいない。

炎症病態ではないが、**表1**の鉛中毒というのも、鉛の曝露の機会が継続的・断続的にあったとして一五年間も「腹痛発作のみ」というのは些かおかしい。鉛中毒は慢性経過が多いのは確かだが、腹痛の他に頭痛、神経障害や性格変化などを伴う。あくまで今日的な話となるが、中古バッテリー取り扱い業者（鉛を抽出してリサイクルする目的）、長期井戸水摂取、仏具の絵付け師、塩化ビニル加工業者、顔料製造、鉛ガラス製造、などの職業曝露が特徴であるとされる。老婆は、以前は農家で今は民宿の経営という設定である。鉛曝露を思わせるものではない。よって否定的であるとしたい。

Sickle cell disease*も、軽症例では腹痛発作のみ反復するという病像を取りうるだろう。ただやはり否定的であると考える。それは、症状や慢性経過の現症での矛盾というより、「日本の雪国の片田舎」という設定でこの老婆が孤発的に異常ヘモグロビン症を起こしている、というのは無理があるだろうというものである。ある程度の重症度がある場合には、慢性的な溶血性貧血となり輸血依存となるはずで、一五年もの間この病気が放置されて経過するさまは想像し難い。第一、McBurneyが陽性となる腹痛とはならない。

やや現実的な鑑別疾患の検討：表1の改変

ここまでに否定された疾患を除いて、「この老婆の反復する腹痛」の鑑別疾患として**表2**にリストしなおした。移動盲腸はブラック・ジャックの診断であり、**表2**からは削除している。

表2に残ったのは、炎症病態ではなく、そして発症年齢や罹患期間の長さからは否定しきれないものである。ここからはやはり「随伴症状」を加味して鑑別していくことにする。

まず過敏性腸症候群であるが、腹痛発作が時折反復するのはよいとして、下痢を伴ったり便秘で困ったりすることが通常である。また、**図7**のように、加齢で増悪するような性質はない。

胆石発作の反復でも矛盾はないが、一五年もの間胆石発作だけを反復するというのは仮説としては少し苦しい。途中で胆嚢炎、胆石胆管炎などの感染症を起こしているはずである。また、**図7**の発作はブラック・ジャックと会食・晩酌を始める前に起こしており、食後に起きやすいとされる胆石発作としては合わない。

表2　「この老婆の反復する腹痛」の鑑別疾患

- □ 過敏性腸症候群
- □ 胆石発作の反復
- □ 上腸間膜動脈（SMA）症候群
- □ 腸回転異常症
- □ 胆道ジスキネジー
- □ 急性間欠性ポルフィリン症

＊　アフリカのマラリア感染地域と、アフリカ系移民の間に多く見られることで知られる。日本人の場合sickle cell diseaseといっても、重度の貧血などはほとんどみられない。

上腸間膜動脈（ＳＭＡ）症候群と腸回転異常症に関しては、腹痛を時折反復して……という点に矛盾はないが、これら二つの病態ではさすがに「嘔吐」を伴うはずである。この老婆には嘔吐は認められないため、やはりこの二つの疾患も否定的と思われる。

ちなみにＳＭＡ症候群は、通常ベースに痩せがあって十二指腸水平部が上腸間膜動脈と大動脈や脊椎との間に挟まれて通過障害をきたす疾患である。痩せの点ではこの老婆でも合うとしても、腹部膨満感や嘔吐を伴わないのは老婆の病像とは決定的に異なる。

腸回転異常症は、先天的な解剖異常である。十二指腸から横行結腸までの腸管の回転と腹膜や後腹膜への固定がさまざまな程度に不十分のまま終わり、結果として腸管の閉塞や捻転あるいは内ヘルニアを引き起こす疾患を総称していう概念である。大部分は新生児期に問題となるが、成人してから顕性となることもある。腸管の回転の固定の程度がさまざまであり、その分臨床病型もさまざまとなるからである。何であれ、「腸管の閉塞や捻転」が基本病態であるから嘔吐を伴わない四郎の母親では全体像がひどく異なる。

鑑別の最終段階：あと2つ

残る疾患は胆道ジスキネジーと急性間欠性ポルフィリン症である。

まずは、表では「胆道ジスキネジー」と表記している病態である。これは概念の動揺や諸家間の理解の相違があり、あまり確たる述べ方はできないかもしれないが、一番大きい総称でいえば「胆道運動異常症」、少し限定して次に大きいのが「十二指腸乳頭括約筋（Oddi括約筋）機能不全」となる。このうち、狭窄などではなく、純粋に機能性の障害のものを「Oddi括約筋ジスキネジー」と呼び、このことを臨床では通称「胆道ジスキネジー」と呼ぶことが多いように思う。

胆道ジスキネジーは、右季肋部か心窩部に限局した疼痛で、持続は三〇分〜数時間程度。特定の体位や制酸薬では改善しない。夜間に痛みで起きるなどの症状がよくみられるように思われる。この病態は、嘔吐や下痢、炎症などとは無縁の病態であるから、今回の作中の老婆でも大きく矛盾しない。しかしながら、炭水化物などの喫食した数時間後、副交感神経系が優位となってきた時間帯に発症することが多いという私感があるため、作品の老婆のように（息子たちが家に帰って来ないと知ったことによる）直接的なストレスによって誘発されることはないと私は思っている。強い情動ストレスの後に生じていることは、胆道ジスキネジーとしてむしろやや矛盾している。

もう一つ、最後に急性間欠性ポルフィリン症である。これは四〇歳台発症というのは矛盾しない。もう少し前、三〇歳の発症だったとしても三〇〜四〇歳というのは本症のむしろ好発年齢である。腹痛発作が、先に述べたような強い情動ストレスで誘発されるというのも、急性間欠性ポルフィリン症では認められる。また、一五年という長期間の中での発作反復も、特に矛盾はない。

しかしながら、作品中の四郎の母親の症状描写は、急性間欠性ポルフィリン症の特徴を十分に示していない。急性間欠性ポルフィリン症は、強い腹痛発作と共に、精神・神経症状が随伴するのが特徴である。良い疾患管理がなされず罹患・病悩が長くなれば本症由来の慢性的な精神・神経障害もありうるのである。老婆の症状は、腹痛単独に見える。急性間欠性ポルフィリン症でみられる神経症候というのは、精神症状、性格変化、末梢神経障害など多岐・多彩に及ぶ。そういったものは、この疾患をむしろ特徴づけるが、作中の描写ではそれはみられない。クリティカルな矛盾はないが、十分な合致をみないという点で急性間欠性ポルフィリン症は否定的としてよいだろう。

ブラック・ジャックの診察・診断の分析

ブラック・ジャックの診察と診断を分析しておく。**図5**が大きな手がかりとなる。ここまでで何度も触れたことになるが、ブラック・ジャックの診断は「移動盲腸」である。

移動盲腸に関する文献的記述は少ない。〝mobile cecum（syndrome）〟として検索してみても、あまり多い件数はhitしない。移動盲腸は、盲腸が後腹膜に固定されずに高度の移動性を示すことに由来する状態像であり、一般には慢性の便秘や右下腹部痛を主訴とすることが多いとされる。[1] また、新生児の約一五％に移動盲腸がみられるという。[1] 剖検による検討で、一般人口に一一・二％に移動盲腸がみられたというデータがある。[2] さらに、あえて本邦でかつ古い記述を求めてみた。一九七〇年室蘭にある病院での検討で、一九六四年以降の五年間に虫垂炎や移動盲腸の疑いで開腹に至った九六八例中、移動盲腸は一一%だったという記述があった[3]。

現在では、エコー、CTなどの発達・普及により、症候性の移動盲腸自体の鑑別対象である虫垂炎が、開腹する前に特異的に診断がついてしまう。移動盲腸なのか否か、という議論自体が少なくなったのかもしれない。

論文ではなく、とある会議録からの記述になるが、一九五七年桂木らによる移動盲腸一三七例の検討結果[4]をみつけたが、そこに示唆的な内容があった。身体所見で「Rosenstein徴候の陰性、McBurney点の上方の圧痛」、便通異常、腰痛、などが特徴的であるとの記述であった。

そもそも**図6**のブラック・ジャックの診察技法は、Rosenstein徴候の確認そのものである。Rosenstein徴候というのは、左側臥位で圧痛部を押すと、仰臥位の時よりも痛みが増強するというものである。ブラック・ジャックがみせたのは、McBurney点陽性（これは四郎自身が明言している）、かつRosenstein徴候陰性［**図5**］ということである。すなわちこれは、一九五七年の一三七例の報告（文献4）で示された移動盲腸の特徴と合致した身体所見ということになる。

最終診断に向けての考察

ところで「移動盲腸」なる病名・病態が、あるとしてよいのだろうか。移動盲腸は、胎生期に盲腸が後腹膜に固定せず高度の移動性を保ったままとなる発生異常とされるが、盲腸が「動く」ということだけで疼痛がくるのだろうか。移動盲腸は、基本的には慢性症状としての便通異常が主訴となることが多いが、文献を見渡せば、固定部を起点とした閉塞や捻転による絞扼、そして重積の報告を散見する。それはいいとして、移動盲腸単独でも「反復する局所疼痛のみ」という症状となることはあるようであるが[5・6]、その機序は不明である。

個人的な推測に過ぎないが、炎症でも閉塞でもない機序であるなら、あとは虚血であろうか。移動性の高い盲腸が大きく動いたときに、瞬間的〜一時的に腸管の微小血管が物理的な閉塞を起こして anginal に疼痛をきたしているのかもしれない。

一般の考えでいうところの〝蠕動痛〟的な様相で「腹痛」を主訴に受診する患者は初診外来などで非常に多いと思う。「便秘」という雑な診断で便秘薬を処方されて終わるという光景をしばしば見かける。私見を重ねることになるが、これは蠕動痛というより、先に（私が推測として）示した移動盲腸の疼痛発生機序に似たものと考えている。

機能を落とした消化管というのは、漢方的な言い方にも似るが、冷えていて血流のめぐりが悪く乏しいイメージがある。そこへ停滞した便による物理的圧迫が起こる。それによって局所的に、そして瞬間的〜一時的に腸管の微小血管が物理的な閉塞が起き、結果として anginal な疼痛を腹痛として発しているのではないかと考えている。宿便と機能性消化管障害が相互に負のスパイラルになっているのではないかと推察する。外科医は、ある程度の「腸管拡張」がなければ疼痛は来ないというが、私がみる患者にはベースに機能障害があることが多く、そこが従前の理屈と違うのかもしれない。実際、「機能性消化管障害＋宿便」の腹痛には、便秘薬よりも漢方薬やモサプリドのような選択的セロトニン 5-HT4 作動薬が奏効する。

さて最終段階で、ものすごい仮説を放り込んでおく。すでに紹介した移動盲腸の文献[4]に記載された記述であった「McBurney 点の上方の圧痛」というのは、もしかして上行結腸の宿便を圧迫していた可能性はないだろうか！　そもそも無症状の移動盲腸もあることは十分わかっている。私がたまたま引き合いに出した、「機能性消化管障害＋宿便」の腹痛を繰り返す患者がいたとして、その患者の盲腸が移動盲腸だったという可能性はどうだろうか。移動盲腸自体は、便通異常が多い。それによって「機能性消化管障害＋宿便」の腹痛が発症し反復する素地となった。身体所見では上行結腸に一致して硬便を触知しごく軽度の圧痛を認めた（McBurney 点の上方の圧痛）。このような筋書き／仮説を最後の段になって思いついた。移動性のない盲腸の虫垂炎で Rosenstein 徴候が陽性になるのは、移動性の

5.

ある小腸が左側臥位によって「下」に移動する一方で炎症した盲腸は「下」に移動せずにとどまるからで、移動盲腸ではRosenstein徴候が陰性となるとした知見は実に素晴らしいと思う。McBurney点の上方の圧痛かつRosenstein徴候陰性。これは、今日でも、移動盲腸に伴う便通異常に由来する「機能性消化管障害＋宿便」の腹痛を推定・診断する際に使える身体診察になるのではないだろうか。

エピローグ／解説

手塚の仕込んだ巧妙で美しいメタファー

ブラック・ジャックは、老婆の盲腸を切らなかった。この「勘当息子」という作品では、「盲腸」が勘当息子である四郎のメタファーになっていることは、最終的に**図9**のコマで直喩的となる。

四郎は長い間、ずっと「要らないもの」とされてきた。昔、悪いことばかりしたというのは、老婆が昔かかったという虫垂炎の暗喩かもしれない。その後、四郎が勘当されて出て行った後もずっと、老婆は時々腹痛に悩まされていた。これは、四郎がいなくなってからも四郎は自分の中にいて老婆は彼のことをずっと忘れず時々思い出していた、というメタファーなのかもしれない。

老婆の還暦の誕生日、あの雪の日。四郎は母親の還暦の誕生日を忘れずに家に現れた。玄関先に来た四郎を老婆は最初は追い返そうとした。しかし、**図10**のようにブラック・ジャックに促されてそうしたという体で、一転、「じゃ、ま、上がれや」となった。これは実に示唆深い。ブラック・ジャックは老婆を大して説得はしていない。要するに老婆は、嫌々ではなく自分の気持ちのままに四郎を招き入れたのだ。言動と裏腹に四郎を歓迎したのだ。

図11は、四郎を家に上げてからの二人の表情を描写した一コマである。手塚は、これを描くために、わざわざ一コマ費やしたのだ。私はこのコマが大好きだ。言葉はなくても、二人のこの表情が全てを物語っている。勘当されて家を出てから推定約一五年。こんな表情深い、味のある一コマは

虫垂を切っちまった方が安全じゃないですか

切るこたァないだろう
なぜ?

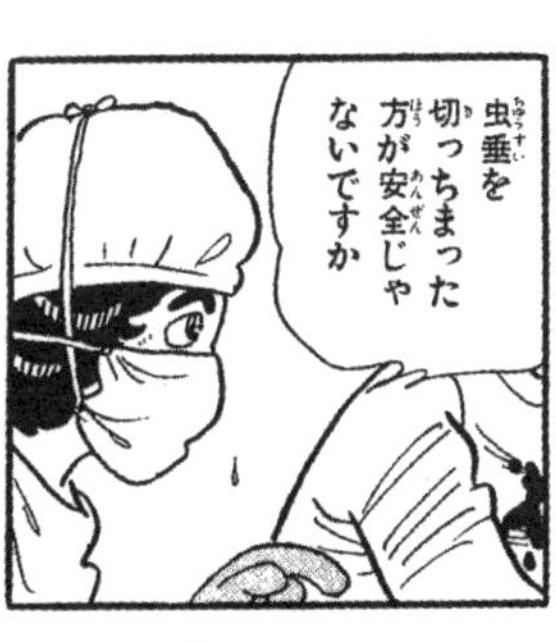

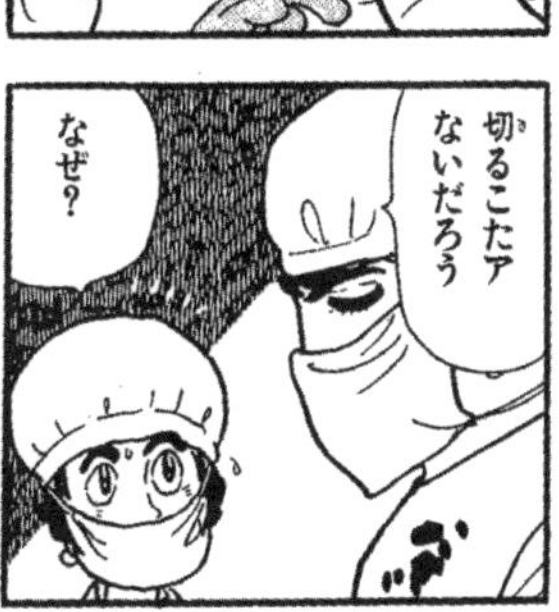

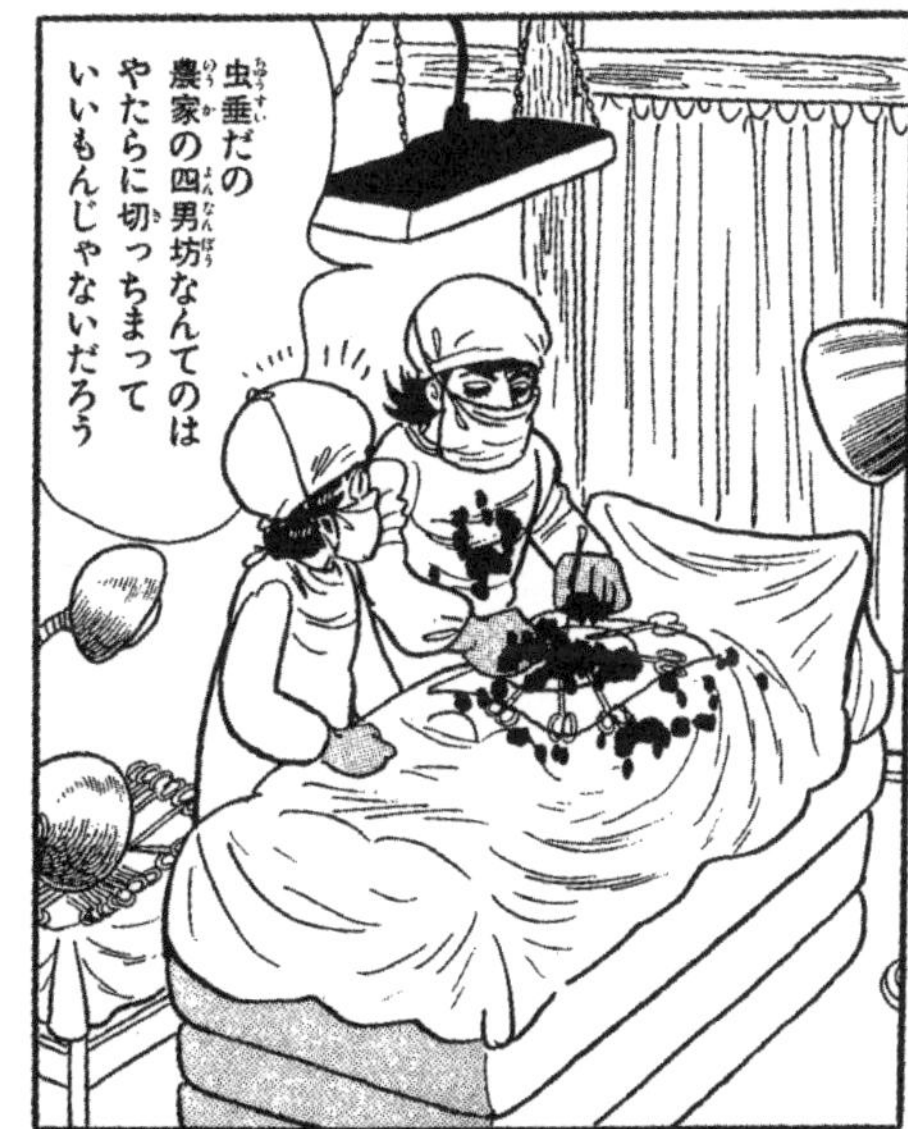

虫垂だの農家の四男坊なんてのはやたらに切っちまっていいもんじゃないだろう

図9　ブラック・ジャックは老婆の虫垂を切らなかった。

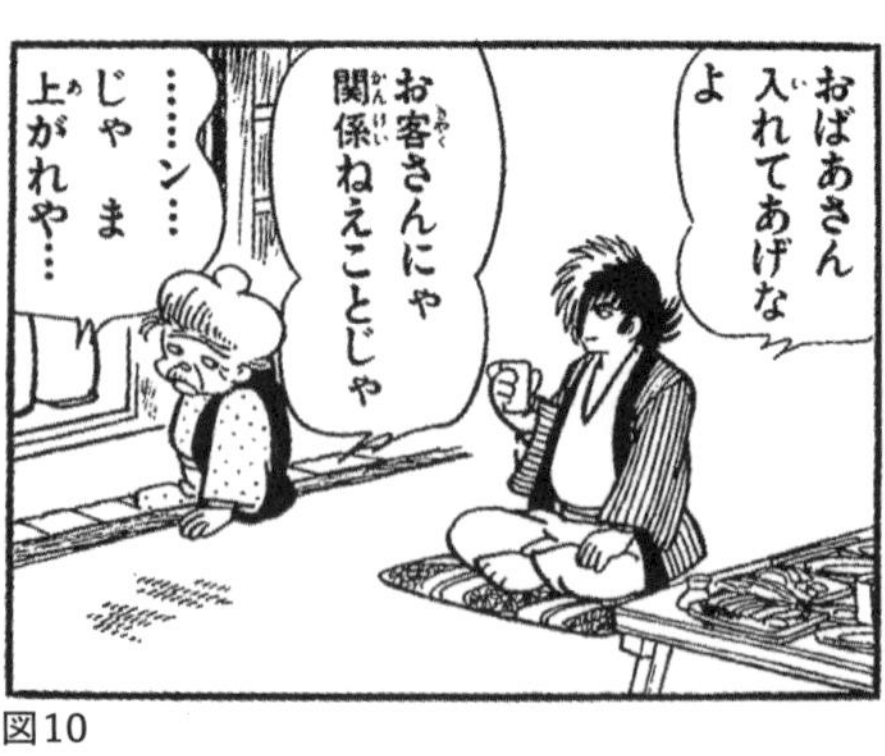

図10

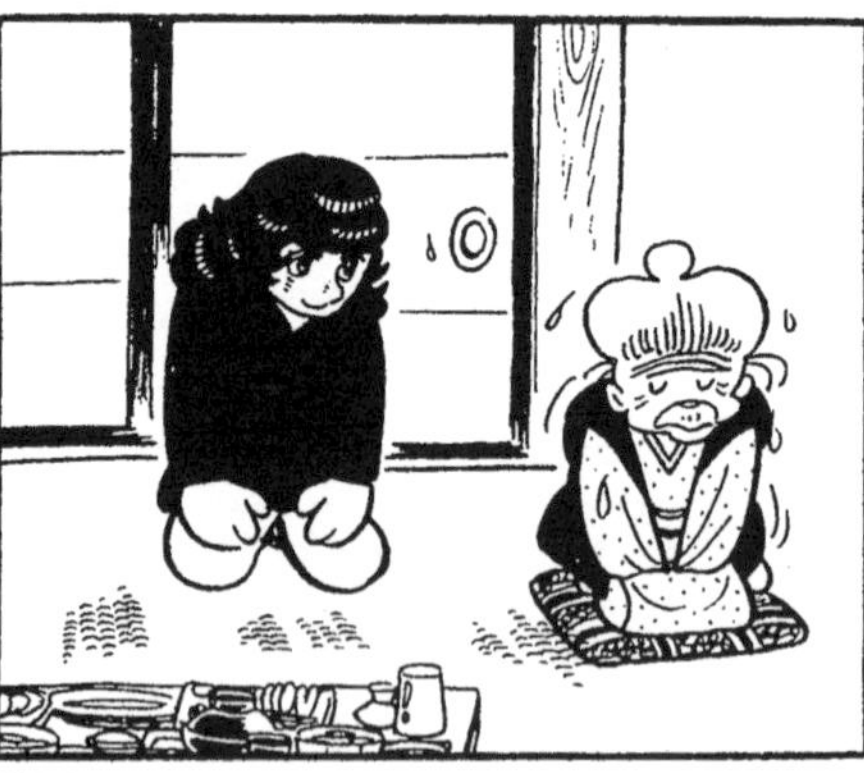
図11 5.

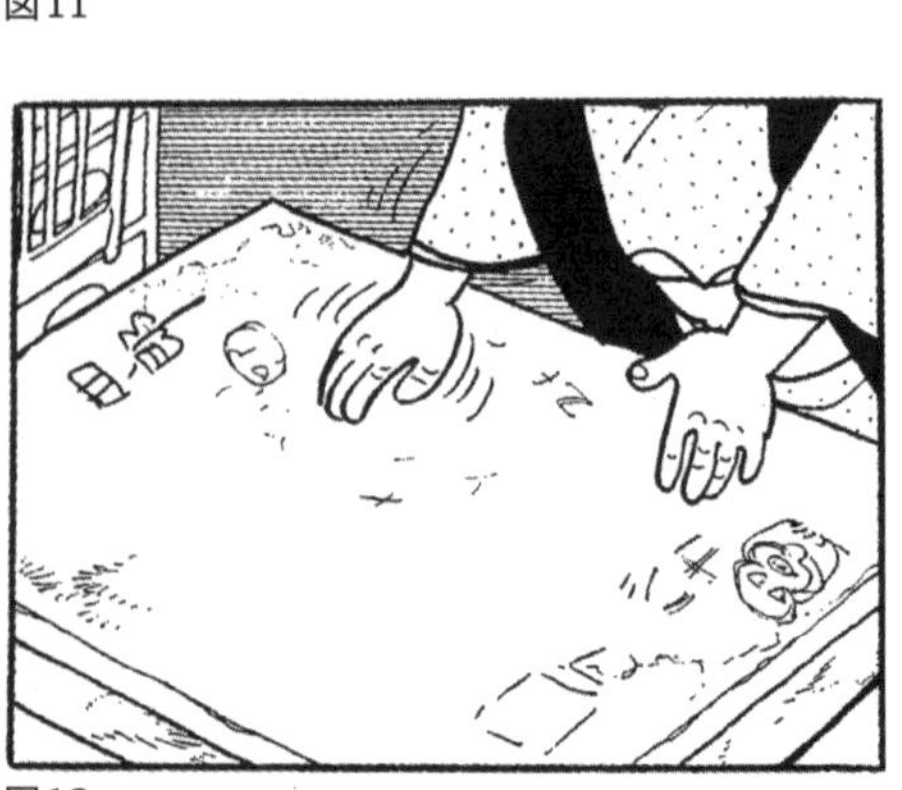
図12

ない。

老婆はそのあと、昔四郎が使っていた勉強机のところに行き、机をさすり始める［図12］。老婆は、きっと夫には内緒で、四郎の机も捨てずにずっと取っておいたのだ。老婆は、この一五年以上もの思いが一気にあふれて、胸がいっぱいになって涙するのだった。

ブラック・ジャックの臨床判断は凄いものがある。老婆の腹痛の起源が「移動盲腸」だとしながらも、その盲腸を切らないという判断である。色々なことを感じ、そして見透し

6.

救急救命医 ブラック・ジャック

「がめつい同士」新装版14巻、二六三—二八四頁
「命のきずな」新装版12巻、一九一—二一二頁
「話し合い」新装版17巻、五一—七六頁

ブラック・ジャックは救急救命医

冒頭でもう述べてしまうが、ブラック・ジャックは間違いなく、現代でいう救急救命医・外傷外科医である。『ブラック・ジャック』を読み、ブラック・ジャックに憧れてブラック・ジャックのような外科医になりたいと思った子どもは多いはずだ。私もそうである。救急救命がかっこいい、世の中にそう思わせた最初の作品は、ＴＶドラマではなく漫画『ブラック・ジャック』だと思う。

この後順に紹介していくが、漫画の描写を見るにブラック・ジャックは、現代水準の救急医学の勘所を押さえた技術を高レベルに習得し実践できている。

まずはダメージコントロール手術である。多発外傷・高エネルギー外傷時に、まずはメインソースの処置を優先、その後二期的に整った施設での根治術をするというストラテジーを、明確に自分の基本ポリシーとしてすでに実践している。Rotondoら[1]が、鋭的損傷でみられるアシドーシス・低体温・血液凝固障害という生命を脅かす生理学的徴候の回復だけを目的とした取り敢えずの略式の手術（abbreviated surgery）を行って、ＩＣＵでの生理学的異常の回復を図り、その後の計画的な再手術を目指す・行う、という一連の治療戦略のことをdamage controlと名付けて報告したのが一九九三年のことである。これはあくまで理論立ててというか、いわば行為に名前をつけただけとも言える。それより前にもダメージコントロール手術に相当する行為はしていたとは思うが、それにしても『ブラック・ジャック』連載一九七三〜一九八三年の時点でダメージコントロール手術に相当する医療技術が漫画としてすでに描写されていたことには驚く。つまり、ダメージコントロール手術が確立する以前から、ブラック・ジャックはこのストラテジーを自分のものにしていたということになる。今でいうダメージコントロール手術だな、という場面は『ブラック・ジャック』作品の中に随所に見られる。

『ブラック・ジャック』のすごいところは、これに「プレホスピタル」の概念も組み合わせている点である。受傷現場で即座にメジャーな損傷部位の処置／手術を実施してしまい、生理学的安定を得て、それから病院に搬送している。つまりは処置開始の速さの重要性を知っているということである。ブラック・ジャックは、初療は早ければ早いほど良いということを明らかに熟知している。

重症熱傷時の輸液の重要性を知っていることも、当時の一般水準からすれば飛び抜けて質の高い考え方である。さらに、ブラック・ジャックは開胸心臓マッサージをすでにやっている。連載当時、救急救命という概念自体がまだ十分広まっていない時期にすでにこれを自分のものにし、実践しているのである。他には、広域災害におけるトリアージなどもやってのけている。ぱっと見の重症度にとらわれない、priority の判断に長けている。

ここまでの記述で察していただけると思うが、これらブラック・ジャックのしているこ

6.

とというのは、現代の救急医療そのものなのである。いや、むしろ現代ですらもここまで理想的に実践されてはいないように思う。事あるごとに繰り返して恐縮だが、一九七三～一九八三年という『ブラック・ジャック』掲載期間の時期に、すでにこうした現代にも通ずる高い水準を、作品全体で描写できている手塚治虫の慧眼と表現手法には毎度ながら恐れ入る。手塚治虫が、救急医療の必要性をすでに察知して、手塚なりに社会へ伝えようとしたのだとしか思えない。あるいは手塚治虫は、単純に救急医療に心酔してしまったのかもしれない。

ブラック・ジャックに、手塚の夢見た理想的な救急医学を実践させることによって描いたであろう「水準」に、現代は追いつけているだろうか。手塚が子供達の夢を守るために救急医学を重視したのではと考察するのは、合目的すぎる解釈であろうか。私はそうは思わない。

「がめつい同士」

高利貸しの合羽は、かつてブラック・ジャックに五千万円の報酬を約束に脳内皮細胞腫の手術をしてもらったが、支払いが遅れていた。「払えんもんは払えん」と渋る合羽に、ブラック・ジャックは食い下がり、合羽の取り立てに付き合って、ある一家のところへいく。

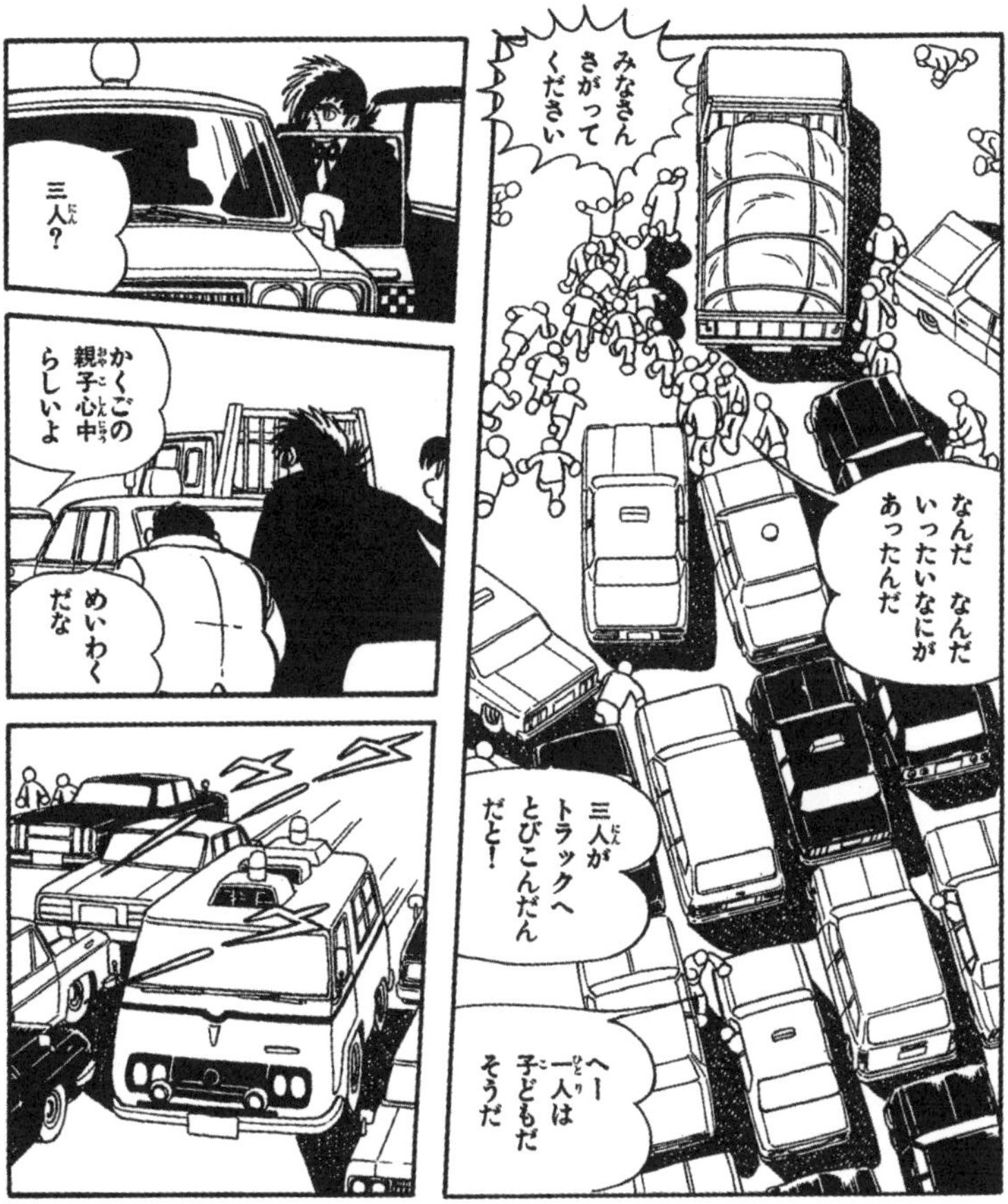

みなさん さがって ください
なんだ なんだ いったいなにが あったんだ
三人がトラックへとびこんだんだと!
へー 一人は子どもだそうだ
三人?
かくごの親子心中らしいよ
めいわくだな

図1

先生に救急車の中で適切な処置をとっていただいたおかげであの三人は助かったのです!!
いや……あのオペをしといてくださらなければ三人とも手おくれだったでしょう
そりゃどうも

このたびの先生のお骨折りにぜひむくいたい
病院へおいでくださらんか

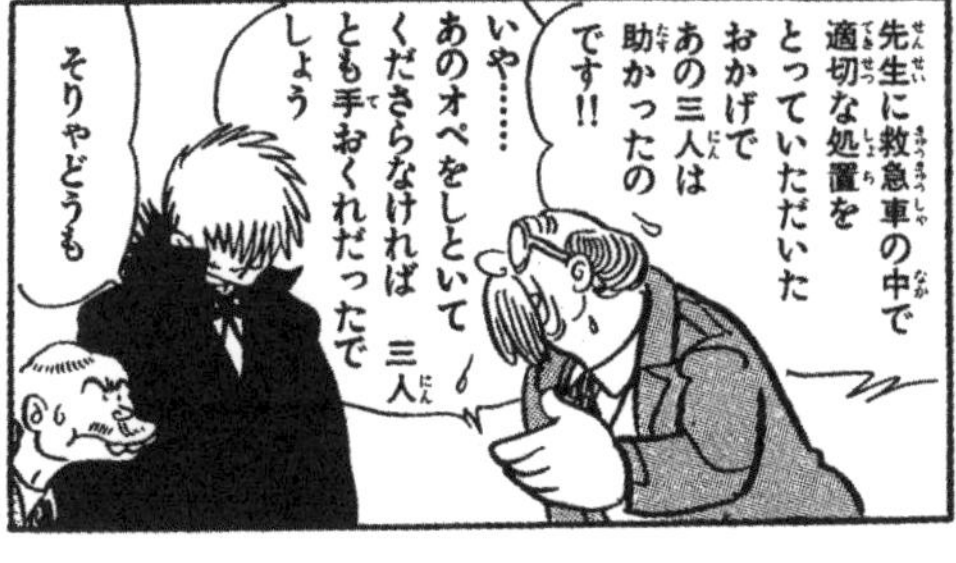

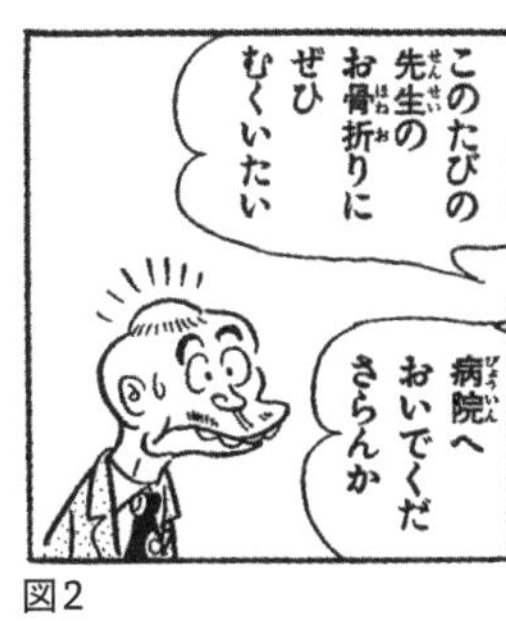

図2

下町で工場を営むその一家は、合羽からの八千万円の借金を返すため、家の土地と工場の権利書を泣く泣く合羽にわたさざるをえなくなる。取り立てに成功した合羽は五千万円相当の権利書をブラック・ジャックに渡すことで借金を解消した。

ブラック・ジャックはその帰り道、一家心中が原因の事故渋滞に巻き込まれた［図1］。さきほど合羽が追い込んだ一家がトラックの前に飛び込んだためだと知ったブラック・ジャックはその場で一家三人を救命し、すぐにその場を去る。

後日、偶然合羽と駅で遭遇したところに親子三人が収容された病院の外科部長がやって来た。ブラック・ジャックに感謝を述べるとともに、診療費を請求してくれと言う［図2］。するとブラック・ジャックは「五〇円」と答えた。要領を得ない外科部長たちに、ブラック・ジャックは一家の工場の権利書を自分のかばんから、そして合羽からも土地の権利書をとりあげて、それを一家の治療薬・自殺の予防薬として押し付ける。自分が取り立てたお金を丸々持って行かれたことに合羽はうなだれるが、ブラック・ジャックは合羽に、今度病気が再発したら報酬「五〇円」で治してやると約束したのだった。

6.

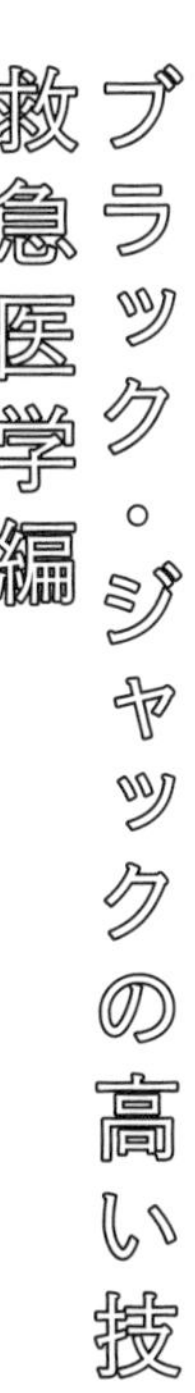

ブラック・ジャックの高い技術：救急医学編

図3のブラック・ジャックの行動と言動は、早速象徴的である。たった二コマに、現代に通ずる救急医学のエッセンスが効率よく凝縮している。名コピーライターのコピーすら陳腐。完全に芸術の域である。

図1、ブラック・ジャックのpriorityの判断と行動が凄い。「病院へ着くまで」「だって車ん中ですよ!!」［図3a］などの言葉からは、ブラック・ジャックがそこでやろうとしているのがプレホスピタルケア／病院前診療そのものであることが伺える。「とりあえず応急の手術だけでもっ」［図3a］というのは広義にダメージコントロールの考え方である。「持たせるんだっ」「やらなきゃ死にますよ!」［図3b］などは、救急救命医の言葉そのものである。

図3cからは、素早く主要な出血点を推定・同定するだけでなく、それが大血管と分かった後の対処まで考えていることが伺える。生理学的予備力を不安定にさせる損傷の処置を最優先にするという、ダメージコントロールの発想そのものを端的に描写している一コマである。

図4は、**図3**でブラック・ジャックが周囲に宣言したことを開始し始めている場面であるが、これらも非常に示唆的である。

まず「それより一分でも早く病院へ運んだほうが……」という既存の考えの否定である。時代を考えるとすごいが、病院搬送前に治療を始めてしまうという発想は、単なる突飛な独創的アイデアでもなんでもなく現在ではすでに世界で認められている。（言葉で言うのは簡単だが）本邦でも医師が同乗したドクターヘリやドクターカーが導入された。病院前診療の成績が良いというのは、そのエビデンスを持ち出すまでもなく、すでに常識となりつつあると言ってよい。

図4aでは他に、「その1分が貴重なんだ」といった初療開始の早さの重要性も描かれている。またブラック・ジャックはこうした処

もたせるんだっ
病院へつくまで
とりあえず　応急の手術だけでもっ
だって車ん中ですよ!!
a

こんな中でできやしませんよ!
やらなけりゃ死にますよ!
b

大血管の出血だけでも止めなけりゃ!!
c

図3　プレホスピタルケア／病院前診療というアイデアがうかがわれる

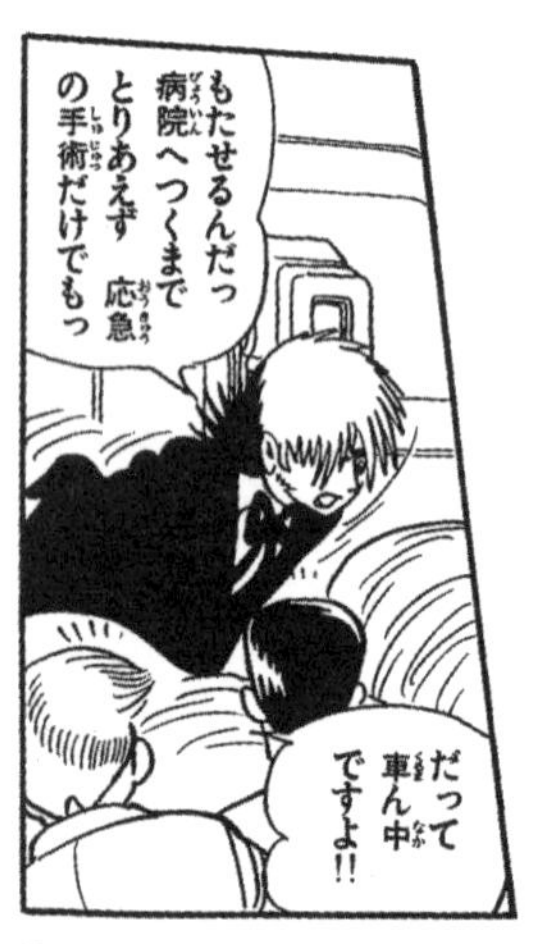

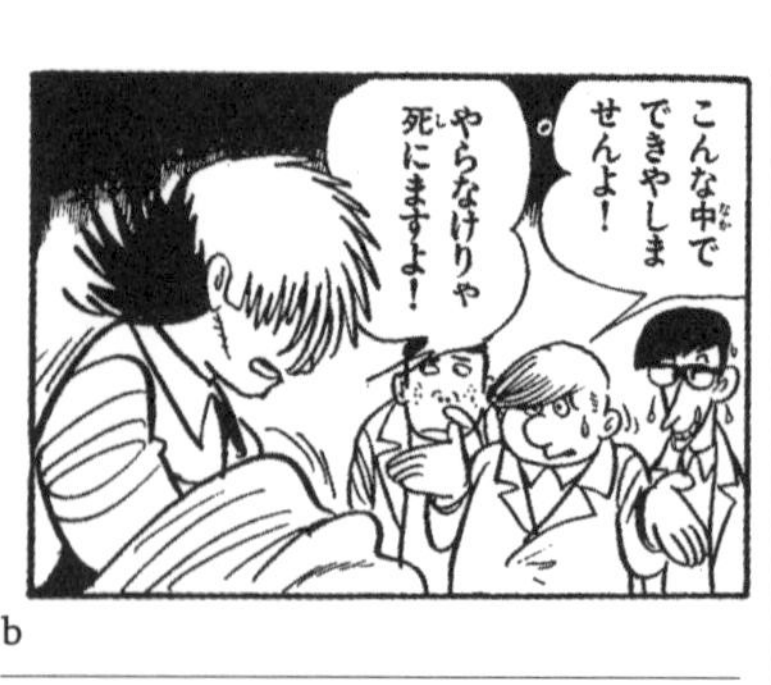

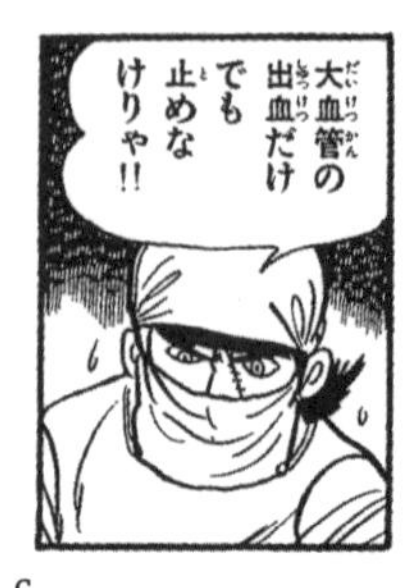

置を「ホンの応急処置」と言ってのけている。つまり、処置中にしてすでに処置後の流れも想定できているのである。ハナから二期的に処置をすべきだと考えているのだ。

今回の作品「がめつい同士」での受傷者は三人。ブラック・ジャックは現場で手術をしながら、他の二人の病状の把握を同時に進めていく。図3からもわかるように、ブラック・ジャックの判断は早い。

ここで特筆すべきは、「女は腹部損傷なし！」と高らかに確認しているところである［図5］。交通事故のような多発外傷で、昏睡や神経症状から脳への影響を推定するのは当然としても（例えば頭を打っていて意識がぼーっとしていたら、きっと医療従事者でなくてもなんとなく脳が危なそうと素人推定するだろう）、ここで腹部外傷をきちんと確認しているあたりは明らかに「玄人」である。

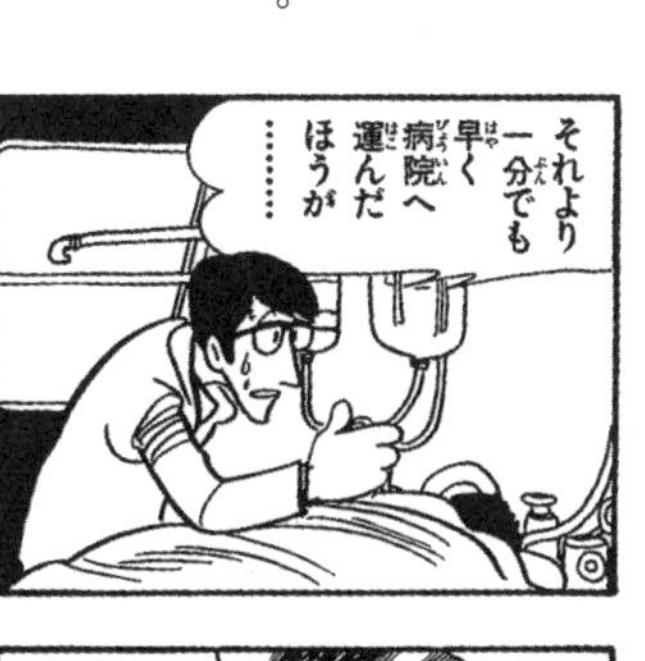

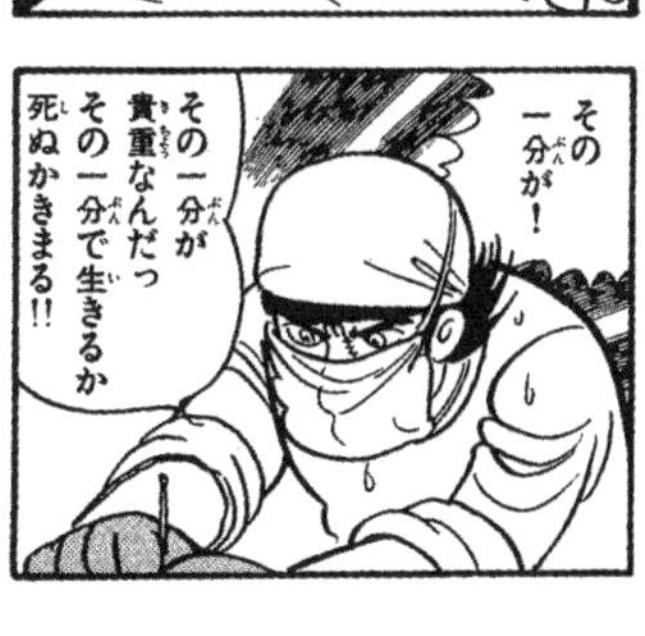

a

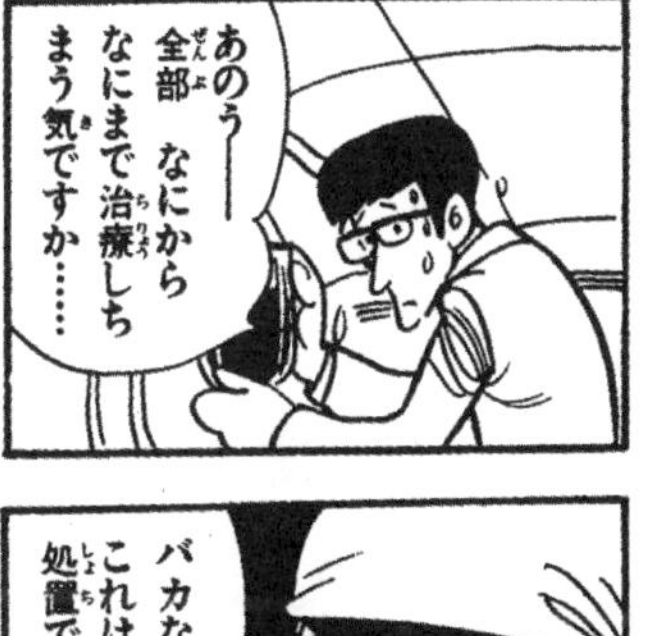

b

図4

今でこそ、外傷診療の初療でエコーを使ったFocused Assessment with Sonography for Trauma（FAST）手技は、研修医も実施できるものとして確立し、トレーニングもされる。FASTは、迅速かつ正確に胸腔内や腹腔内の出血を診断する、エコー検査の一つの「プロトコル」である。FASTの目的はシンプル化されていて、強い外傷によってもたらされうる胸腔・腹腔内の出血「のみ」を素早く把握することにある。そのプロセス自体を非常に単純なパターンにまとめているのである。外傷診療で、腹部臓器の損傷がないことを確認するのは今や基本中の基本ではあるが、体腔内の出血はneglectされてきた経緯がある。ブラック・ジャックはそれを当時から当たり前のようにやっている。

図5によれば、ブラック・ジャックはこの交通事故現場で、**図3**で宣言したように血管を縫合して大きな出血点は止めたらしい。**図6**によれば相当な腹部損傷

女は腹部損傷なし！
昏睡とジャクソンけいれんからみると脳に圧迫か挫傷だな
この子は右腕右足および肋骨三本骨折か
そして　やや肺気腫
亭主が一番重態だ　だが出血は止めたぞ
女と子どもは病院でレントゲンを撮りなおして処置するんですな
もうすんだんですか？

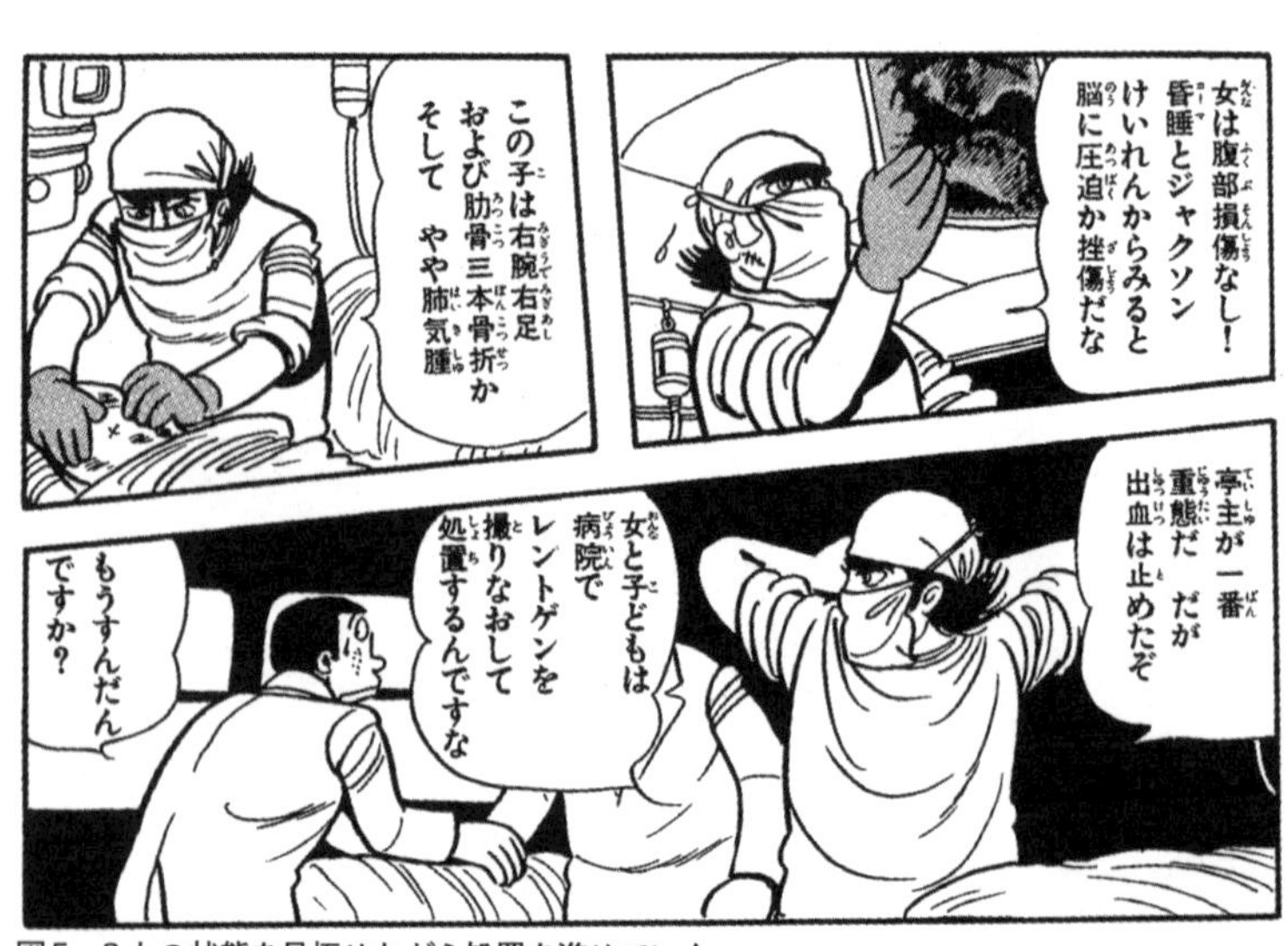

6.

図5　3人の状態を見極めながら処置を進めていく

だったようだがどうやら生理的安定を得た（?）らしい。

こうして、超絶凄腕の個人技で、怒涛のようなプレホスピタルケアを一人でやってのけたというくだりは、現代の救急医療の水準と比べながら読むとブラック・ジャックの凄みが余計に引き立つ。

血管の縫合と
腸管と肝臓
腸間膜の整復は
すませておいた
それに肋骨骨折
もね
じゃあ
これで
失礼……

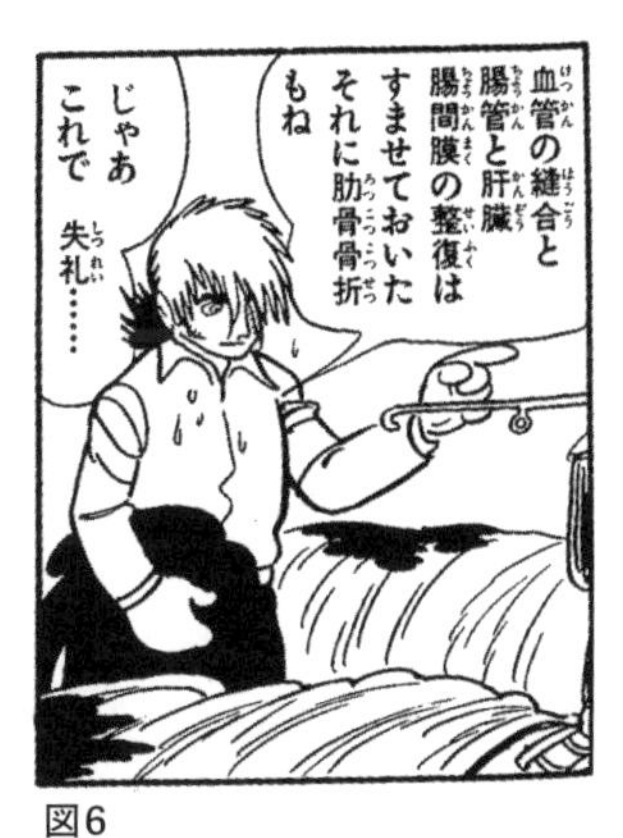

図6

「命のきずな」

ブラック・ジャックはかつて手術をしたものの、まだ報酬を払っていないバリンを捕まえるために、パリの空港でバリン一家の乗る飛行機の到着を待ち構えていた。しかし飛行機は着陸直後に大炎上。空港は大混乱に陥る［図7］。

ブラック・ジャックは、この大災害の混乱の中バリン一家が収容された病院を探し、ある病院を訪れたところ、そこで診療チームとして協力することに巻き込まれてしまう［図8］。担当した婦人の広範囲熱傷を治療していると、バリン一家はまだ赤ん坊の一人息子を残し、別の病院で死亡したことを知る。ブラック・ジャックは、治療していた婦人の治療を別の医者に託し、バリンの息子が収容された病院へ急遽移動する。

バリンの息子もまた、広範囲熱傷にあって危篤状態であった。病院の医師たちはもう手遅れというが、ブラック・ジャックは諦めず救命処置をして心停止から回復させる。

その時、そこへ来る前に治療していた病院の医師から電話が入る。同じく熱傷治療をしていた婦人は家族を失った精神的ショックで生きる気力に乏しい危篤状態にあった。ブラック・ジャックはバリンの息子と婦人を結びつけることで二人とも救うことを思いつく。婦人の息子ロベールは別の病院に収容されて一命をとりとめたとスタッフに言わせると、それが功を

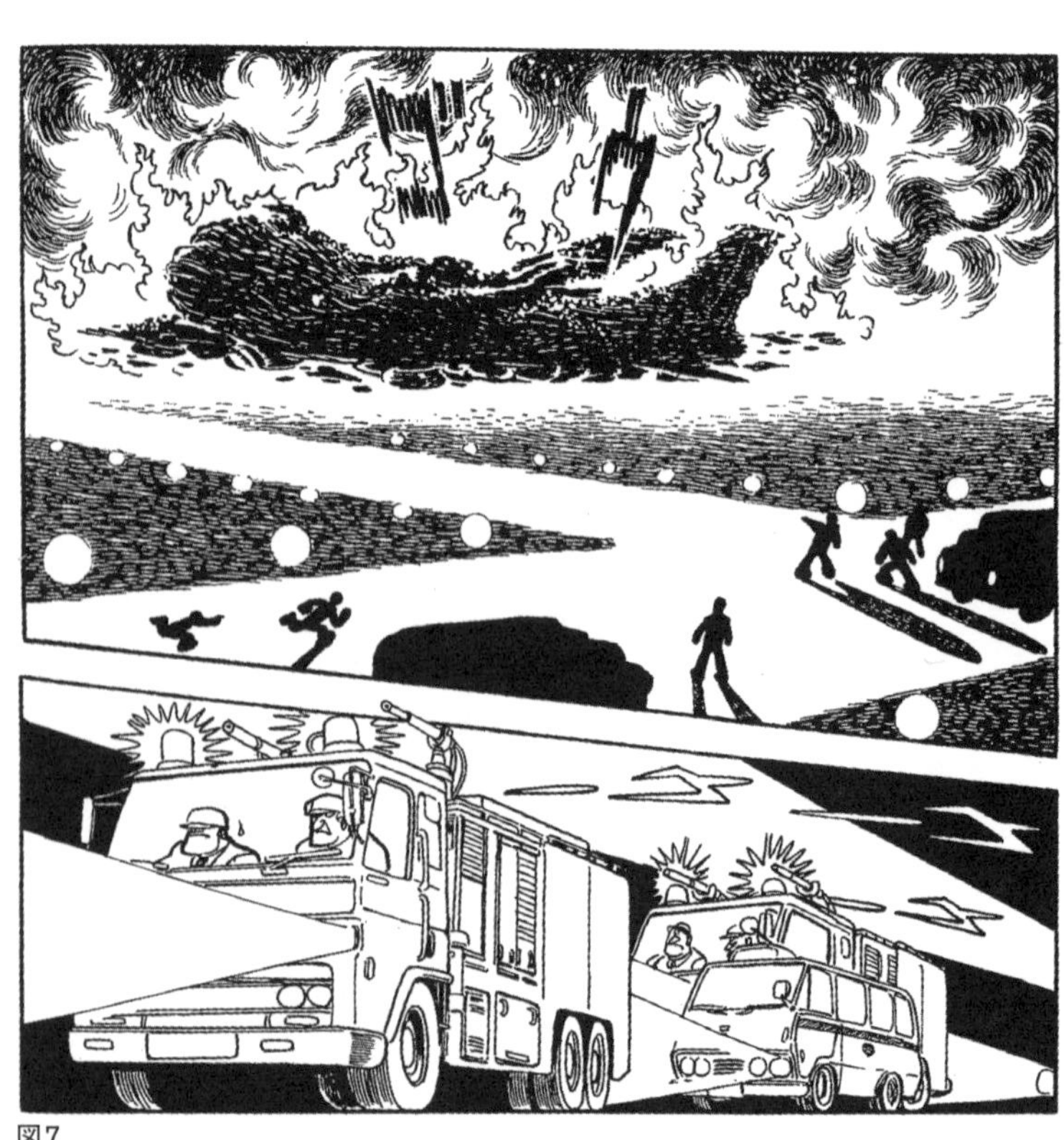

6.

図7

奏し、婦人の気力は蘇った。

二人の容体は快方に向かうが、ブラック・ジャックは婦人の話からロベールとバリンの息子の瞳の色が違うことを知り、目論見通りにいかないことを恐れた。しかしブラック・ジャックは婦人のカルテを見て安堵する。夫人は色盲だったのだ。婦人は、ブラック・ジャックが差し出した赤ん坊（バリンの息子）をロベールではないとは全く疑わずに、その子を連れて帰って行った。

ここでも救急医・ブラック・ジャック

今回の患者たちは、旅客機事故・火災での犠牲者である。現場で即死しなかったとしても、作品で描かれたように重症な熱傷を負っていた［図9］。赤ん坊の広範囲熱傷の救命率は低い。ただ、ブラック・ジャックは誰もが生存は無理だとしたこの子供の救命処置に入る［図10］。

アーン アーン いたい
ヤケドだあ
すぐ手術！
バリンという人がここに…
わたしの手術をうけた患者だ
まーっ あなたは医師!?

よかった!! 人手がとても足りなくて困ってたんです
おい おいっ

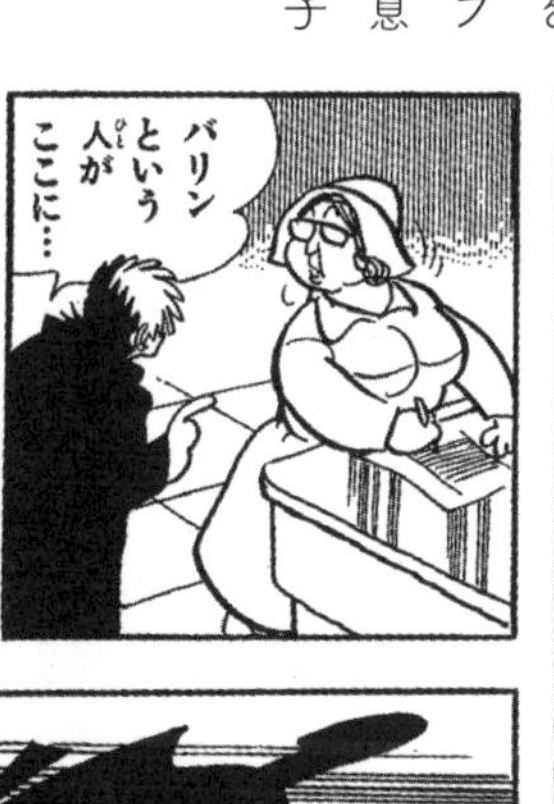

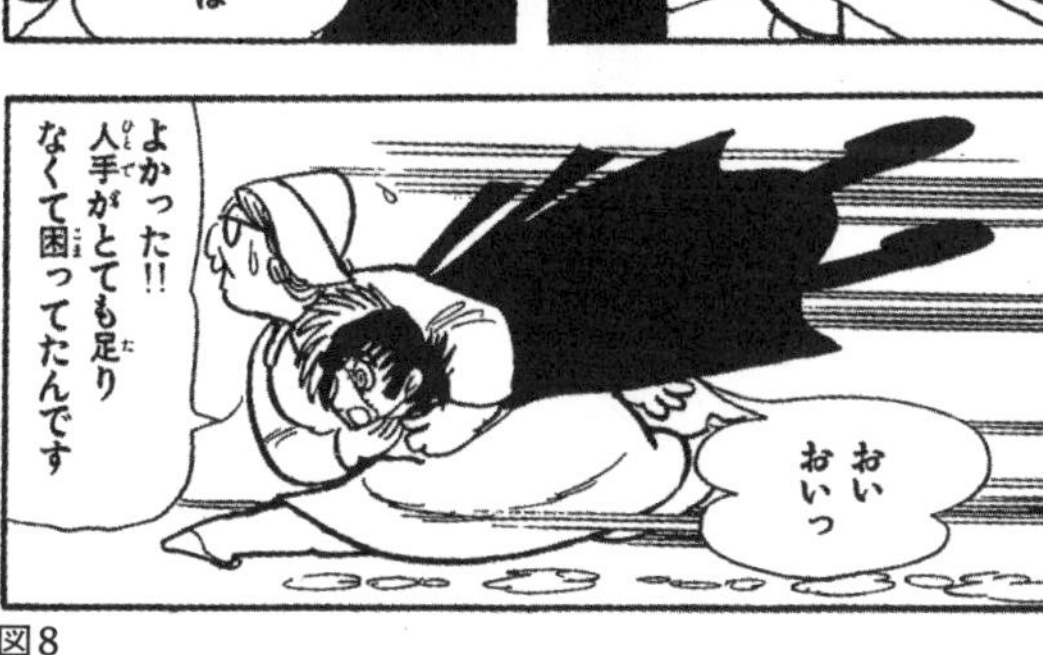

図8

ブラック・ジャックはまず熱傷による体液の喪失・脱水・ショックだと瞬時に判断する［図10］。次にブラック・ジャックがした指示に注目したい。「もう水道のようにジャンジャン血を送り込むんだ」「それも血漿をだ」と言っている。これは、現在の医療水準から見れば、ごく自然に読めるところではあるが、広範囲熱傷における輸液の重要性をブラック・ジャックはすでに理解していることがうかがえる。

図11の描写は、救急医・ブラック・ジャックの真骨頂をみせている。心肺停止に陥った患者に、ブラック・ジャックは心臓マッサージを医師に命じる。しかしブラック・ジャックはその状況に納得しない。**図11**では、漫画

バリン氏の息子さんは？
もう手おくれです
赤ん坊じゃないですか⁉
からだの六 七分の一の部分が火傷です助かりませんよ
できるかぎりやってみたんですがもう ここへ運ばれた時からほとんど呼吸をしませんのでね

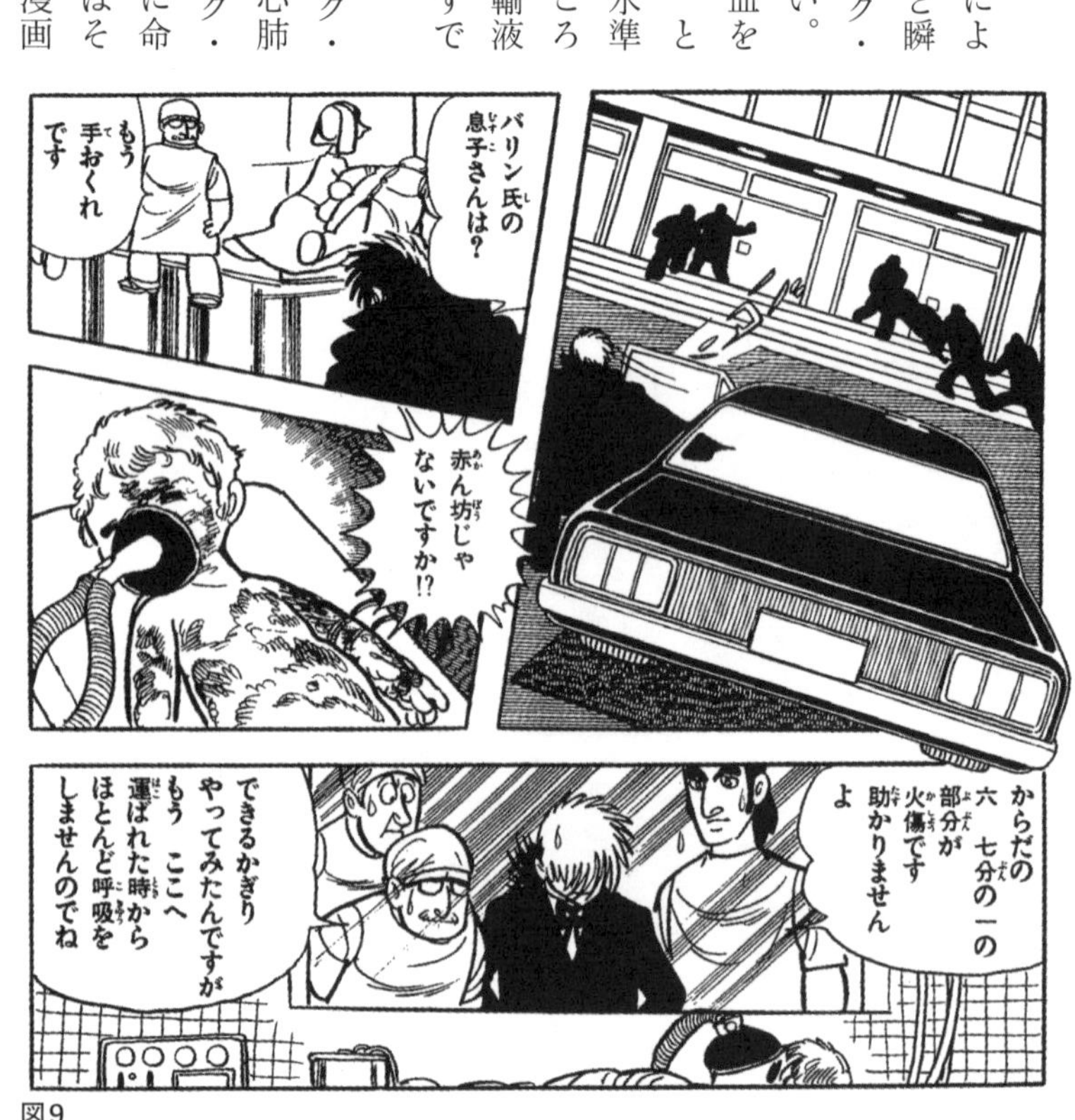

6.

図9

描写から見て取るに、他の医師たちの手元を見るとどうやら胸壁を圧迫する心臓マッサージはしているようだ。そんな中、ブラック・ジャックは自分で開胸心臓マッサージをやると宣言する。

ここで、**図12**でブラック・ジャックの言い放った辛辣な言葉がもしその通りなら、周りの医師たちのレベルが相当低いことになる。当時のフランスの救急医療事情を知る術（すべ）が私にはなかったが、日本国内の事情に置き換えると、ブラック・ジャックはやや言い過ぎのようだ。例えば一九九〇年のとある症例報告(2)を読むと、当時は救急救命センターでは救急室開胸が行われるようになったとした上で、一般には普及しておらずまたその評価も未決着という記述がある。**図11・12**でブラック・ジャックと一緒に治療することになった医師たちは救急救命医ではない。一九八〇年前後の普通の医師たちだ。よって、**図12**「開胸心臓マッサージもできないなんて」というのは少し言い過ぎであろう。要はブラック・ジャックが凄過ぎるのである。またしても、高度救命救急センターでグループ診療で行うレベルの診療を一人でやってしまっているのだった。

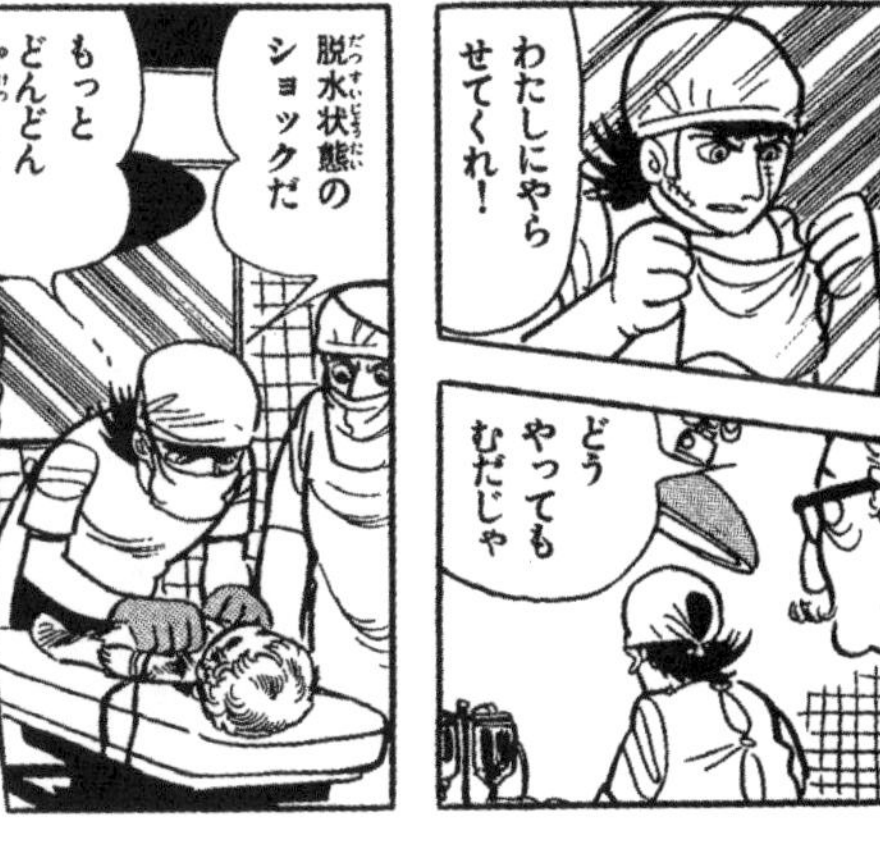

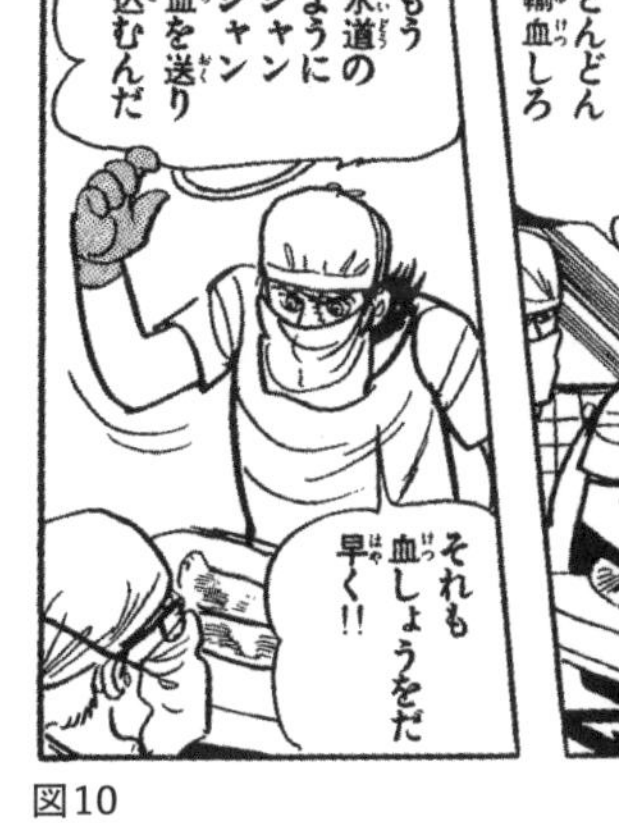

救急救命医ブラック・ジャック

図10

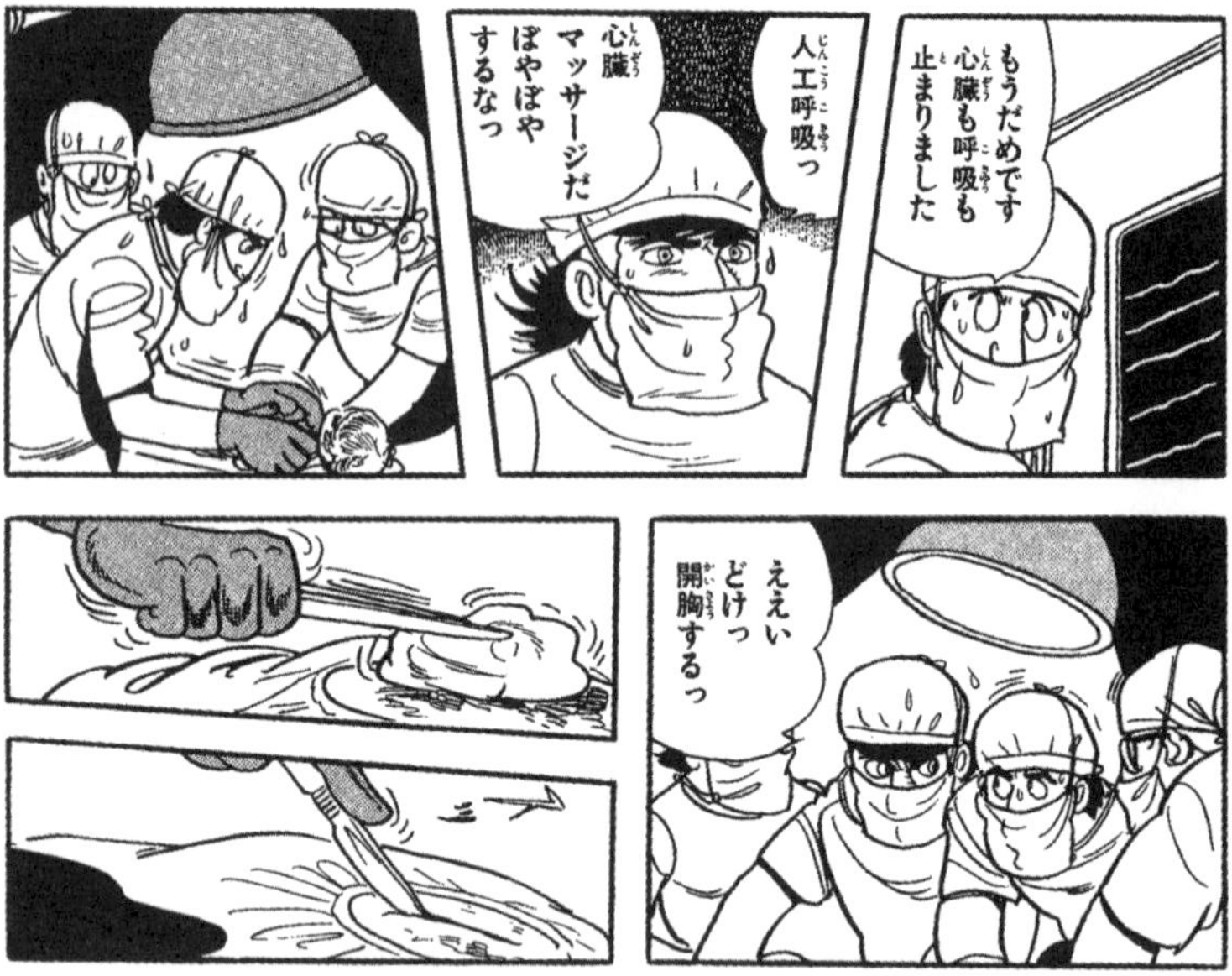

もうだめです
心臓も呼吸も
止まりました

人工呼吸っ

心臓
マッサージだ
ぼやぼや
するなっ

ええい
どけっ
開胸するっ

図11

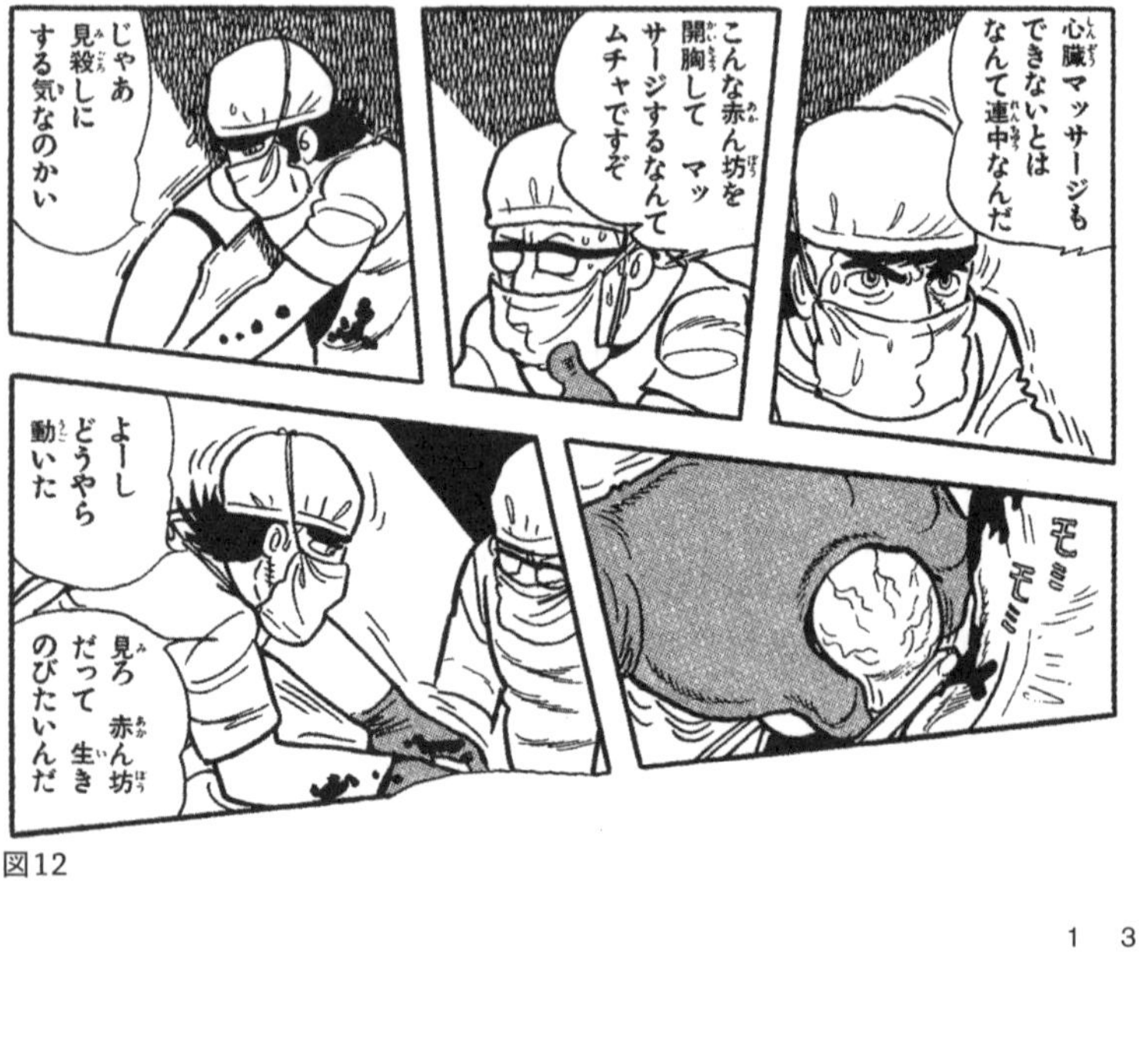

心臓マッサージも
できないとは
なんて連中なんだ

こんな赤ん坊を
開胸して マッ
サージするなんて
ムチャですぞ

じゃあ
見殺しに
する気なのかい

モミ
モミ

よーし
どうやら
動いた

見ろ 赤ん坊
だって 生き
のびたいんだ

図12

「話し合い」

ブラック・ジャックの同窓生であるその男は不良学生に対して常に無抵抗主義をつらぬく男だった。実は十二年前、札付きの不良高校生だった彼は、どんなに痛めつけてもひるまず話し合いを持とうとする教師にメンツをつぶされたと思い込み、半殺しにしようと暴行を加えていたところ、手違いで二人とも車にはねられ瀕死の重傷を負った事があった。その教師は死んでしまったが、同級生は教師を見習い、たとえ殺されたとしても話し合いを試みる教師になったのだ。

ある日ブラック・ジャックが男の勤める学校を訪れ、本間丈太郎に代わって一二年前の手術代を取り立てに来たと言う。ブラック・ジャックは放課後まで男を待つが、彼は〆沢という不良学生によってリンチを受け瀕死の重傷を負ってしまう。それを見たブラック・ジャックは死を軽く考えている〆沢にメスを投げつけ、怪我を負わせた。そのすきに、教師の救命処置を現場で始めるのだった。

現場での初療ののち、二人は同じ病院に搬送され、同じ病室に置かれた。〆沢は、自分が痛めつけた教師がまさに自分と同じことをしていたこと、その後改心して教師になったことを病室で知る。一五年後、〆沢は教師になり、自ら進んで不良学生ばかりいる学校への赴任を志願するのだった。

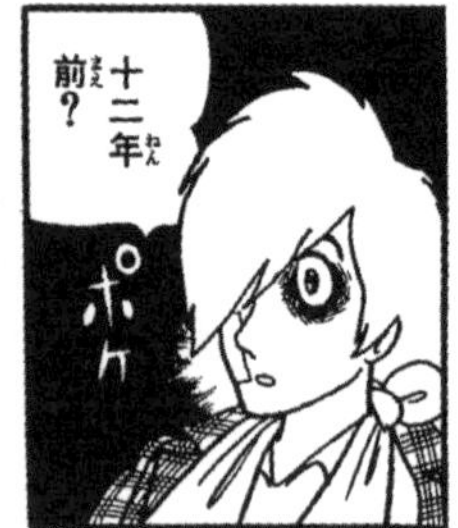
十二年前？
ポカ

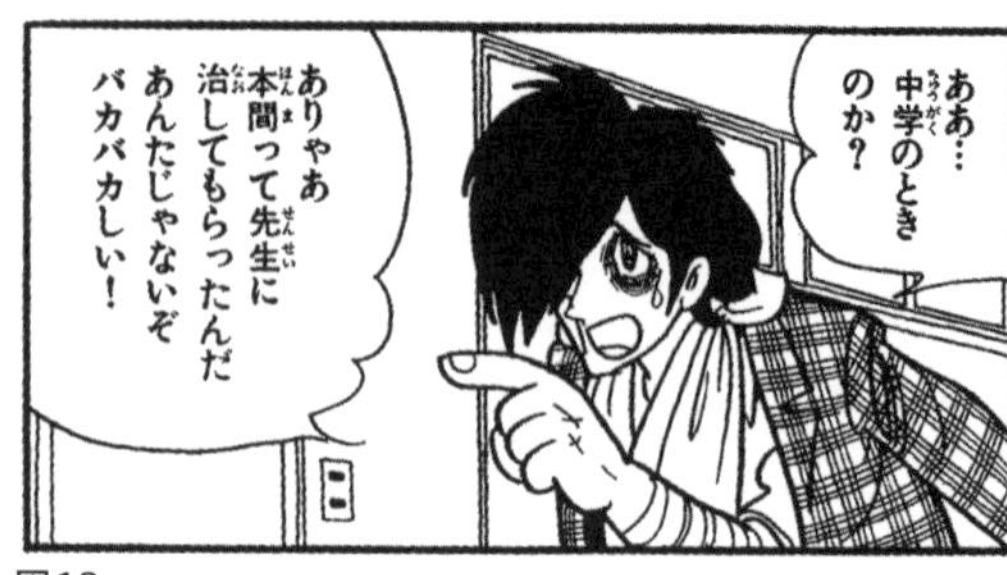
ああ…中学のときのか？
ありゃあ本間って先生に治してもらったんだ
あんたじゃないぞ
バカバカしい！

図13

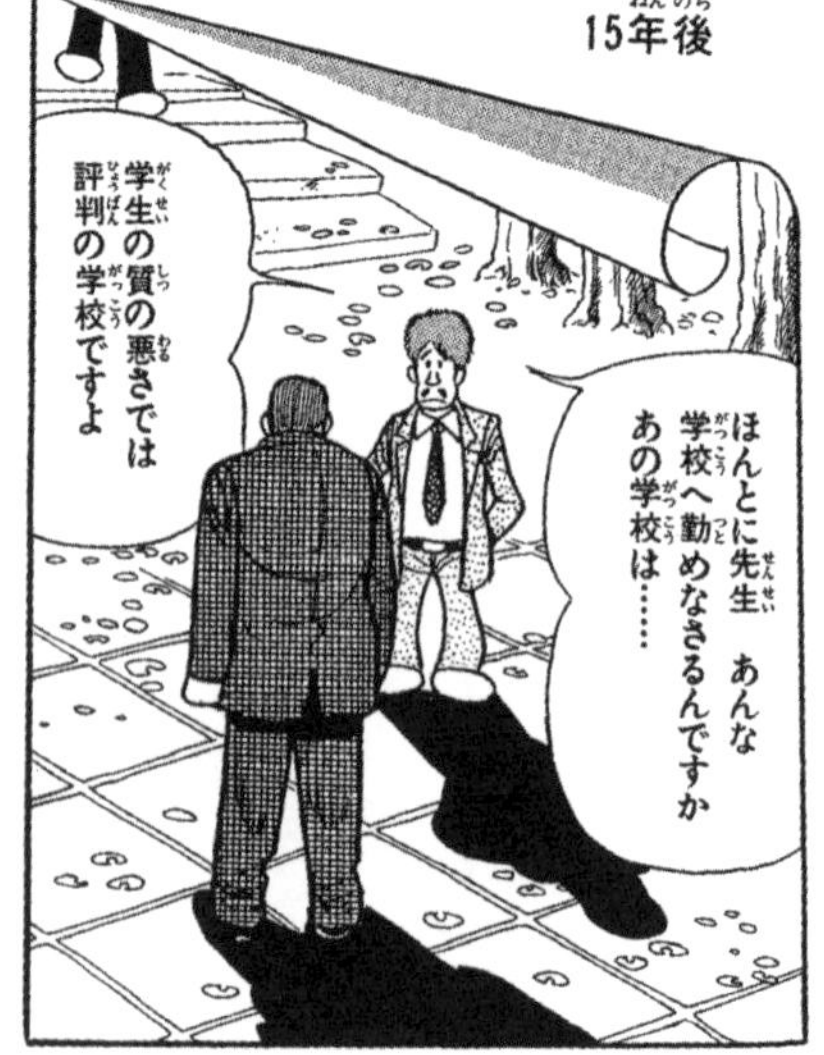
15年後
ほんとに先生 あんな学校へ勤めなさるんですか
あの学校は……
学生の質の悪さでは評判の学校ですよ

6.

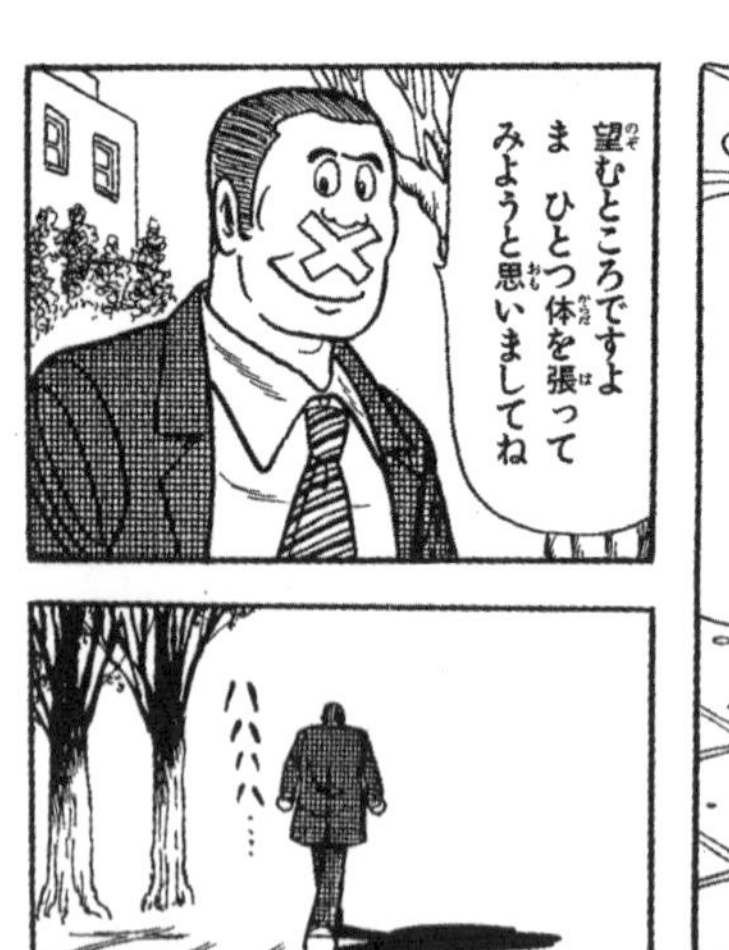
望むところですよ
ま ひとつ体を張ってみようと思いましてね

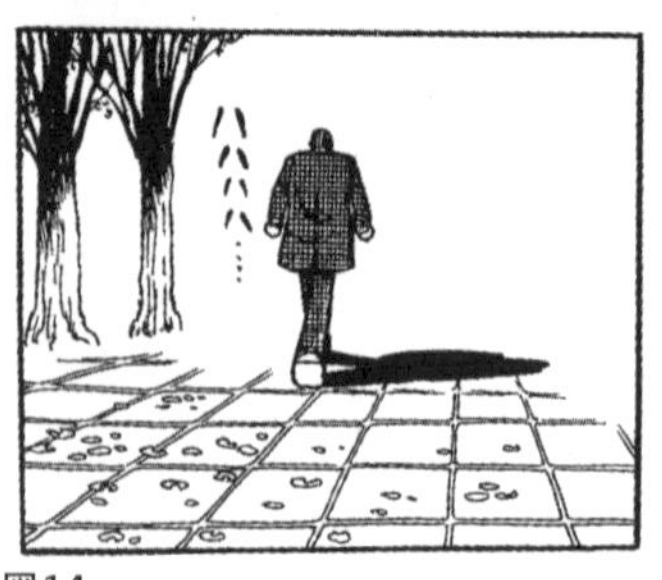
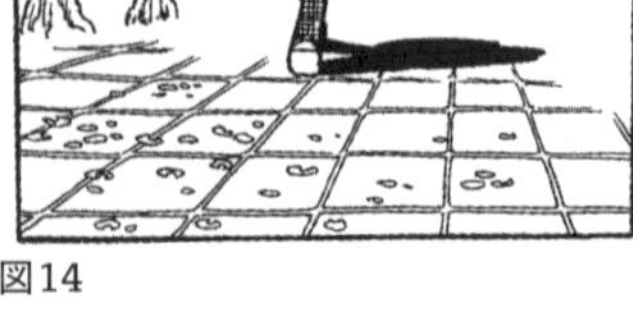
ハハハハ……

図14

またしても神がかりな技術を披露するブラック・ジャック

さあ救急車がやってきた［図15］。普通の医師なら素直にここで患者を救急車に搬入して終わり。しかしブラック・ジャックは違う。救急車が来て患者を搬送できる準備が整っているのにも関わらず、患者を救急車内に収容しようとせずなんと「応急手術」をその場で始めてしまう［図15］。当然周囲は驚く。ブラック・ジャックは緊急度の評価の判断の速さと質が違うのだ。救命救急医以外の何ものでもない。

ブラック・ジャックの見立ては、肋骨が心臓に刺さっているのではというものだった。〆沢たちは、教師への集団暴行に際し、漫画の描写を見る限り刃物は使用していないようだった。バット、こん棒（?）のようなものを持っている。よって穿通性心臓外傷ではないようだ。ただし多発外傷であることは間違いなく、どうやって判断したかわからないがブラック・ジャックは心臓外傷が致命傷だと確信して現場で躊躇なく開胸している。外表から一見して心タンポナーデだったのかもしれない。非穿通性心臓外傷に対する緊急開胸の適応は、体のどこが致命傷となっているか明瞭でないことも多く[3]、施設や術者によって左右されるのが実情であろうかと思う。そのような事情の中で、ブラック・ジャックのためらいのない緊急開胸の判断と実行には驚かされる。ブラック・ジャックはとんでもない速さで開胸し、即座に心膜の縫合を始めている［図16］。

ていないと、この判断はできない。

ブラック・ジャックに切られることなく残った盲腸。そのブラック・ジャックにこの家に残れと言われる四郎［図11］。手塚の仕込んだ巧妙で美しいメタファーは、最後のシーンにまで及んだ。

図13を、吹き出しの方向なども含めよく見て欲しい。「ありがとう」と言っているのは四郎なのだ。この描写も独特で美しい。老婆は涙をこぼしながら、手を握り返しているだけだ。四郎は母親の〝古い許し〟を得たのだ。四郎が優しい子であることは、母親は最初から知っていたのではないかと思う。

盲腸は、老婆の体に残った。そして四郎は許されて、老婆のところに残ったのだ。

—あの先生がね…ぼくに…この家で開業したらっていうんだが…
ぼくじゃ……だめですか
？
あ……ありがと……
ブラック・ジャック先生！
あ……もういない

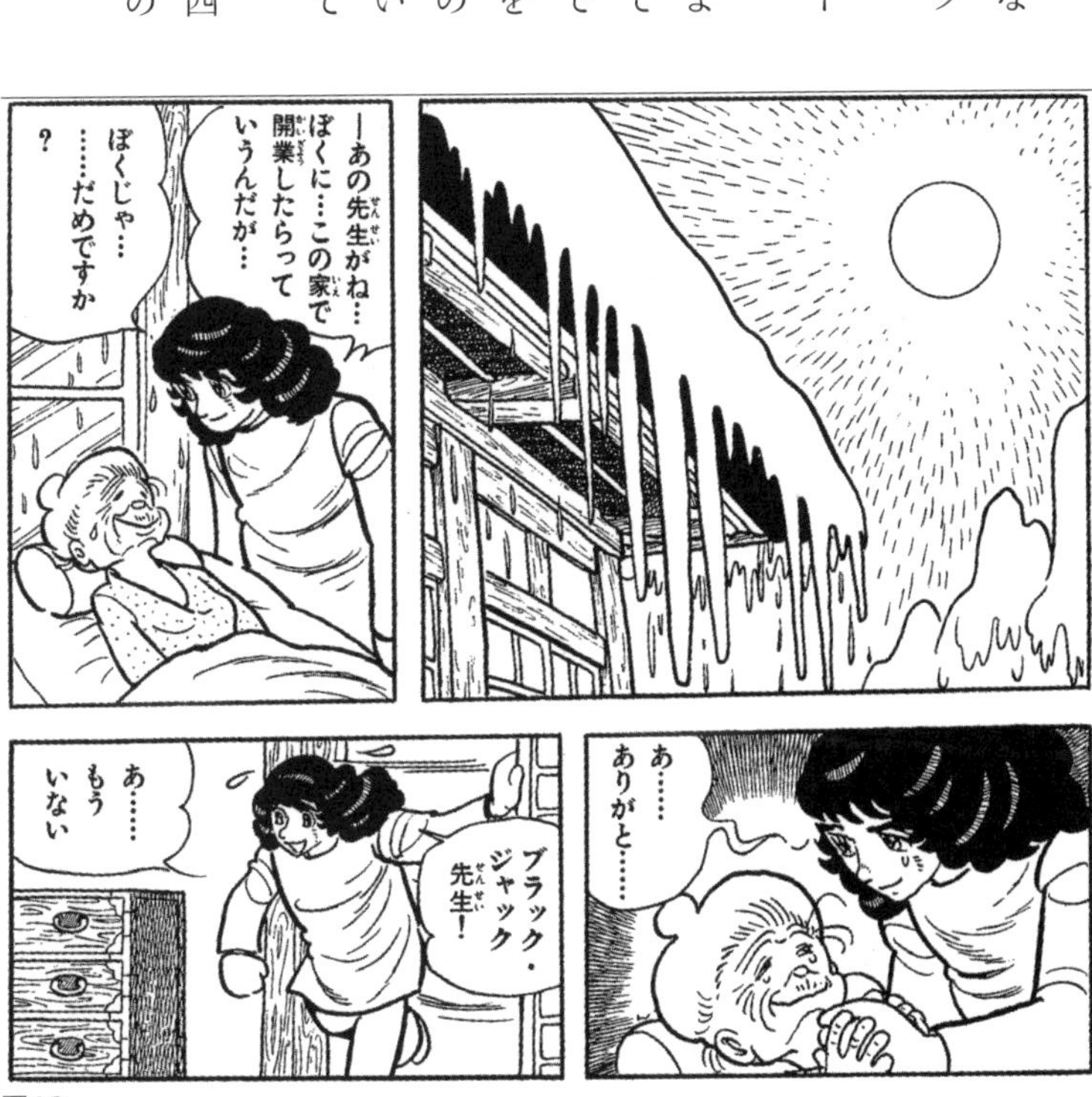

図13

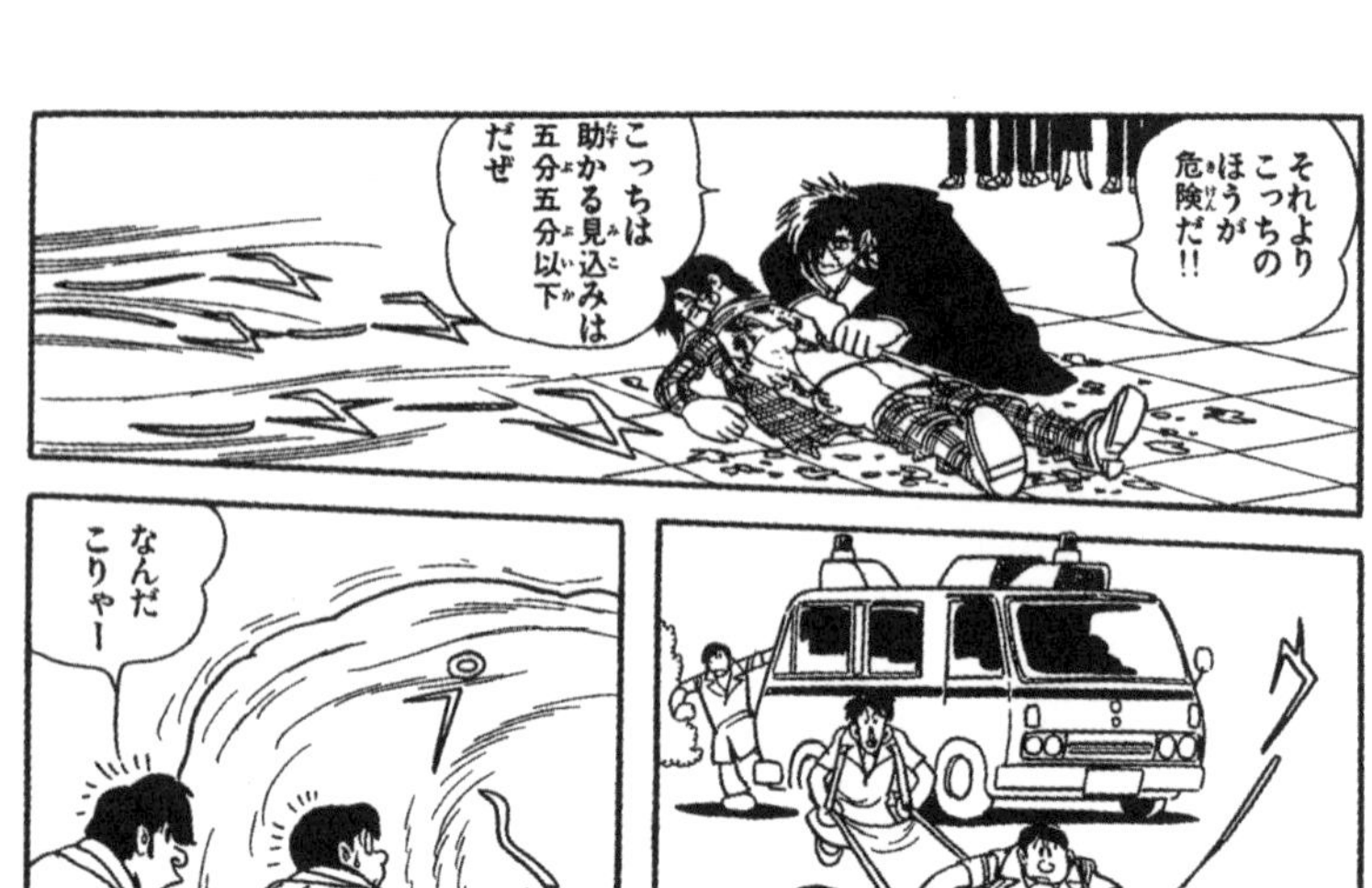
それより
こっちの
ほうが
危険だ!!
こっちは
助かる見込みは
五分五分以下
だぜ

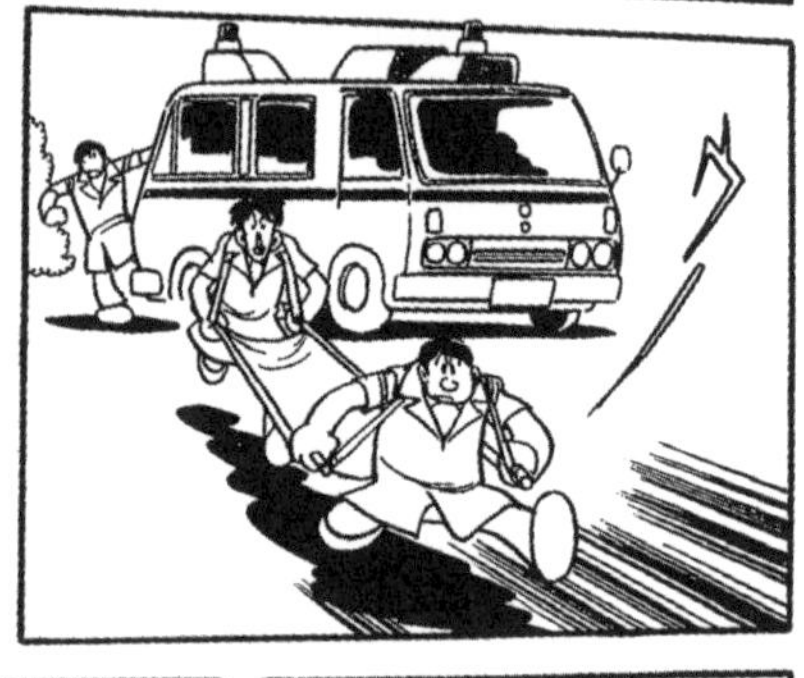

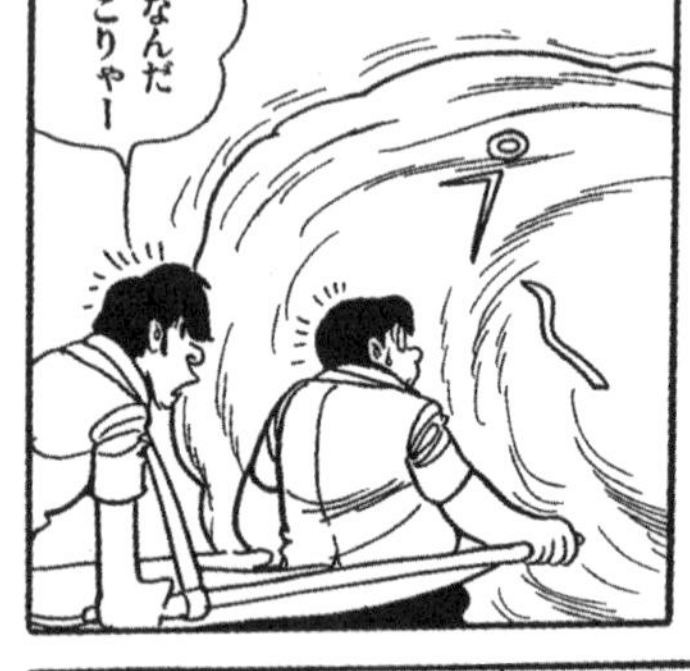
なんだ
こりゃー

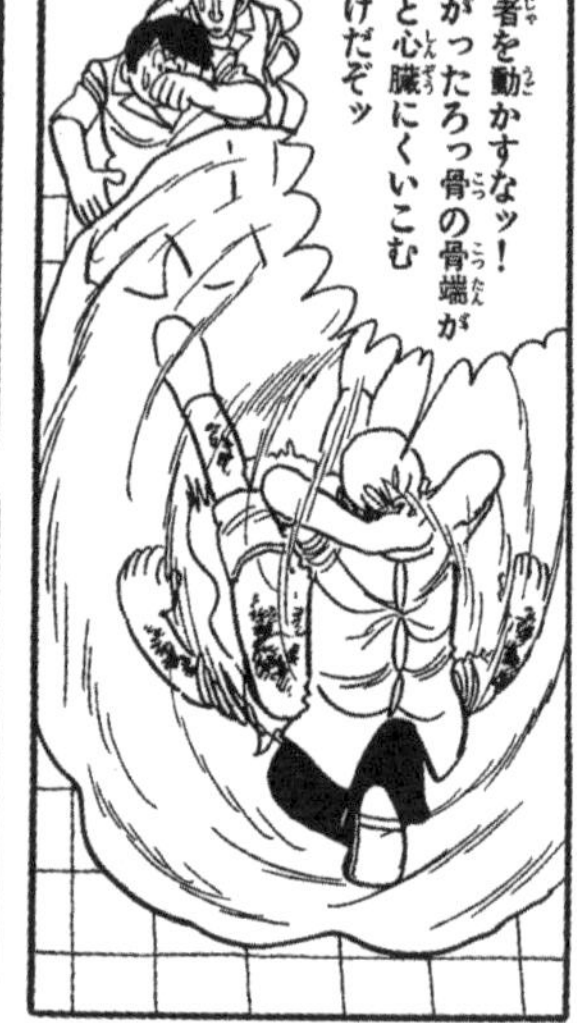
患者を動かすなッ!
とがったろっ骨の骨端が
肺と心臓にくいこむ
だけだぞッ

6.

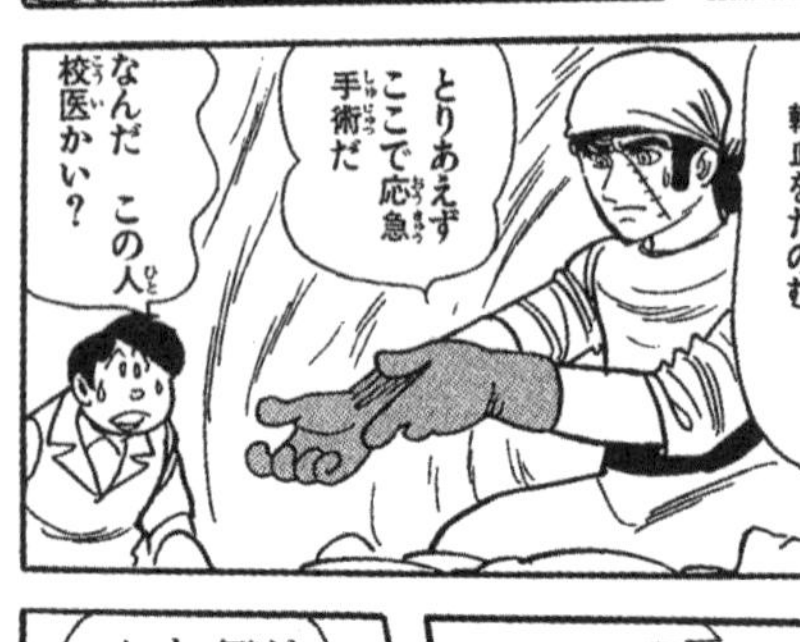
おまえさんたちは
輸血をたのむ
とりあえず
ここで応急
手術だ
なんだ　この人
校医かい?

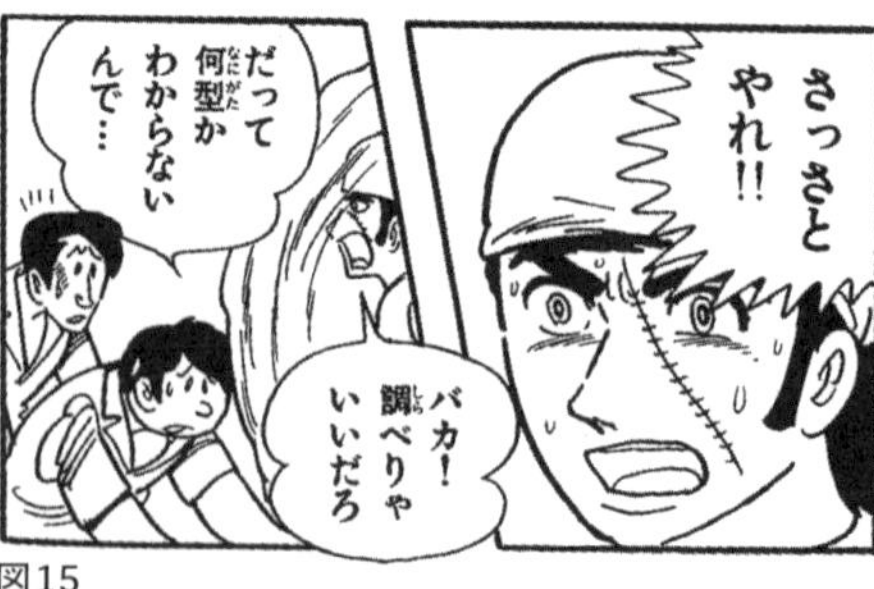
さっさと
やれ!!
だって
何型か
わからない
んで…
バカ!
調べりゃ
いいだろ

図15

しかし状況はさらに悪化する。先に車内に収容されていた（軽傷のはずだった）学生・〆沢が急変したのだ。せん妄状態だったのかもしれないが、刺さっていたメスを自らかきむしってしまったというのだ［**図17**］。内頸静脈が破れ、出血多量となり、気管に血液が詰まったという。A（Airway）の不安定である。

〆沢に付いていた若手医師たちではどうにもならず、ブラック・ジャックは応援を要請されるが、**図16**のように答えるのだった。本当は教師に対する気胸？・血胸？の処置もあったようだがそれよりも、〆沢の「気道管理」の方がpriorityが高いと判断したのだろう。一旦教師の処置を中断し〆沢の方へ向かう。この急場で、とんでもなく素早く質の高い判断である。

そして**図18・19**で示されるのは、またしてもブラック・ジャックの高く迅速な技術である。付いている医師が、〆沢の呼吸が停止して心拍も弱まっていると言っているのに、即断で緊急気管切開に切り替えている。

これら一連のことを評して、ブラック・ジャックは**図19**のように言い捨てている。ただ、これは無茶な言い分だろう。ブラック・ジャックの求める水準は、あまりに高い。〃その辺の〃医者に、救急救命センターで十分トレーニングを積み独り立ちしたレベルの技術水準を要求しているようなものである。そもそもこの場所が救急初療室ではなく、病院でもなく、救急車内だと

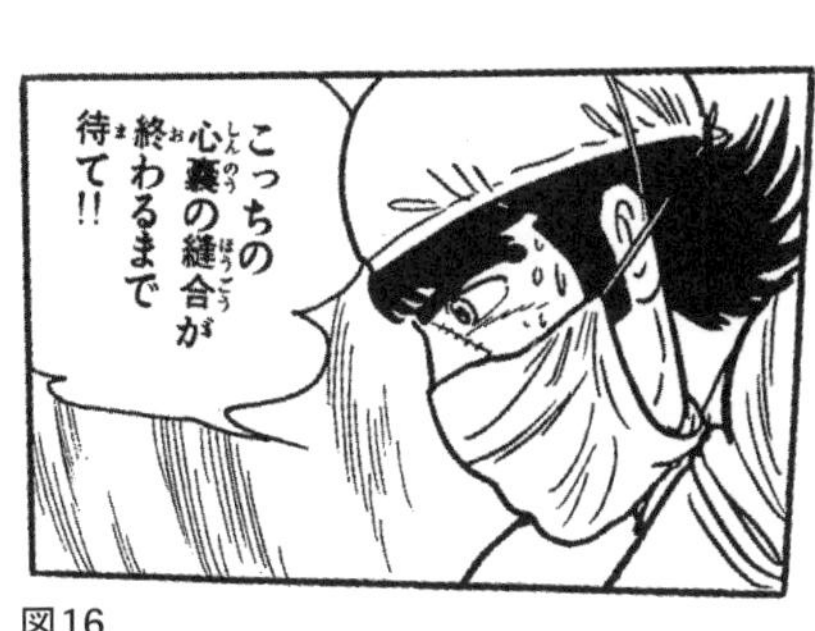

図16

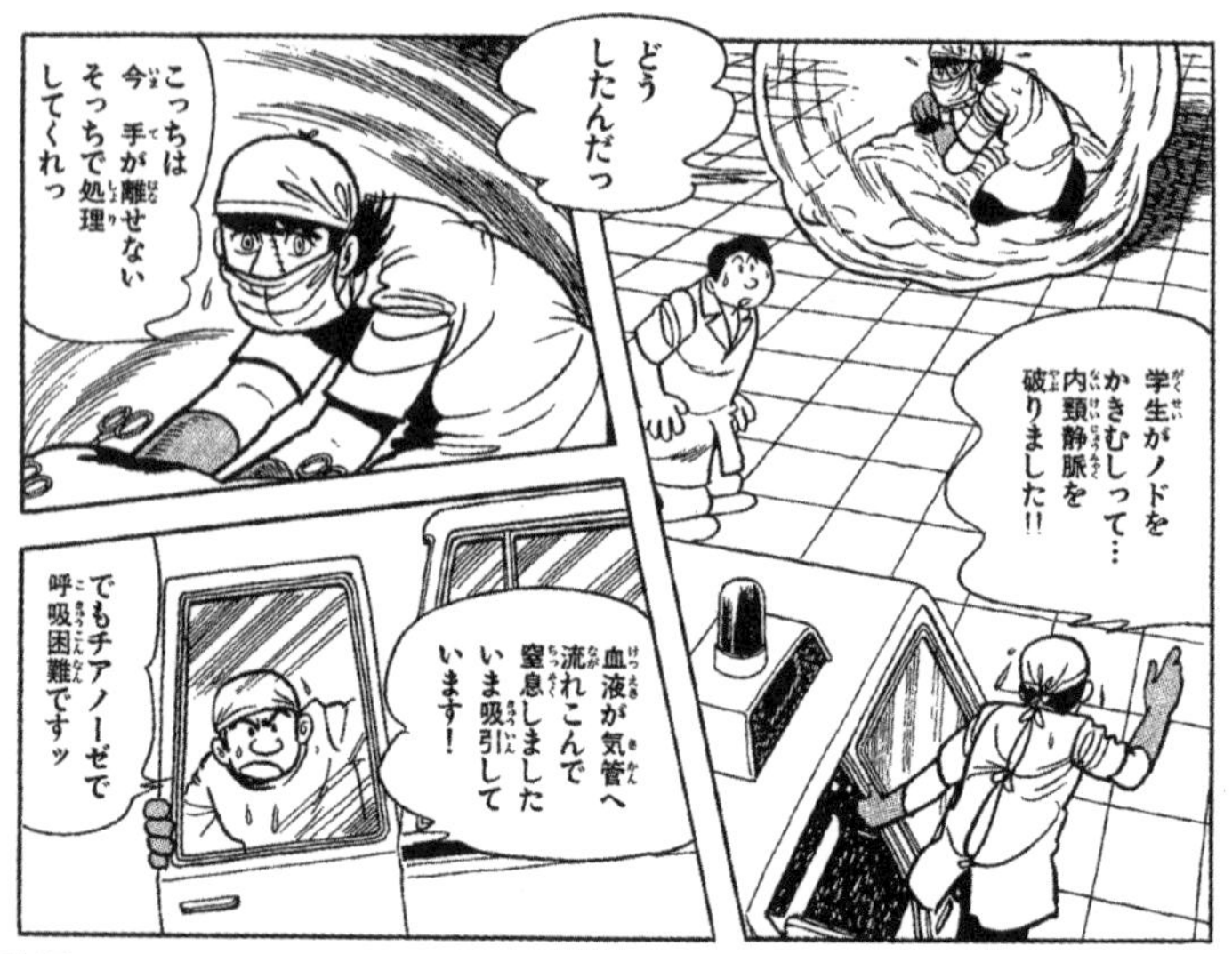
学生がノドをかきむしって…内頸静脈を破りました!!
どうしたんだっ
こっちは今手が離せないそっちで処理してくれっ
血液が気管へ流れこんで窒息しましたいま吸引しています!
でもチアノーゼで呼吸困難ですッ

図17

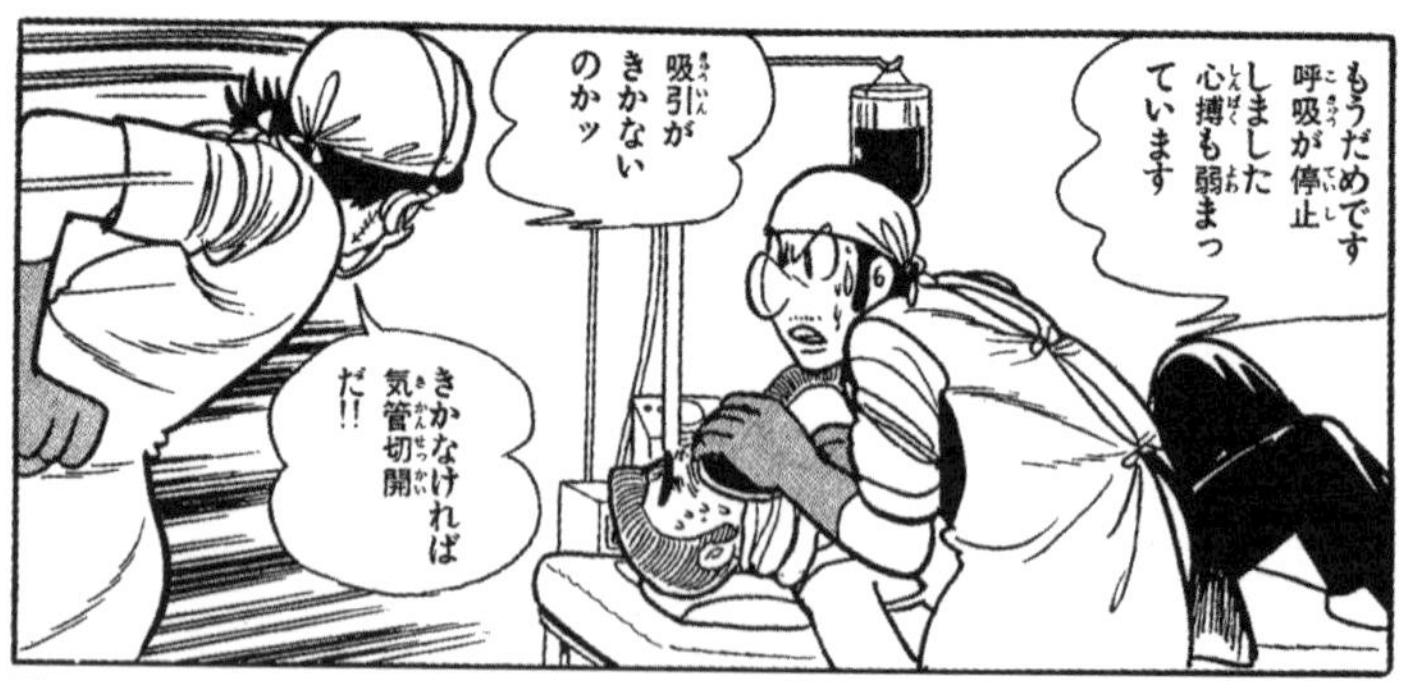
もうだめです呼吸が停止しました心搏も弱まっています
吸引がきかないのかッ
きかなければ気管切開だ!!

図18

6.

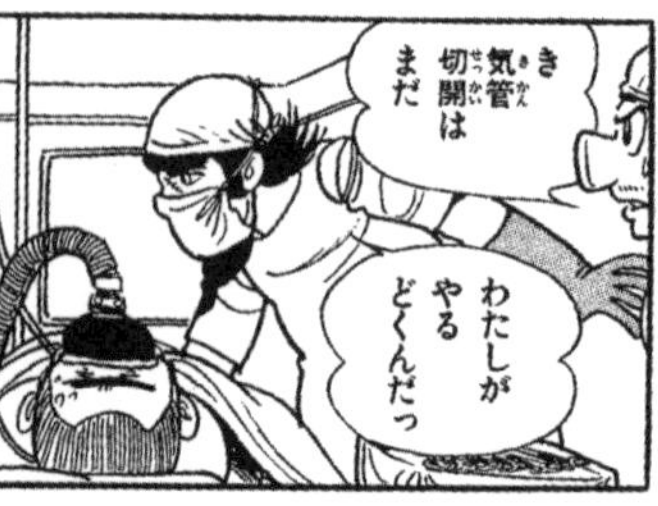
き気管切開はまだ
わたしがやるどくんだっ

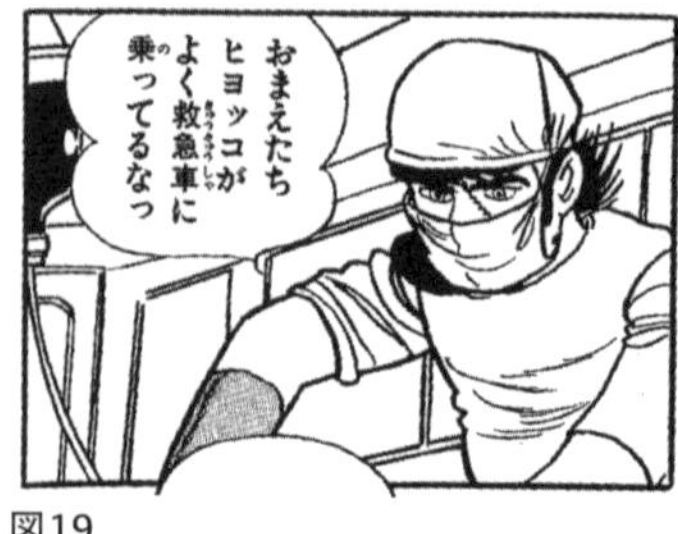
おまえたちヒヨッコがよく救急車に乗ってるなっ

図19

いうことを忘れてはいけない。ブラック・ジャックの技術は、やはり天才的に高い。*

エピローグ／解説

ブラック・ジャックと救急医学

救急医学の歴史④

日本は一九五〇年代後半から七〇年代に著しい経済成長と発展を遂げたが、それは交通事故の著しい増加につながり、つまりそれは多発外傷患者が急増した背景となっている。これは「交通戦争」と揶揄され、一九七〇年には交通事故死亡者数が年間一万七千人に達した。

当時外傷者が発生すると、頭部外傷には脳神経外科、骨折では整形外科というように、各専門科がそれぞれの領域の診療を行っていた。しかしながら重症多発外傷となると受け入れる病院や診療科が皆無であった。「たらい回し」という名の社会問題が発生した瞬間である。

＊ なお、言うまでもなく、日本の救急車（ドクターカー）に医師が乗るようになったのはごく最近のことで、救命士はこのような手術をすることはできない。

6.

実はこの後すぐ救急診療が確立されたのではない。事故などによる患者の搬送が消防機関の業務として義務づけられたのは一九六三年の消防法（の改正）からだった。救急告示制度というものが一九六四年に整備され、一応は救急病院と救急車というものができた。しかし当時は、実際に救急車が次々と病院を巡って受入れ先を探すような状況であったし、病院が見つかっても重症救急患者の救命に必要な装置や医療技術はまだほとんどなく、単に搬送先で死亡が確認されていたという。これを想像すると胸が痛い。

重症救急患者といえば、やはり交通外傷が多く交通事故は働き盛りの人の命をたくさん奪った。急増した交通事故への対策として「救急医療センター」（一九六七〜七五年）の設置も始まった。そして、重症救急患者を専門に受け入れる日本で最初の施設「特殊救急部」が大阪大学に設置されたのはまさにこの頃（一九六七年）であった。

大阪大学特殊救急部⑤

大阪大学特殊救急部が、急増する交通事故死に歯止めをかけるために設立されたことは述べた。ただ、設立の背景は、実際には一九七〇年に万国博覧会の開催が控えていたことにあったようだ。要するに、世界を受け入れるに当たってこうした「交通戦争」「たらい回し」「子供などの弱者の死亡」といった負の評判を大阪府は避けたかったのだ。世界が注目する中、メンツが丸つぶれだからである。大阪府は事を急いだ。生死をさまよう救急患者を二四時間受け入れる施設を作るための費用・三億円を出すと大阪大学附属病院に持ちかけた。これは、当時からすると今の二〇億相当の破格の額らしく、設備充実のまたとないチャンスということで病院側はこれに乗った。これが大阪大学特殊救急部・災害外科の設立（一九六七年）の経緯である。時期的には一九七〇年前後くらいには、大阪一円で特殊救急部の名は知られるようになってきたという。救急を学びたいという若者が次々と参入してきた時期でもあった。その後国立大学で初めての救急医学講座開設（一九八六年）となったが、逆にいえばそれまでは「学問」として認められていなかったことになる。救急医学の歴史は、浅い。

手塚治虫は何をみたのか

手塚治虫の医学に関する年譜は、公表されている情報を元に簡単に述べると、「一九四五年に現在の大阪大学医学部へ入学、一九五一年に卒業、一九五二年に医師国家試験に合格」である。手塚は在学中から漫画を描いており、またそれが忙しくて単位を取ることに難儀していたそうである。現在と違うので感覚はズレてしまうが、いわゆる臨床研修は「インターン」と呼ばれ、医学部卒業後に一年の「実地修練」を経なければ国家試験を受けられなかった。インターンの時期だけが、手塚治虫がわずかに「臨床」に直接接した期間である可能性があるのだ。

6.

私がここで注目するのは、『ブラック・ジャック』の掲載が、一九七三年一一月から一九八三年一〇月までという点である。この時期を、先ほどの救急医学の歴史に重ね合わせてみると、恣意的と言われようが誰にでも気づくことがある。大阪大学特殊救急部設立の黎明期（一九六七年からの数年間）が、ちょうど『ブラック・ジャック』連載開始の直前に相当するのだ。漫画『ブラック・ジャック』で、ブラック・ジャックがやたらと重症多発外傷患者の初療に当たる場面が多く、また当時の「一般的な」救急医療技術からするとブラック・ジャックのそれがやけに（現代に通ずるくらいに）質高く卓越しているのは、少しおかしいのである。手塚治虫からすると、母校である大阪大学の特殊救急部設立にまつわるある種の「ごたごた」を、何らかの形で見た・知った・関心を持った可能性がある。当時は救急医を描いたTVドラマなどあるわけもなく、また救急医を専攻・志すというキャリアパスなど通常の医師にはなかったわけで、そのような時代背景からすると、手塚治虫は「救急医療」に詳しすぎる。しかも、救急救命医でないと窺い知れないような、今でいう三次救命技術をしっかりと描き切っている。

要点をまとめる。一つ目は、まさにタイムリーに、手塚治虫は「救急医学」というものの黎明期を最大級の関心を持って覗き見していた可能性があるということ。二つ目は、おそらく手塚治虫の強い好奇心、新しく面白いものをまっさらな気持ちで捉えてわくわくするという心。こういうもので救急救命の凄さを感じ取っていただろうということ。最後に、子どもたちの未来である。交通外傷は子どもの命を容赦なく奪う。それを知るに際して、解決方法としての救命技術に希望を乗せたい思いだったのではないだろうか。あえてブラック・ジャックに「スーパー救命医」を演じさせることによって、将来医者になるかもしれない者たちの夢となるよう、かっこよく描いてみせたのではないだろうか。

コラム 4.

働き方改革?

「流れ作業」新装版17巻二一九―二三八頁

病床を持つ病院では、入院患者がいるため、臨時対応の潜在性が理論上二四時間ある状態である。これまでは、この点は実際には病院によりけりなところがあり、夜間の対応は当直医に引き継がれることもあれば、夜も休日もすべて担当医にまずcallがいくようなシステム(俗に「担当医制」と呼ばれている)もあった。後者の働き方は、かつてはそれが常識的であった面もあったが、まぁ普通に考えて多いだろう。

二〇一九年三月二八日、厚生労働省の「医師の働き方改革に関する検討会」の最終回では、二〇二四年四月から適用される時間外労働の上限時間について「年九六〇時間以下、月一〇〇時間未満」が原則とされた。ブラック・ジャックの働き方は、この原則内に当てはめるのは難しい。

例えば、新装版 第八巻の「U―18は知っていた」(一五一~一九二頁)の中で、フランスのマルセイユにいたブラック・ジャックは、米国サウスダコタにある医療機関に一七時間以内に来て欲しいとの要請を受ける場面がある。実際ブラック・ジャックは駆けつけてしまうのだが、今していることを全部取りやめてこの急遽の要請に即応しなければそれは無理であり、かなり無茶な時間の使い方をする男であることが窺える。

6.

古くから精神分析家や臨床心理士はカウンセリンググルームを開業してプライベート・

患者ってえのはね
始めから終わりまで一人の医者に
面倒みてほしいものですよ
あんたの説教をきこうとは思わん
ウチは合理的にムダなくやっておる!

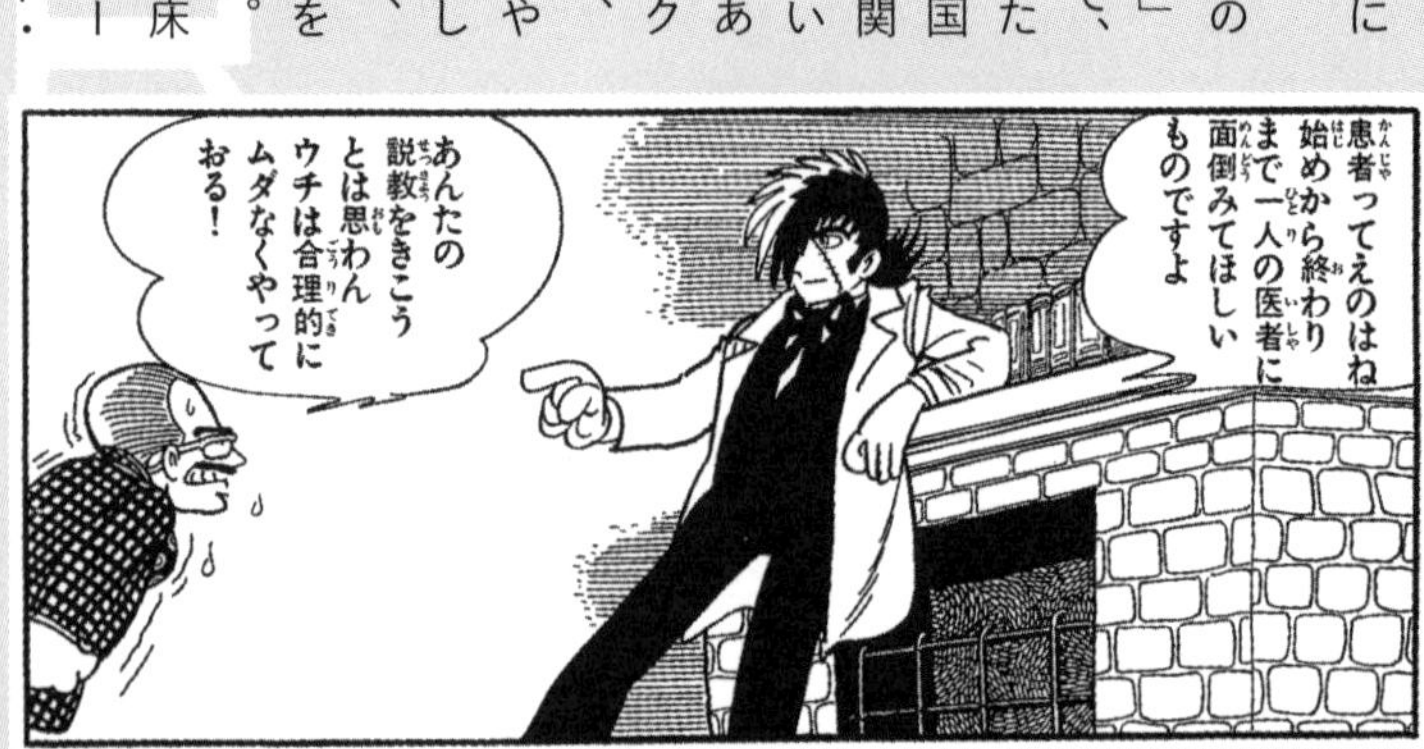

プラクティスを行うというキャリアパスがある。二〇一八年秋頃、渋谷の小さな映画館でみた「2重螺旋の恋人」というフランス映画の中で、精神科医がまさしく自身のプライベートなオフィスでクライアントと面談しているシーンがあるが私はそれを思い出す。ブラック・ジャックの開業形態（医師免許がないので非合法と思われるが……）もこれと同様の趣がある。関係ないが、個人的に私もこういう医業・やり方に憧れている（密かに爆弾発言）。

さて今回の作品『流れ作業』では、「担当医制」の良さを排し合理性だけを突き詰めると失敗する、という構図／テーマが物語となって描かれている。抜粋したのは象徴的な一コマである（新装版 第17巻、「流れ作業」の二二六頁）。

本書執筆二〇一九年は、働き方改革だけではなく、タイムリーにも「専門医制度」の改革も行われつつあった過渡期に相当した。その中のtopicsの一つは「総合診療専門医」の新設であったが、この背景の一つが、国民の医療機関のかかり方だった。

患者が最初に感じた症状や健康面での問題に対して、総合診療医という医者が、どんな内容であってもとりあえずまず対応し、必要であれば（総合診療医からみて）適切な専門科に紹介して引き継ぐというシステムを夢想した目指したものである。これを裏側から言えば、国民が直接「大きな病院」「高度な専門家・専門科」に受診しないようにして、こうした機関の数的・心理的〝パンク〟を防ぐためのものである。要するに、いきなり専門科にかかるのを制度で回避させ、まずは近隣のクリニックや中小病院で対応させようというものである。

こうした経緯や変化を、ブラック・ジャックが見聞きしたら、何と言うだろうか。おそらく、そんな「制度」には乗らず、自分のやりたいようにやるだろう。ただ私の予想の眼目はそこにはない。おそらくだが、現代の国民も、ブラック・ジャック（あるいは、ブラック・ジャックのような存在）を利用することがあるのではないだろうか。つまり、無免許で報酬が高かろうとも、結果が出せるのであればブラック・ジャックを頼りにする国民がきっといるはずだ。

本当に卓越した存在は、安定した制度の中にはいないと思うからである。

こんな手術はムチャクチャだい
そうさ これは私流のナデ斬り法なんだ
さア始めるぞ 準備いいなっ
メス！
タンポン！
ルウエル！
ドレーンだっ

マクローリン釘！
第二鉗子っ
早くよこせっ
すげ…

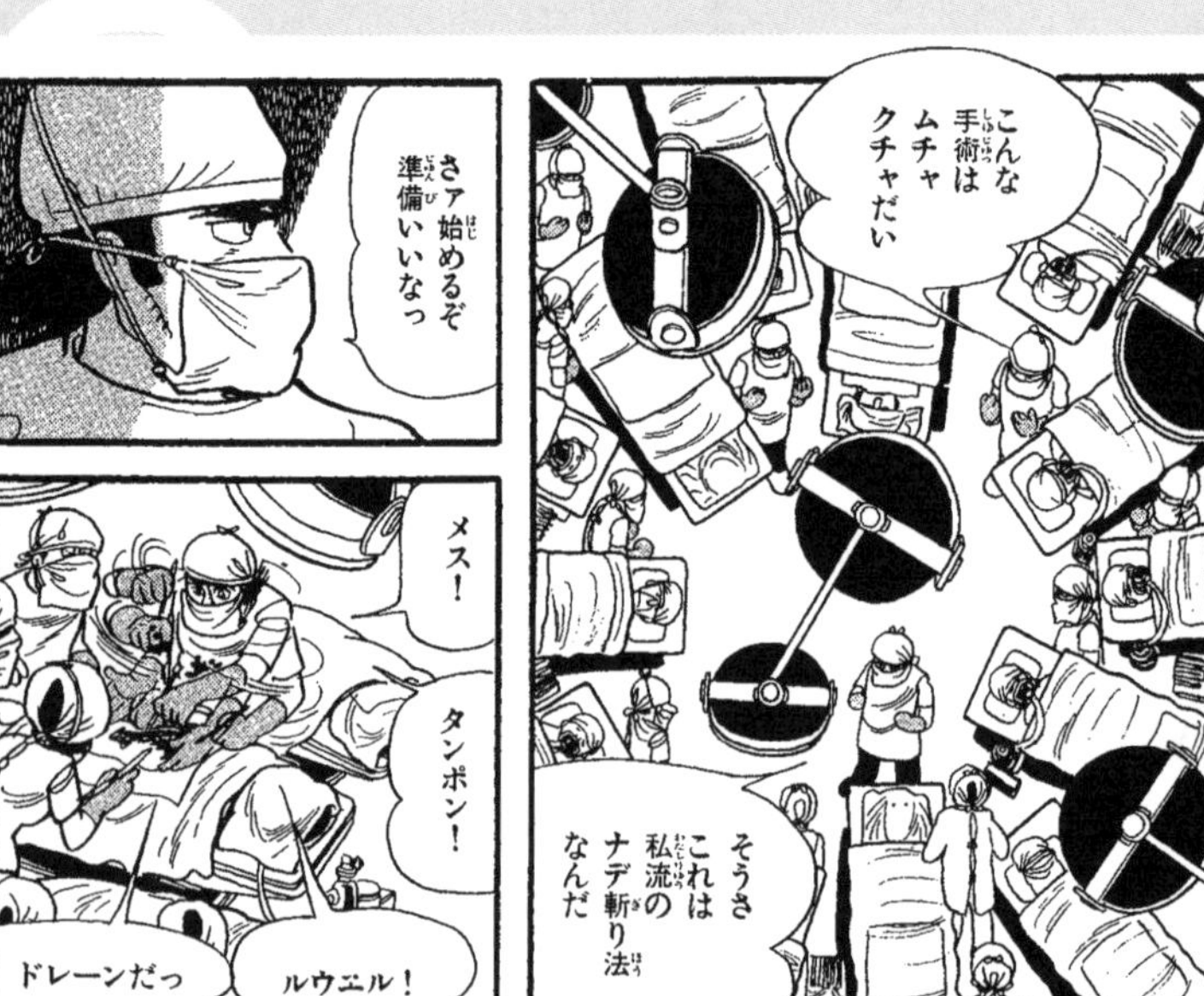

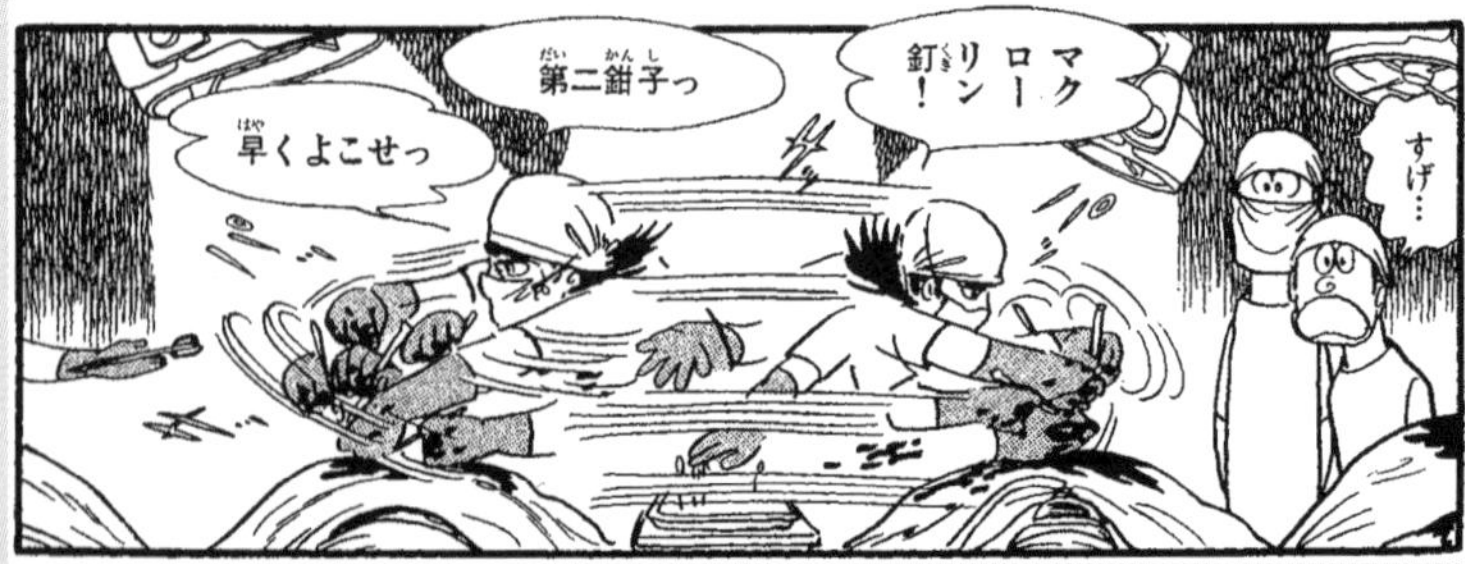

6.

流れ作業に対するブラック・ジャックの解答。新装版17巻235頁より抜粋

7.

霊魂のせいか否か

「霊のいる風景」新装版10巻二三七―二五八頁

7.

喧騒を離れた山あいの古い邸宅で古式ゆかしい降霊の儀式が行われている。儀式の最中、参加者の一人、丹沢突平（とっぺい）は霊に乗り移られたのか「医者を…手術を…」をと苦しみだす。

ブラック・ジャックは奇妙な依頼、幽霊の手術をこの邸宅の主人から聞かされる。この家では三年前から気味の悪いことが起きていて、霊媒師に降霊の儀式をしてもらったところ、あらわれた女の霊が突平に取り憑き、突平の口を借りて自分の病気を手術で治して欲しいのだという。ブラック・ジャックは「切るマネ」ならできるといい手術を引き受けた。手術のために霊媒師が呼ばれ、地下室で降霊の儀式が始まった。霊はまた首尾よく突平に取り憑く。「突平に取り憑いた女の霊」への診察が始まった。症状は、胸が痛く、息苦しく、嚥下時のつまり感、そして時々咳があるという。

診察の後、ブラック・ジャックは手術開始を宣言し、突平にメスを入れる。手術を終えたブラック・ジャックは平然とした顔で夫人にいつものように法外な手術報酬を要求する。

しばらくすると警察が駆けつけ、ブラック・ジャックを健康な肉体に対する障害の容疑で尋問し始めた。ブラック・ジャックは意に介さず、縦隔腫瘍の手術をしただけだと切片をみせ論破した。もともと警察を呼んだのは、幽霊の手術料金を踏み倒そうとした夫人だったことが明るみにでる。警察はとりあえず無免許手術容疑で連行することにするが、丹沢夫人が卒倒したのでそれも流れてしまう。

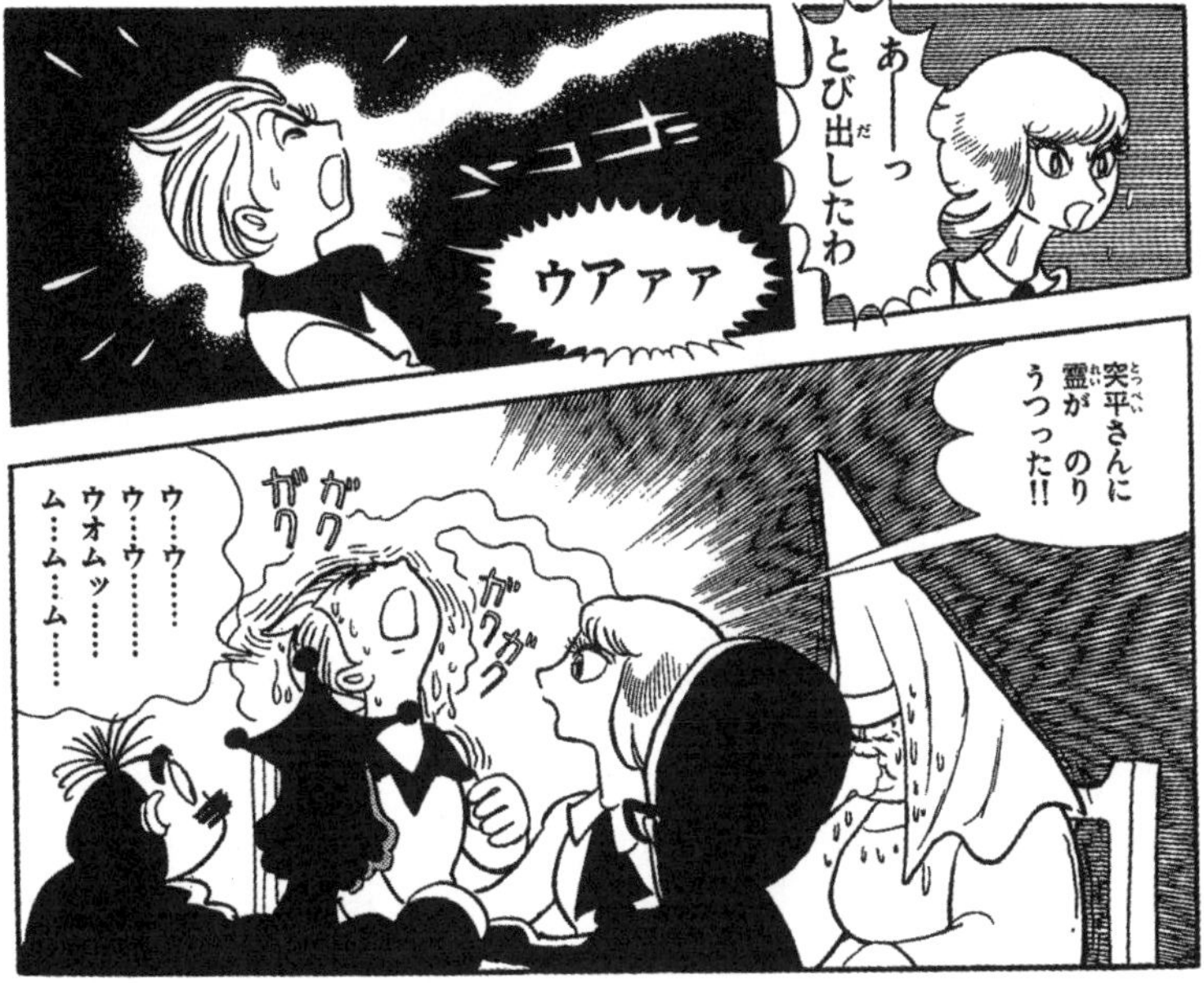

あーっ
とび出したわ
ウアァァ
突平さんに
霊が　のり
うつった!!
ガクガク
ガクガク
ウ…ウ……
ウ…ウ………
ウオムッ……
ム…ム…ム……

図1

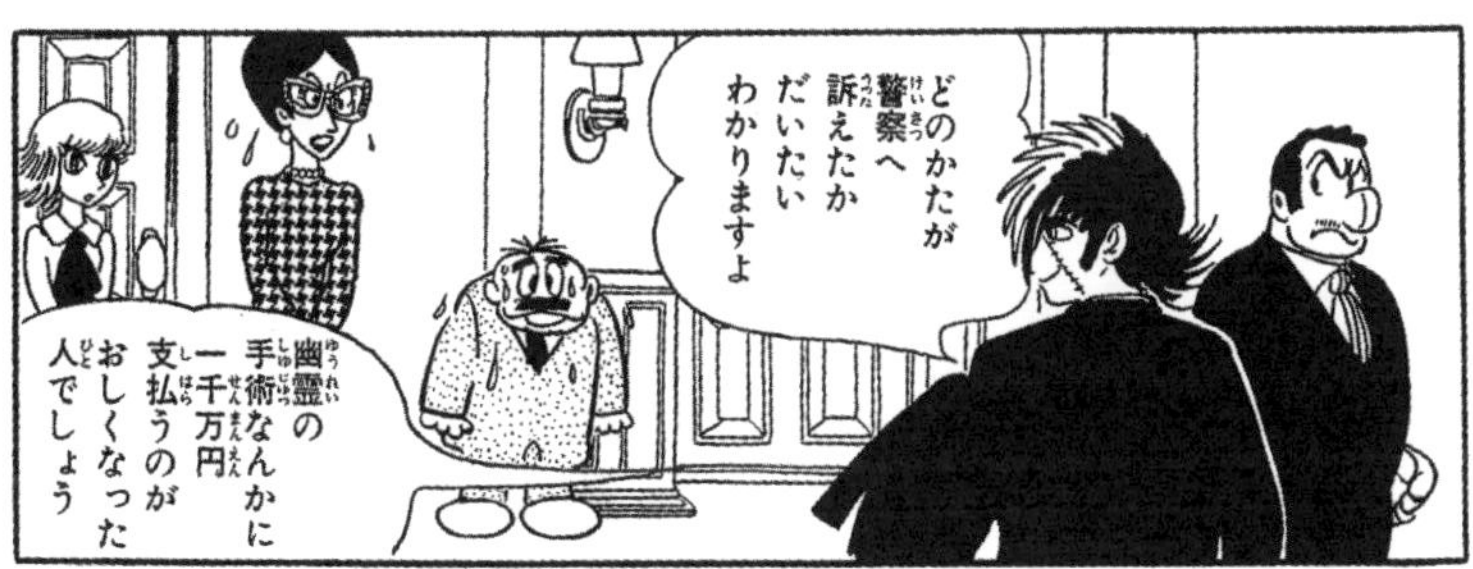
どのかたが
警察へ
訴えたか
だいたい
わかりますよ
幽霊の
手術なんかに
一千万円
支払うのが
おしくなった
人でしょう

図2

現代医学から整理する

「霊」がテーマ?

今回の物語は「霊」「霊媒師」「降霊」などのワードが飛び交い、いかにもフィクション・漫画作品という様相ではある。もちろんブラック・ジャックはそんなものを信じている訳ではないはずだ。古式ゆかしい特異な文化・価値観を持った者たちからの治療依頼だったが、その中で少年に潜む本当の病を見抜き、周囲を出し抜いて手術を行い、そして成功させた。さすがとしか言いようがない。

そうなると、この物語を振り返ってみると、霊媒師なるものが降霊と称して色々やっていたのは単なる催眠術だったのかもしれない。物語上の設定は、病死した霊が突平にのりうつったように描写していながら、真相は「病気の突平が、単に催眠術のようなものにかかり、その下で自分の症状を周囲にうわ言のように言わされていた」というものだったのだろうと思われる。果たして、本当に真相はそうであろうか?

今作品の隠されたテーマ

私は、気になる描写がこの作品にはいくつかあると思っている。そのうちの一つが、な

7.

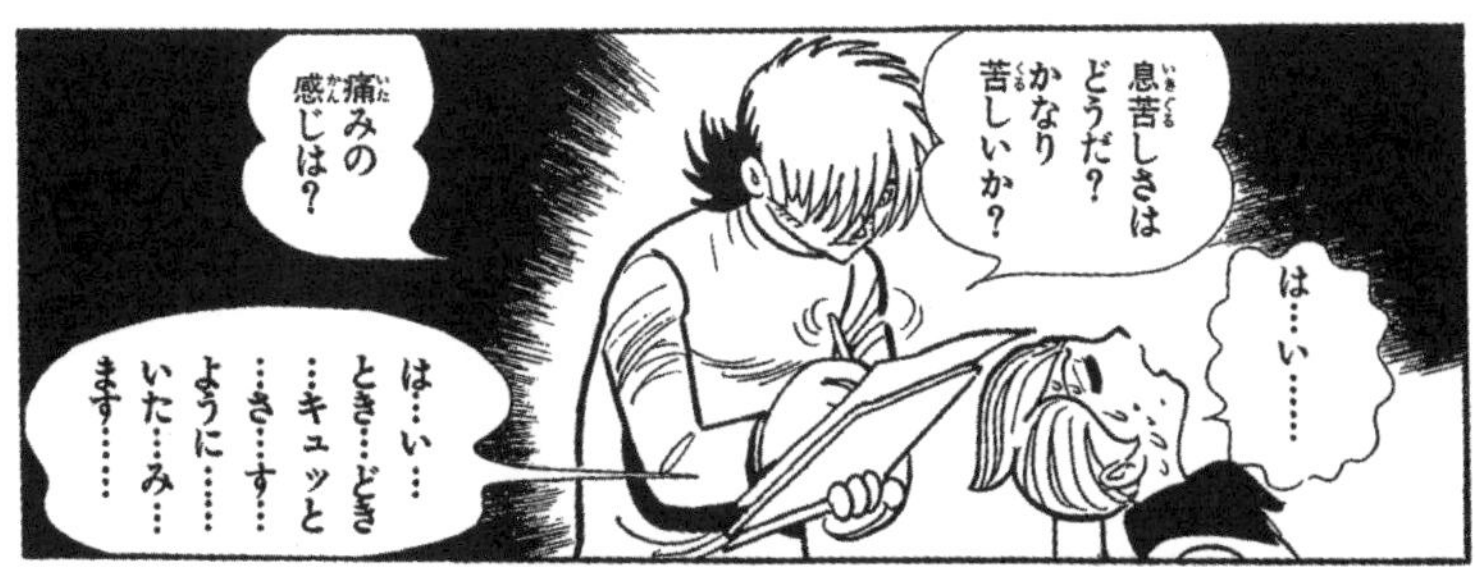
息苦しさはどうだ?かなり苦しいか?
は…い……
痛みの感じは?
は…い…とき…どき…キュッと…さ…す…ように……いた…み…ます……

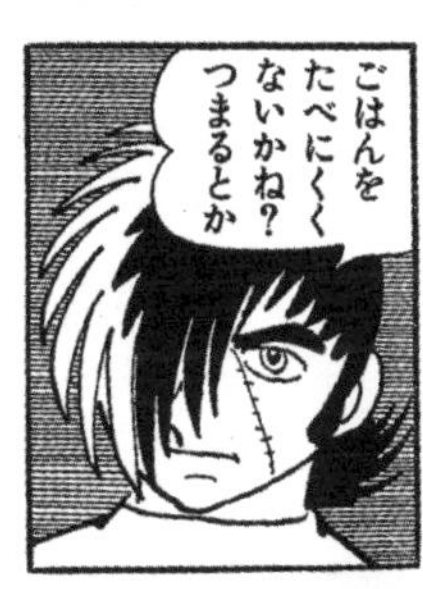
ごはんをたべにくくないかね?つまるとか

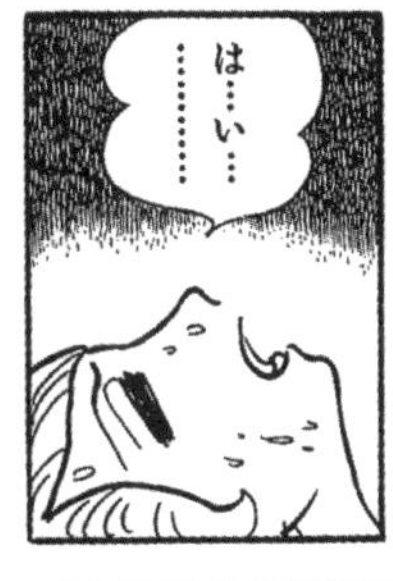
は…い…………

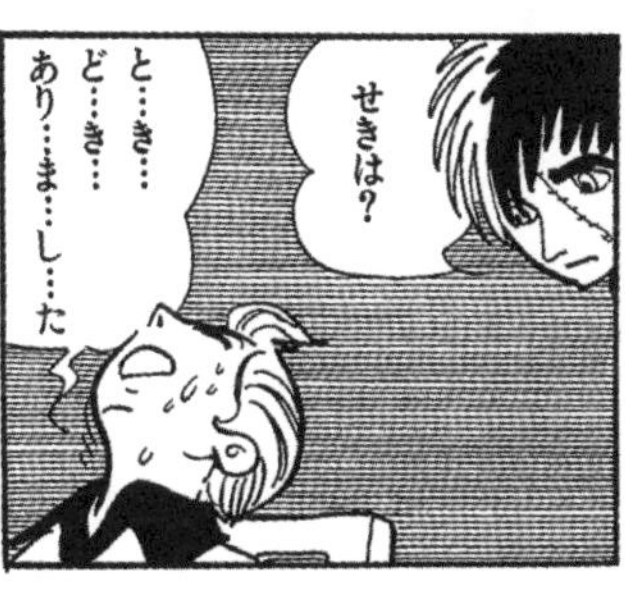
せきは?
と…き…ど…き…あり…ま…し…た

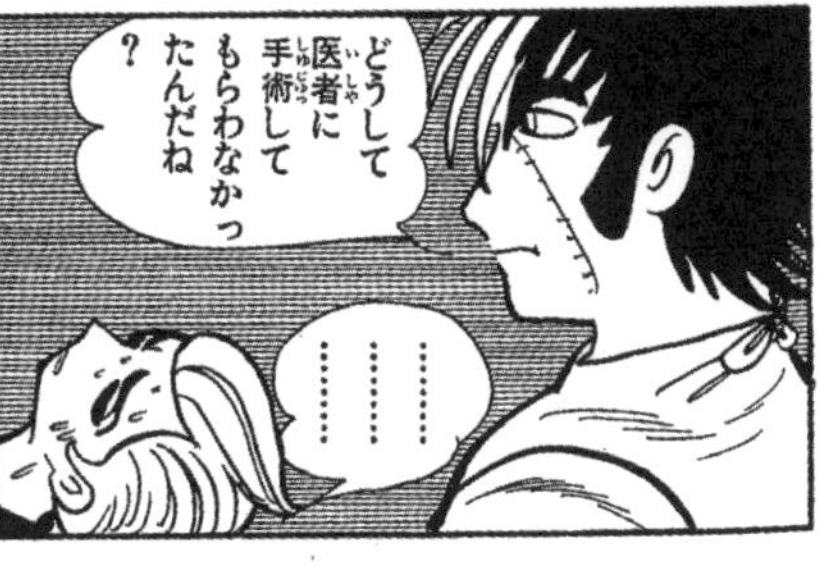
どうして医者に手術してもらわなかったんだね?
…………………

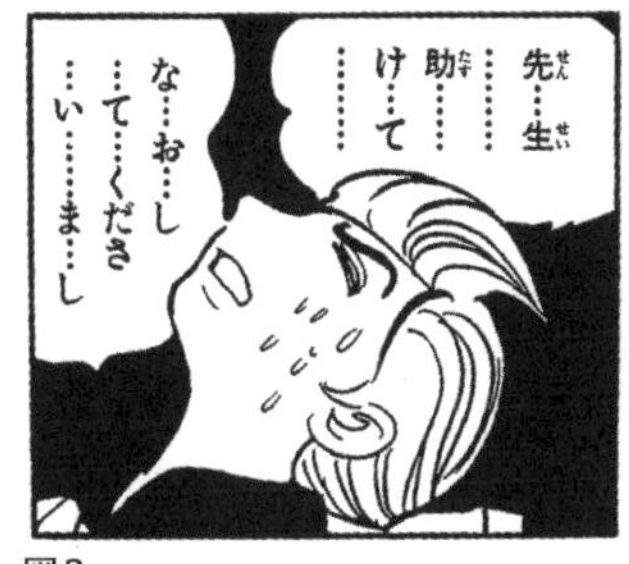
先…生……助……け…て……な…お…し…て…くださ…い……ま…し

図3

7.

ぜ突平は自分の症状を周囲に言えなかったのか？　ということである。催眠術でしか自分の症状を言えないなんて、なんて悲しいことだろう、と私は感じた。

これは、完全に類推になるが、母親の存在が強すぎたのだと思われる。作中で突平の年齢は明かされていないが、小学生の高学年といった印象を受ける。母親（丹沢夫人）のキャラクターはなかなかに濃い。簡単に言えば気が強そうである。強すぎる親の子供は、得てして黙る。「押し黙り、親に素直に自分のことを語れない環境にある子供」を描いてみせることで、世の中に言いたい何かが手塚治虫にあったのではと私は邪推するのである。

なぜ手塚は縦隔腫瘍を描いたのか?そして手塚の真意は?

私の疑問はまだある。この作品で、少年が実は病気だったという設定なのはいい。でもなぜそれが「縦隔腫瘍」だったのだろう?　手塚治虫はなぜ縦隔腫瘍を選んだのだろうか？　もっと他の病気にしてもよかったはずだ。ここでも私の邪推を披露する。そしてこの疑問を今回の私のメインテーマとしたい。

謎かけ的に説明を少し補完すると、縦隔腫瘍の少年を主人公にして、なぜ奇妙な霊的現象をそれとつなぎ合わせて描いたのだろうか?ということである。

ここで私の一つの重要な仮説を述べておく。

丹沢突平のモデルになった実在の患者がいるとすれば、その患者には「精神症状」があったのではないだろうか。

というものである。

昨今においても、精神症状をＴＶや漫画、ドラマなどで描写するというのは、一般にはやや〝タブー感〟が付きまとう。例えば、ゴールデンタイムの医療系番組であまり「統合失調症」とか「幻覚妄想」とか「自傷行為の反復」といった疾病や精神的問題についてあからさまに語られることはないだろう。この二〇一九年にあってなお、この世間には、「精神の問題」というものは〝腫れ物〟であってマスクしたがる「社会の心性」が、どうもあるのだ。すなわち、ブラック・ジャックの執筆当時であればなおさら、当時の社会の雰囲気としては、こうした精神的な問題というものを表でしっかりと扱うには未熟だったのだろうと想像する。学術、病院内、診療録の中などでならともかく、一般の場で露骨に患者の精神症状については書けない空気があったものと思われる。

精神の問題――特に幻覚や妄想といった精神症状を対象としようとしたとき、それを「霊的なもの」として隠喩的に漫画作品の中で描くという手法をとったのではと考えるのである。

7.

今回の場合で言えばこうである。突平（というか突平のモデルになった患者）は実は何らかのしっかりとした精神症状があったが、そこに創作のインスピレーションを得た手塚治虫は、それらを精神症状のまま露骨に描写するのではなく、〝霊的な現象〟に置き換えて表現したのではないだろうか。私は、手塚が「霊／霊的現象」を描いたら、それは「精神症状／精神疾患」のメタファーなのだと思っている。

以下、このような仮説の立場をとり、突平（私としては突平のモデルとなった実在の患者）の鑑別診断を進めていく。

医学的再診断の試み

実はその鑑別疾患は広大ではない。「縦隔腫瘍と精神症状（＝突平に〝霊魂〟が宿ったかの様な現象）」を考えれば良い。この時点での鑑別リストを**表1**に示す。

まず突平の縦隔腫瘍が「胸腺腫瘍」だったとしよう。すると、三つの可能性が挙がる。それは、重症筋無力症、異所性ＡＣＴＨ症候群／クッシング症候群、傍腫瘍性辺縁系脳炎の三つである。しかもこれらが互いに合併、共存すること

表1　縦隔腫瘍＋精神症状の鑑別

胸腺腫瘍に伴う精神症状
- □ 胸腺腫瘍を伴う重症筋無力症
- □ 胸腺腫瘍を伴う異所性ACTH症候群／クッシング症候群
- □ 胸腺腫瘍による傍腫瘍性辺縁系脳炎

縦隔奇形腫に伴う精神症状
- □ 抗NMDA受容体脳炎

がある。

まず重症筋無力症は否定的である。なぜなら、重症筋無力症に相当する症状がないからである。腕や脚の力が弱くなる、まぶたが垂れて下がる、物が二重に見えるなどの筋力低下や易疲労性の症状に相当する描写がない。

次に異所性ACTH症候群／クッシング症候群であるが、こちらも否定的である。クッシング徴候がないからである。満月様顔貌、中心性肥満、皮膚線条、皮膚の菲薄化または皮下溢血などの描写がない。また、ざ瘡や多毛、色素沈着といったものもないようで、クッシング症候群があるとすることはできない。

最後三つ目は、胸腺腫瘍に伴う辺縁系脳炎である。当然ながら、上記二者（重症筋無力症、クッシング症候群）の非合併例を考える（この二者もある意味で、胸腺腫瘍に伴う傍腫瘍病態と捉えられなくもないが、あえて別記・別項目とした）。傍腫瘍性辺縁系脳炎は、突平のように特に身体的特徴はなくてもあり得る病態である。しかし、典型的な傍腫瘍性辺縁系脳炎の場合を考えると、発症年齢の点で相当異なる。傍腫瘍性辺縁系脳炎に関するある文献[1]内に、胸腺種合併一一例についてのまとめがある。これによれば、重症筋無力症合併例（三例）を除く八例において、辺縁系脳炎の診断時年齢は三二〜六七歳であったということがわかる。つまり、作品から想像される突平の年齢はどんなに高く見積もっても一五歳であろうから（個人的には一二歳前後にみえる）、突平の病態が傍腫瘍性辺縁系脳炎とするには無理がある。ところで傍腫瘍性辺縁系脳炎の病態形成には何らかの自己抗体産生が関連しているとされる。特に最近、抗電位依存性Kチャネル（VGKC）抗体陽性に関連する脳症が知られるようになっている。この病態に限ったとしても、通常四〇歳以上の中年に発症するとされている。

総合的・相対的な判断になるものの、突平の縦隔腫瘍が胸腺腫瘍だとした場合、傍腫瘍性辺縁系脳炎の線もなくなったと考える。

突平「も」抗NMDA受容体脳炎なのか

作中では霊的現象のように描かれた突平の異変（症状）は、結果的にはあの霊媒師らがしていた降霊の儀式の中でなされた、催眠術的なものにかかったことによるものであろう。さて、この解釈は「作品の中では」ということである。既に述べたように、私はこうした霊的現象とかけ合わせた一連の描写はあくまで手塚治虫の創った隠喩表現であり、おそらくモデルにした実在の患者がいたはずで、その患者は〝印象的な〟精神症状を持っていたのだろうと思っている。

さて最後の鑑別疾患、**表1**の下段に示した「奇形腫による抗NMDA受容体脳炎」というのは、「ピノコ誕生の裏に見えた真実⁉」（15頁）で既に扱っている。そう、ピノコの回である。抗NMDA受容体脳炎の精神症状についてはそこでまとめているが、抗NMDA

7.

受容体脳炎における精神症状はインパクトが強いものが多い。ちなみに、先に私が投げた「突平がなぜ黙っているのか」という問いについても、彼の沈黙はもしかしたらある種の精神症状の一表現だったのかもしれない。

それはともかく、抗NMDA受容体脳炎では憑依体験や神や霊に関する妄想などを体験することがある。具体的には、「誰かに乗り移られた」「神の声が聞こえる」「死んだはずの人がみえる」といった異常体験であったり、あるいは世界の終焉の予告を述べたり、などがある。これらが突平の症状と合うかどうか根拠を持って照合はできないが、否定する材料もまた見当たらない。

男性の抗NMDA受容体脳炎

次に、卵巣奇形腫で有名な抗NMDA受容体脳炎が、他の部位の奇形腫でも起き得るかである。これについては実は、抗NMDA受容体脳炎の理解の当初から、本邦の医師らによって卵巣以外の奇形腫に由来する抗NMDA受容体脳炎への注目が促されていた。(2・3) 縦隔は、卵巣に次いで多い奇形腫の発生部位といえる。ここまでのことを換言すれば、男性の抗NMDA受容体脳炎例では縦隔奇形腫を探せ、となる。実際そもそも二〇〇七年のDalmauの最初の一二例(4)の中のうち一例は縦隔の奇形腫だった。本邦でも文献検索上では何例かはヒットする。例えば学会症例報告ではあるものの「縦隔奇形腫に合併した抗NM

DA受容体脳炎の一一歳男児例」という、小児例も探し当てることができた。[5]

以上より、作中の突平少年の病態の底となったテーマを「縦隔奇形腫に合併した精神症状を主体とした抗NMDA受容体脳炎の一例」と考えれば、全体を大筋矛盾なく説明できる。

エピローグ／解説

あらためて、手塚治虫の観察眼と感性と慧眼と

個人的に、作品「ブラック・ジャック」に垣間見られる手塚治虫のすごさというのは、その観察眼、独自の感性に基づく漫画作品としての表現力、そして現代に通ずる慧眼であると思う。

創作の体であろうとはいえ、手塚なりの症例分析、文献確認、医事監修などは、執筆にあたり見えないところで十分行われたに違いない。実例の患者を何らかの形でみて、手塚の感性でそれを〝料理〟しているのだ。

さて、ピノコの回でも述べたが、『ブラック・ジャック』執筆時の一九七三〜一九八三年にはこの抗NMDA受容体脳炎の「概念」はまだ存在していなかった。抗NMDA受容

7.

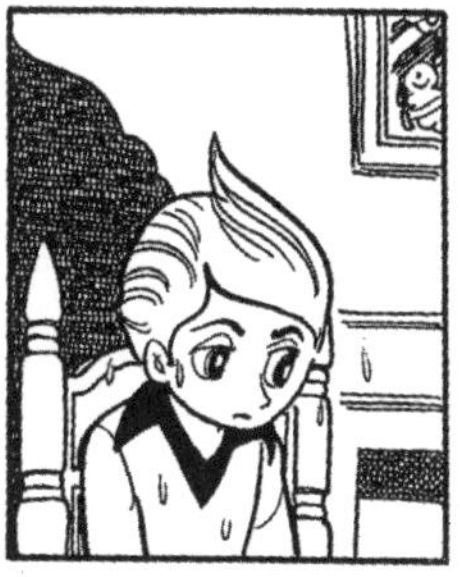

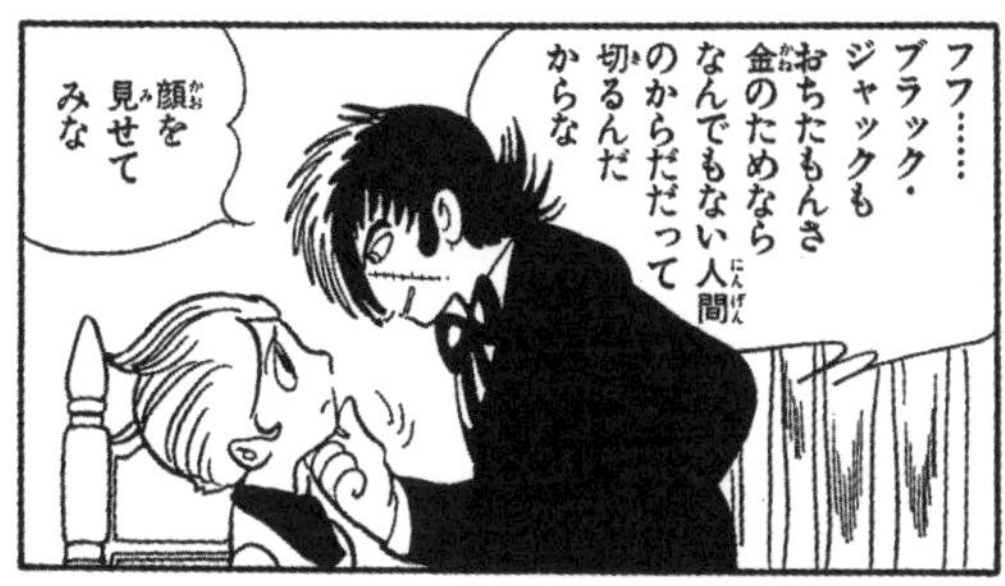

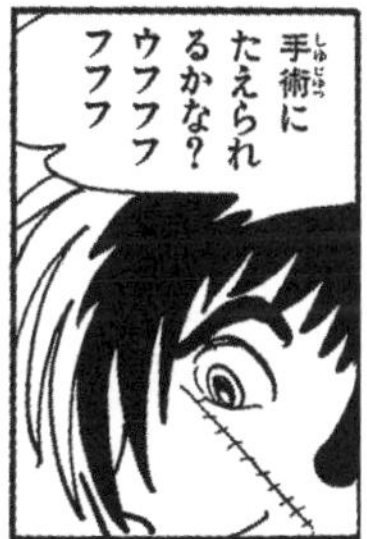

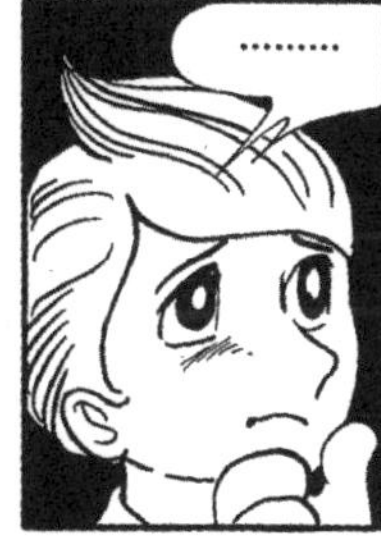

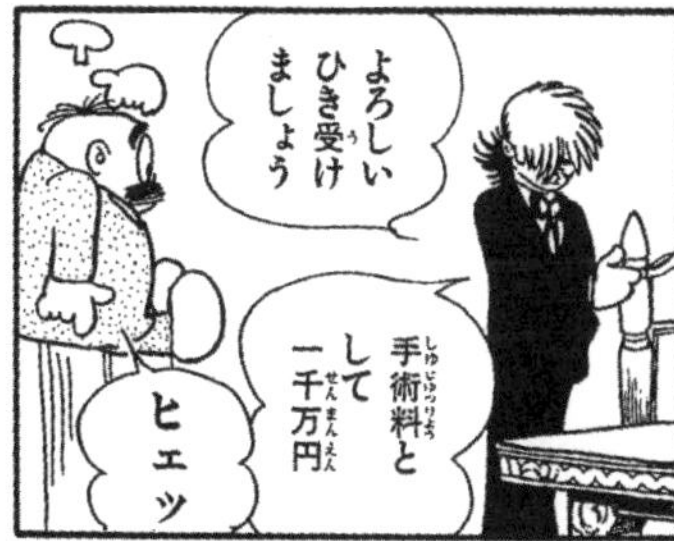

図1　ブラック・ジャックと突平少年の最初の接触の場面。ブラック・ジャックは、たったこれだけで診断がわかってしまったという。現代の名うての〝ドクターG〟も驚きのスナップショット一発診断である。

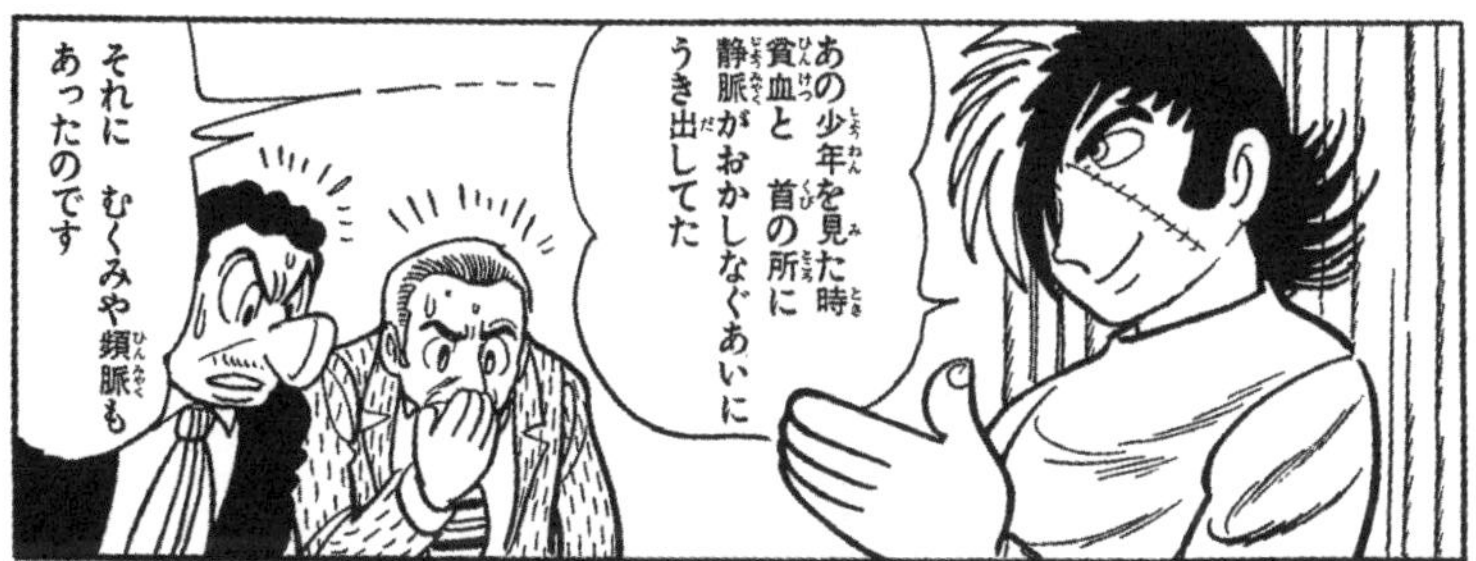

図2　図1で示すようなわずかな接触で、ここまで見抜いていた恐ろしい眼の持ち主であるブラック・ジャック

体脳炎の概念の提唱としての初めての key journal は二〇〇八年である。[6] 今回の突平少年（のモデルとなった患者）が、仮に私の考えどおり抗NMDA受容体脳炎であったとして、しかし執筆当時にこの疾患概念は無かったのだから、手塚治虫がこの病態に目が留まる・関心がいくという臨床感性には驚かされる。

あとは単純に、手塚治虫の「見せ方」もさすがであると思わされた。ブラック・ジャックは最初に突平の顔を見たときから病気であることの察しがついていただけでなく［図1］、貧血、頸部の静脈怒張、むくみ、頻脈があることをこの瞬時のうちに見抜いていた［図2］。しかしもその上で縦隔腫瘍の存在を類推していたのである！……と、このように手塚治虫は描写したのである。こう描くことにより、ブラック・ジャックがとんでもなく卓越した医師であることを、読者に印象的かつ暗示的にみせているわけである。

縦隔腫瘍の局所・圧排症状のみから、霊的なものとされていた状況の中から病気の存在を見抜き、周囲をとんでもない出し抜き方で手術に至らせ、そして成功させた。私は、この回が一番好きである。作品としての作り込み、そして込められたメッセージの豊富さと深さ。総合点が一番高い作品だと思っている。

私自身も、これまで「病気ではないようにみえて実は病気」、ある種の〝仮病のようなもの〟をたくさん診断してきたが、[7] さすがに目の前の現象（症状）が霊魂によるものか否かを見破る場面には遭遇したことはない。

8.

獅子面病とブラック・ジャックの賭け

「獅子面病」新装版3巻、六三―八〇頁

8.

「獅子面病」

　ある日ブラック・ジャックは警視庁の刑事に逮捕令状をちらつかせられ、なぜか病院に連行される。刑事は自身の息子をモグリの医者に再起不能にされたために、無免許医を恨んでいると語る。そして、刑事はある患者の治療をし、みごと完治できたら審査員（外科医の大物）たちが医師免許を取得できるよう取り計り、逮捕を取り下げるが、上手くいかなかったらその場で逮捕すると言う。

　ブラック・ジャックが治療しないといけないのは獅子面病の患者であった。カルテによると、患者は一六歳男性、三歳で発病。骨変形が著明で現在は開口・開眼すらできないとある。ここまで悪化した患者を押し付けてきた審査員を恨みつつ、ブラック・ジャックは手術することを決断する。

　審査員たちは骨の切除、そして無駄におわる手術をすると考えていたが、ブラック・ジャックは脳手術――脳下垂体の部分切除・ラジウム片移植手術――をすると伝える。聞いたこともない術式に周囲は動揺する。ブラック・ジャックは五人の獅子面病患者に対するこの術式での治療経験があり、五人中三人は治り、二人は亡くなったという。審査員は「患者のいのちを生かすか殺すかをカケるとは許せんっ」と批判をするが「あなたがたはいつも患者が必ず治ると保障して治療をしているのか?!そんなことができるのは神しかいない！　我々は人間だ！　だからカケるしかないだろう」

ブラック・ジャックのやり方に懐疑的だった審査員たちも、見事なメスさばきに皆見とれてしまい、言葉はないが手術が終わる頃にはブラック・ジャックの手術に心酔していた。ブラック・ジャックを連行した刑事はなぜか手術の成否を必死に確認するが、治療の結果がわかるのは三ヶ月後に持ち越しと医師たちに諭される。

そして三ヶ月後、治療の成功と患者が刑事の息子であることがあきらかにされる。刑事は逮捕状を取り下げ、審査員らは免状の取得を目指すが、ブラック・ジャック

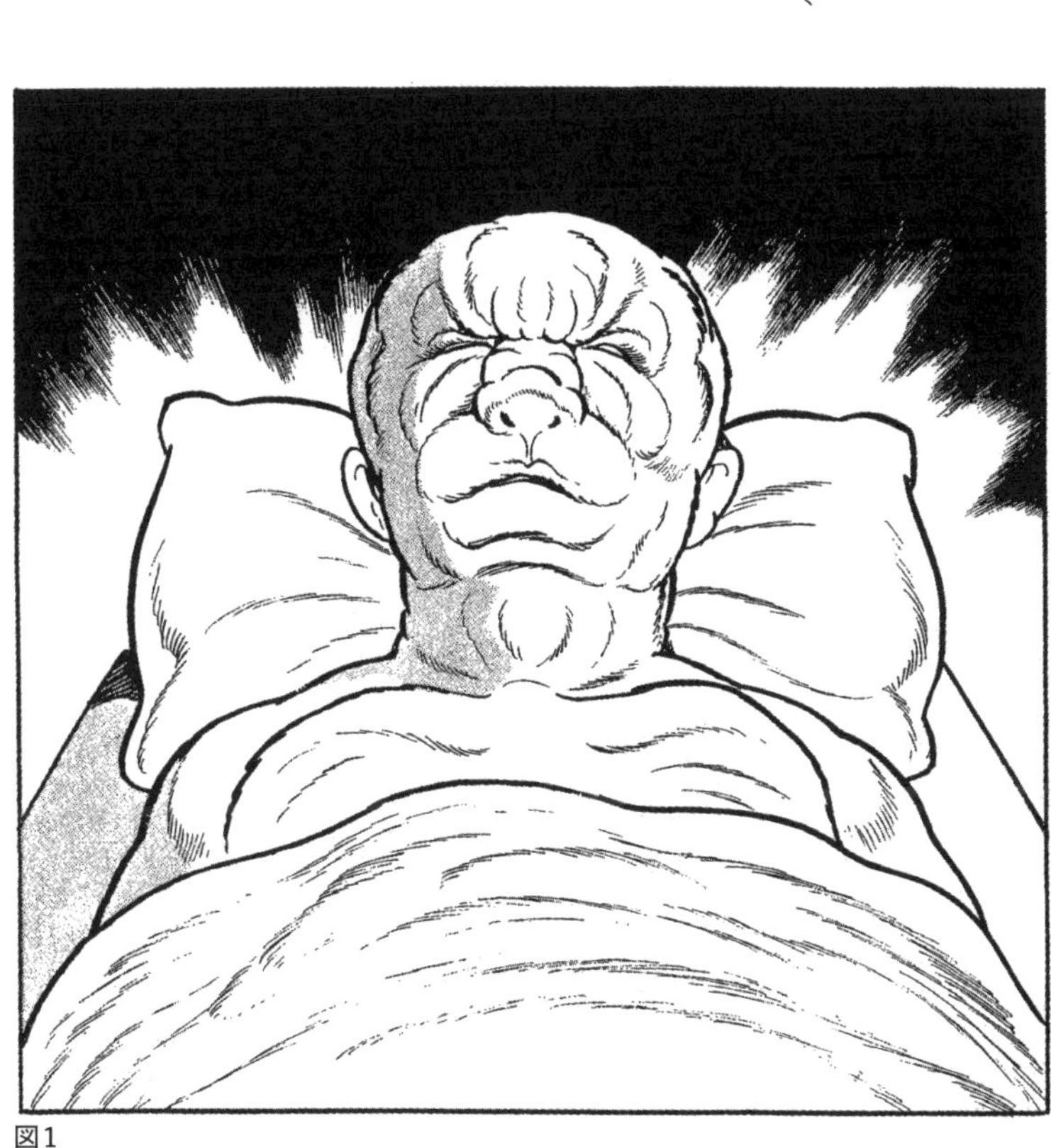

図1

自身の治療費取り立てに対する苦情で免許が下りないことが明らかになる。

ウッ
……パパ………
せ…………
せ…が…れ
!!
ワ…ワハ…
おまえの顔…ワハ
もとの顔だ
あの男は
偉大な外科医だ
われわれは免許状を
申請しましたよ
しかし このやりかたはフェアではなかったね
だれにもなおらないあなたの息子さんをテストの患者として 手術をさせたんですからな

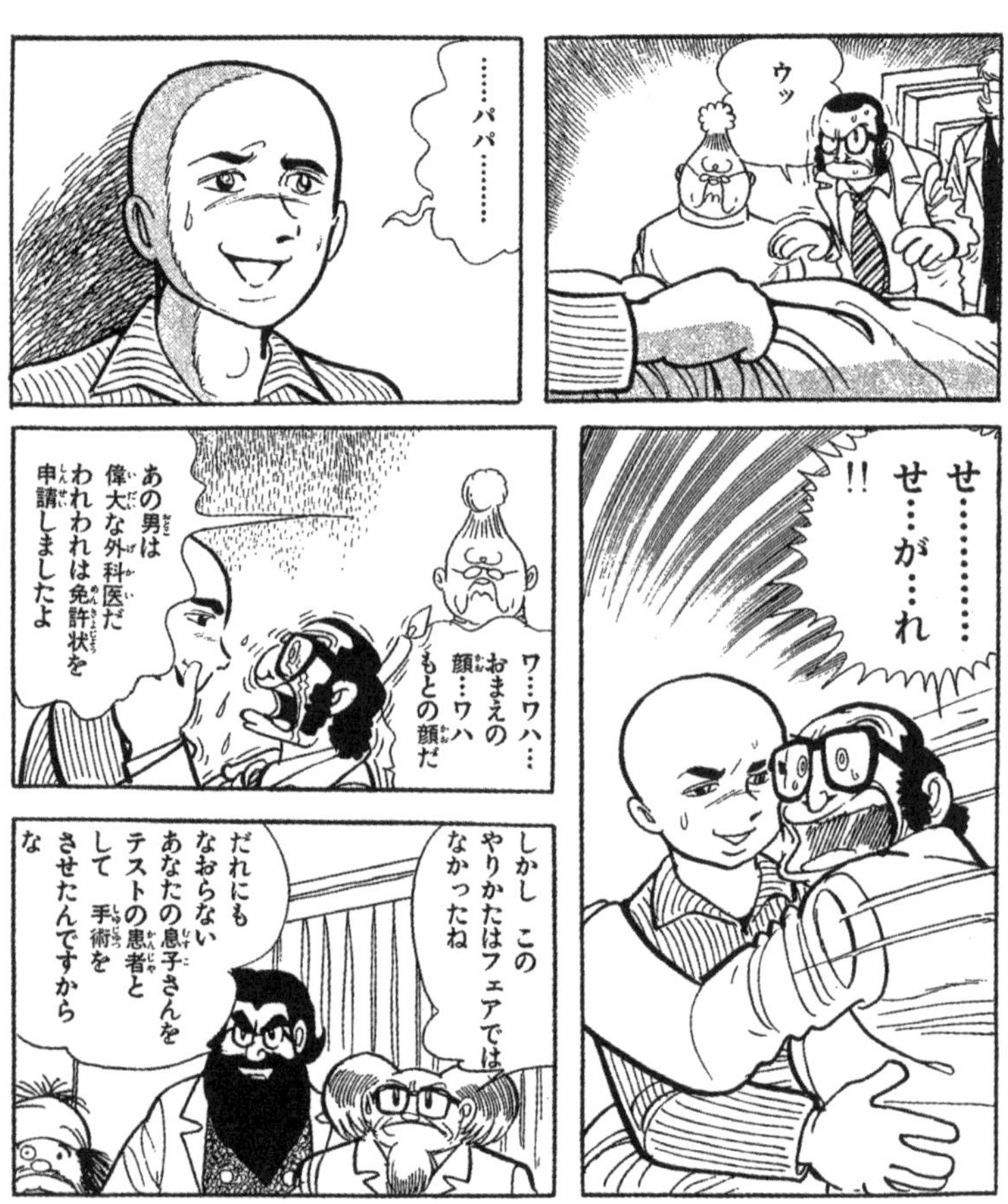

8.

図2

現代医学から整理する

作品「獅子面病」の中の獅子面病とは

「獅子面病」は、今回のタイトルにもなっていて、作中では**図1**にあるように、「獅子面病はページェット氏病ともいわれ　骨がどんどんふくれあがって　背骨や顔がすっかり形を変えてしまう、原因不明の疾患」として描かれている。

ここでいう、「ページェット氏病」というのは、この記述を今日の医師がみれば、「骨パジェット病、Paget's disease of bone」のことだろうと容易に察しはつくであろう。しかし、**図3**の記述の中で、誤りが一箇所だけある。それは非常に意外な部分である。〝獅子面病は〟のところである。〝獅子面病は〟を削除すれば、このコマにおいてすっかり意味が通る。根拠は、最後まで読んでいただければわかるようにしてある。

この回のストーリーに関して、私の考察の末の結論的ロジックは次の二点にあり、ここで先に述べておく。

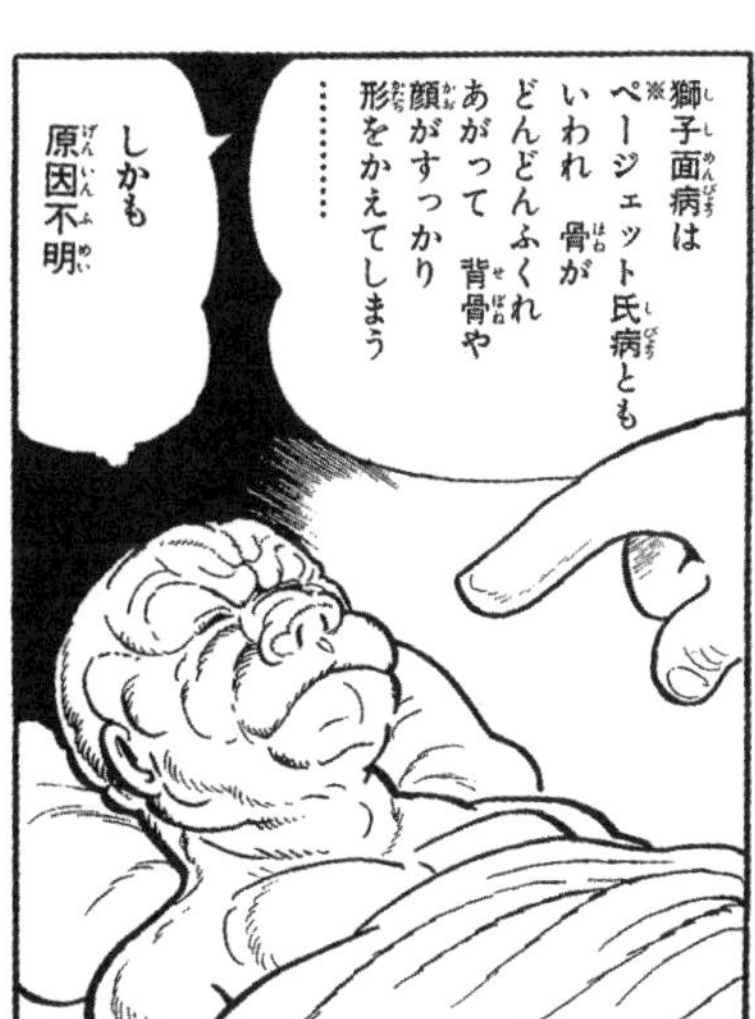

図3　「獅子面病」のことをブラック・ジャックが説明している1コマ。

8.

⇩この患者は〝獅子面病〟でよい

⇩この患者はページェット氏病（骨パジェット病）ではない

あらためて獅子面病とは

現代医療では、そのまま「獅子面病」という term は通用しないが、「獅子（様）顔貌 leontiasis」という用語はある。そしてこれは症候名である。つまり、「獅子（様）顔貌」という症候となる疾患というのが複数存在するということである。つまり作中の患者（警部の息子）は、ブラック・ジャックの見立ても借りれば、「獅子（様）顔貌」を呈していると言えるだろう。ただ、ブラック・ジャックは、「獅子面病」というのは実は不均一な病態であるということを知らなかった。「獅子面病」は、症候名であって、病名ではないのだ。

なお今日は医療用語の標準化が図られており、動物の名前が入った医学用語は（特に顔貌に関する用語で）、他の一般的な呼称に置き換えられる動きがあるということを申し述べておく。

医学的再診断の試み

「獅子（様）顔貌leontiasis」の鑑別疾患

では獅子（様）顔貌を来たしうる疾患を**表1**に掲げる。骨の異常が主体か、皮膚の異常が主体かに分けて考えるとよい。なおこれは私の自作リストであり、特に対応する参考文献はない。

一応**表1**を軸に作中の患者の鑑別診断を考えてみる。そもそもブラック・ジャックはこの患者をみて「骨パジェット病」とsnapshot診断できたように、つまり骨の異常があることは明らかなようだ。また**図4**のように、ブラック・ジャックが診る前にこの患者を診ていたはずの医師も、骨の異常を示唆する発言をしている。

次に、診断を考える上で、治療についても考えてみる。ブラック・ジャックは、自身の獅子面病の症

表1　獅子（様）顔貌の鑑別疾患

骨の異常が主体
- □ 骨パジェット病
- □ 線維性骨異形成症（特に上顎あるいは多骨性）
- □ McCune-Albright症候群
- □ 慢性腎不全／腎性骨異栄養症に伴ういわゆるuremic leontiasis ossea（尿毒症性骨性獅子面症）
- □ 先端巨大症／下垂体性巨人症
- □ 骨梅毒

皮膚の異常が主体
- □ 神経線維腫症Ⅰ型（レックリングハウゼン病）
- □ 慢性光線性皮膚炎
- □ 皮膚病変から始まる「くすぶり型」（あるいは慢性型）の成人T細胞白血病・リンパ腫
- □ 急性白血病の皮膚浸潤
- □ 皮膚T細胞リンパ腫
- □ セザリー症候群
- □ 限局性白癬性肉芽腫
- □ CD8陽性毛包向性菌状息肉症
- □ 毛包向性菌状息肉症
- □ ハンセン病

例経験を図5のように述べている。少なくとも、下垂体に異常がある病気であると理解しているようだ。そして、少し先に進んでしまうが、作中の患者はブラック・ジャックの手術によって病気が治ってしまっている。この経過を加味すると、ブラック・ジャックのいう獅子面病とは「下垂体異常と骨性の獅子顔貌を伴う疾患」とまとめられることになる。

そう考えると、**表1**から候補を探すと、McCune-Albright症候群か先端巨大症／下垂体性巨人症（いわゆるacromegaly）が考えられる。しかもMcCune-Albright症候群の中に、下垂体の成長ホルモン（GH）産生腺腫からのGH過剰分泌（つまり下垂体のGH産生腺腫）によって発症する例がある。つまり、この作品を読み解くために、ここでacromegalyというキーワードが浮上するのである。

Acromegalyと〝獅子面病（骨性獅子面症）〟の関係

ではacromegalyと獅子面病というのは繋がるものなのだろうか。これについては文献1が大変興味深く、かつ示唆的であった。これは、acromegalyの発見や知見集積の歴史を述べたもので、大変よくまとまっている文献である。以下の記述はこの文献を底とする。

acromegalyという言葉を初めて使ったのは、一八八六年フランスのPierre Marieが最初だったということらしいが、実際にはその前にacromegalyに相当する患者の記述はたくさんあったということらしい。色々な名前で呼ばれていたものを、Marieがまとめたとい

念のために申しあげるが手術して骨を切除してもむだですぞ
骨はまたどんどんふくれていきますからな

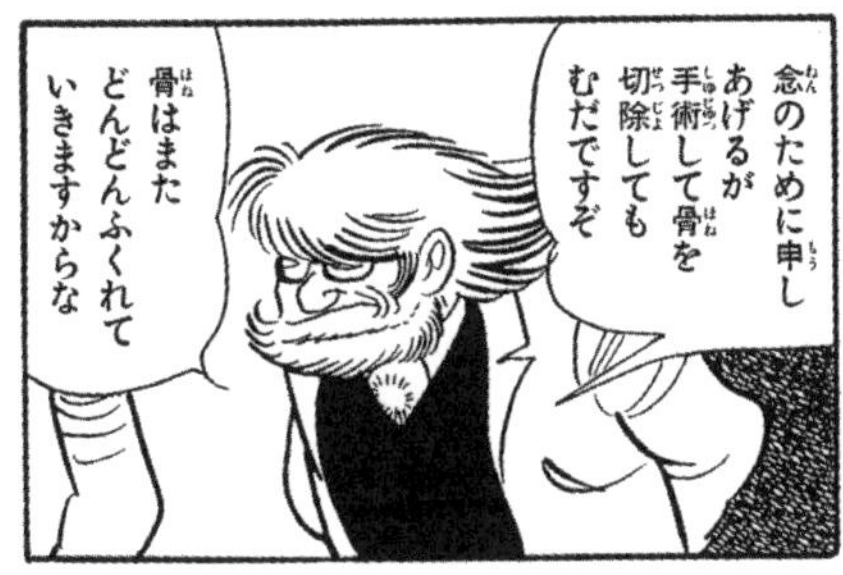

図4　ブラック・ジャックの手術前、外科医衆のうちの１人の忠告。これによると、骨の異常に伴う獅子面病であることが窺える。

脳下垂体部分切除およびラジウム片移植手術を！

そ　そんな方法はきいたことがない
脳下垂体など切ってもなおらんと思うね末端肥大症ならべつだがね

なぜそうやると助かるのかわたしにもわからないのだが………
だがわたしはアフリカで五人の獅子面病患者を手術したことがあります
この方法で三人はなおり二人は死んだ！

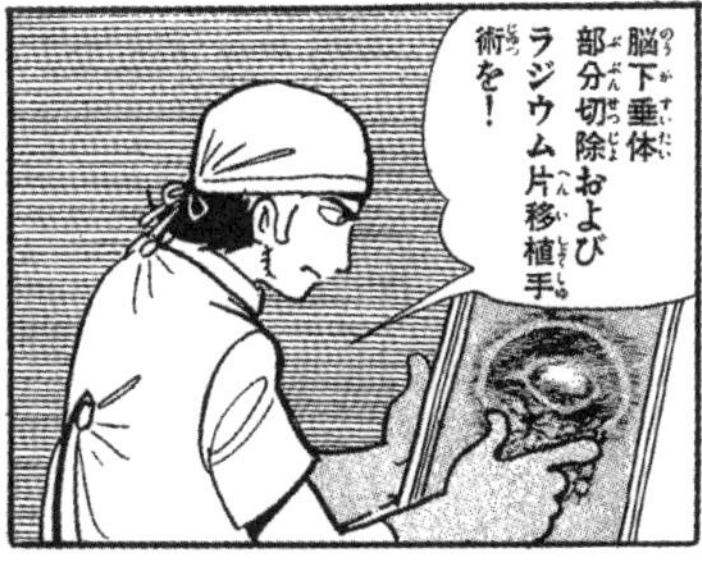

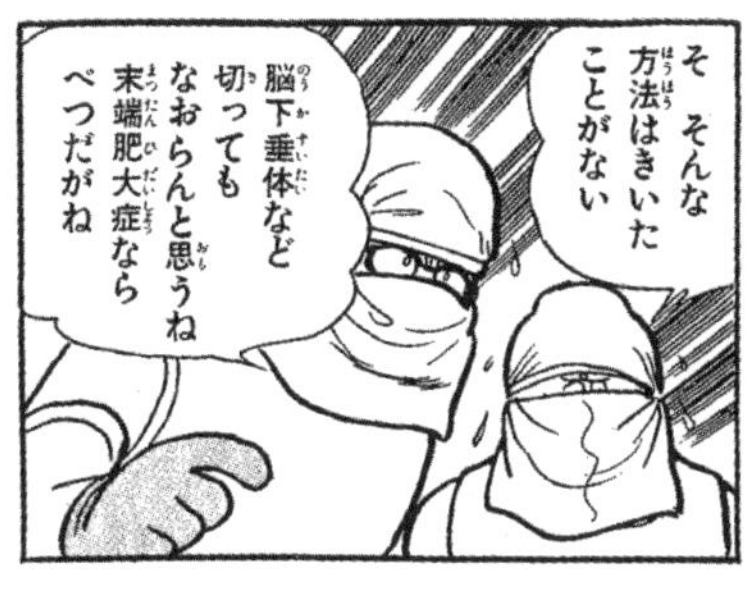

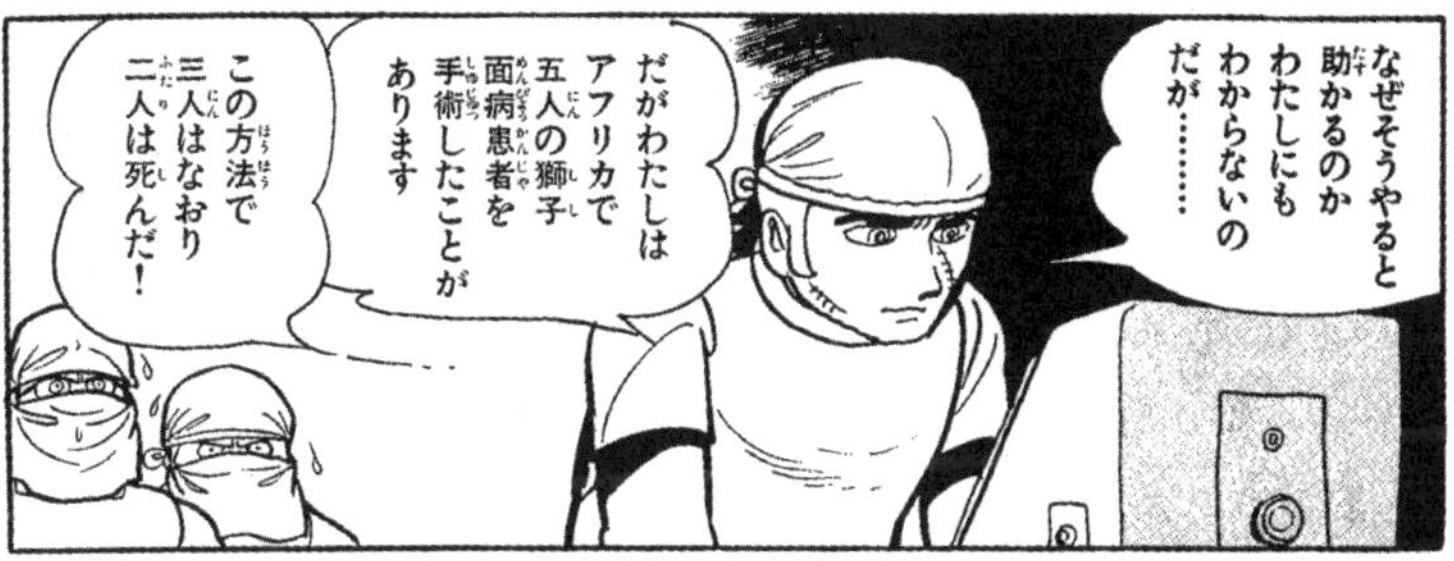

図5　ブラック・ジャックの獅子面病に対する５例の治療経験について

8.

う流れのようだ。また、一八六四年Vergaの報告によれば、今でいうacromegalyの症状を持つ患者に下垂体に病変があることをすでに推測している。Marieは下垂体との関連は指摘せずだったが、その後知見が集積され一九世紀の終わりにはacromegalyと下垂体の肥厚・腫瘍に伴う下垂体機能過剰との関係性は確立されている。

しかし、細かい部分で、その裏で色々な混乱が見られていた。例えば、acromegalyとgigantism（巨人症）は異なる病態で起こっているものと思われていた時期もあった。前者は後天的な下垂体の異常で、後者は先天的な成長障害と考えられたりもしていたのである。

私は、同じ文献1の中に非常に興味深い記述を見つけた。それは、米国のLewis Wilkinsという巨人症患者（顔の左が肥大している）のことを記述したいくつかの論文において、初期診断が〝leontiasis ossea（骨性獅子面症）〟とされていたというのである（二三七頁）［図6］。

これがなぜ示唆深いかといえば、今日少なくとも下垂体腺腫を伴うacromegalyの治療で手術療法は一般的である。ここで今回の作品と繋がる。つまり、ブラック・ジャックは実際には、acromegalyによって獅子顔貌を呈していた患者の症例経験（外科治療）をしていたのではないかという予想が生じることになる。

これは非常に魅力的な仮説であるが、次のような点で私は作中の患者がacromegalyと考えていない。

あらすじによれば、患者は三歳ですでに発病しているという。この患者がもしacromegalyだとしたら、一六歳にもなれば臨床的特徴はあくまで「巨人症」という表現型となっているはずであろう。しかし作中でブラック・ジャックが確認したカルテによれば、あくまで骨変形が主体であるとのことである。これは**図1**などを見れば明らかである。この患者はいわゆる巨人症的な容貌ではない。

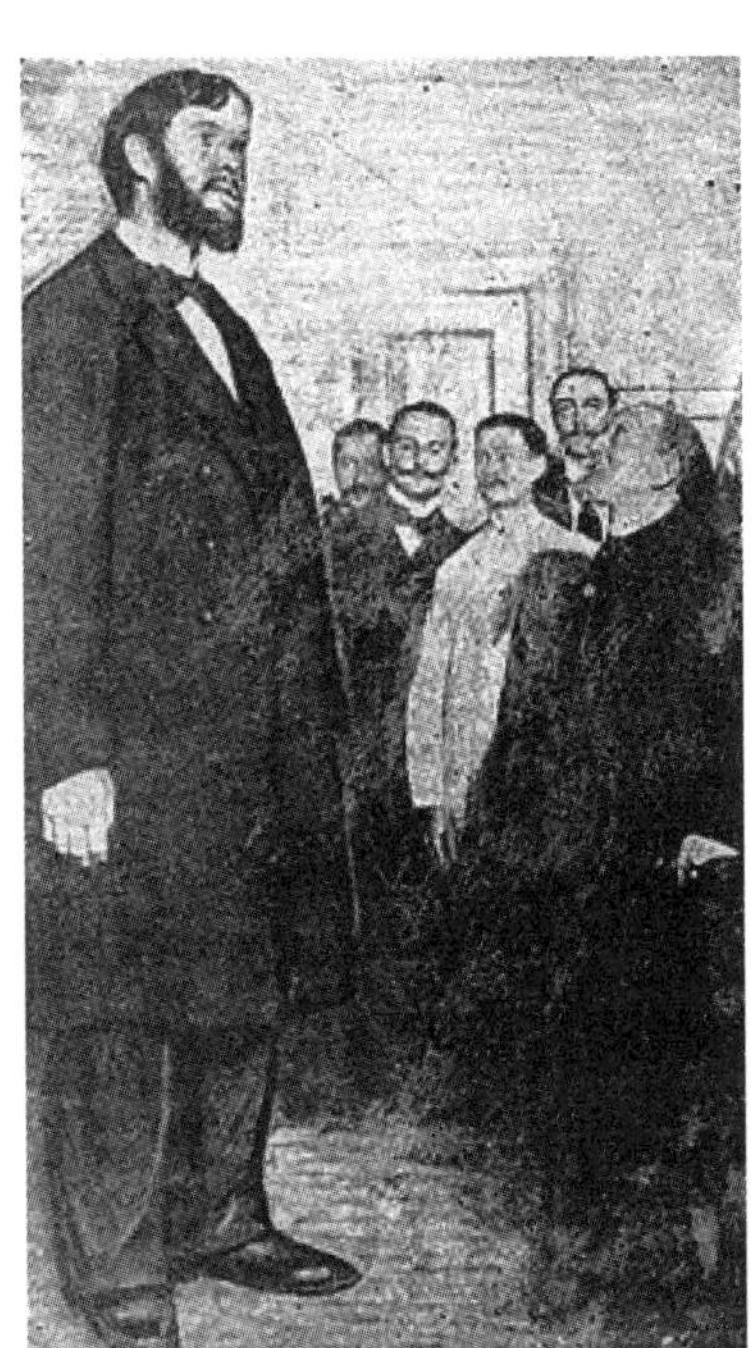

図6　有名な巨人症患者・Lewis Wilkins（左）。文献1のp238、図1より。顔の左が肥大しているので、初めは“leontiasis ossea”と診断されていたらしい。

8.

警部の息子の診断名は？

あらためていうまでもないかもしれないが、この患者がもしブラック・ジャックのいうとおり骨パジェット病だとしても矛盾が多い。発症年齢が若すぎる（骨パジェット病は四〇歳過ぎの発症が多い）、骨パジェット病は下垂体は病態に関与しない（当然手術でよくならない）、ブラック・ジャックの言うように予後が悪い疾患でもない（五人中二人は亡くなったなどという武勇伝とはならない疾患だろう）。

さあここまでのまとめを簡単に**表2**に示す。

仮にこの患者に下垂体の病変があるとして考えると、これまでの議論も加味しつつ、**表2**を満たすのはMcCune-Albright症候群くらいしかないかもしれない。

McCune-Albright症候群は、皮膚カフェオレ斑、線維性骨異形成症、ゴナドトロピン非依存性思春期早発症を三徴とする症候群で、〇～一〇歳で発症する（小児慢性特定疾病情報センターのウェブサイト https://www.shouman.jp/disease/details/05_41_090/ より）。そして、線維性骨異形成症による骨性の顔貌変化や、GH産生下垂体腺腫の合併がありうるということが、この疾患を挙げる理由である。今のところ、一番fitする仮説と思われるが、「下垂体手術によって、（獅子面症をきたすほどの骨性の顔貌異常が）すっかり改善した」という点のみがおかしい。McCune-Albright症候群において、下垂体

表2　患者（警部の息子）の臨床的まとめ

- 3歳発症、現在16歳
- 骨性の獅子顔貌（図1）
- acromegalyは全く目立っていない
- 下垂体の部分切除で患者の顔貌が改善した

手術によって改善するのは内分泌異常である。acromegaly でひどい獅子面症をきたしていたのなら、作品のようなストーリーもあり得るが、**表2**にも示したように患者は骨性の獅子顔貌の方が明らかに優勢であって、巨人症的記載が作中にない。

以上より、今回の患者（警部の息子）では、作品の情報で全てを矛盾なく説明できる一つの疾患は見いだせなかった。

そうすると完全に推測となるが、手塚治虫がかつて leontiasis ossea という「（骨性）獅子面症」と和訳可能な病態をどこかでみかけ、それについて興味を持って調べるうち、今回述べたような、leontiasis ossea と acromegaly のクロスオーバーに気づいた（あるいは混同した？）のかもしれない。**図5**によれば、ブラック・ジャックがやろうとしている手術が「末端肥大症」の手術でもあることを手塚治虫が自覚していることがうかがえる。「獅子面病の治療が下垂体切除である」という設定にしたのは、たまたまの偶然・思いつきではないと私は考えている。この部分だけ物語の創作上の設定にしたのだと考えると、合点がいくのである。

すなわち、Albright 症候群のような病態を描きつつ、治療法のみ下垂体切除であると設定して描いた（ブラック・ジャックに忖度した？）という可能性を一番に考える。ちなみに、文献2は、「Fibrous dysplasia of the maxilla（上顎の線維性骨異形成症）」の症例であるが、顔下半分だけ見れば、作中の顔貌［図1］に似ている［図7］。ただし線維性骨異形成症は

polyostotic（多骨性）という病型もあり、**図7**のような変化に顔上半分の骨異形成[3・4]も加わった症例というのが、今回の真相だったのかもしれない。やはり警部の息子は、今日でいう、McCune-Albright症候群に一番近いのかもしれない。

最後に ～骨パジェット病について～

今回、作中の患者は骨パジェット病ではないと言い切ってしまったのではあるが、最後に少し本症について付言しておく。現時点で世界一有名な骨パジェット病患者は、**図8**に示す肖像画のモデルとなった「老女」である。

この肖像画は、一五一三年頃画家のクエンティン・マサイスが描いた『醜女の肖像』で、ロンドンのナショナル・ギャラリーに展示されている。この作品に対し、二〇〇八年Mark BrownはThe Guardianでこの老女の顔貌の示す特徴が骨パ

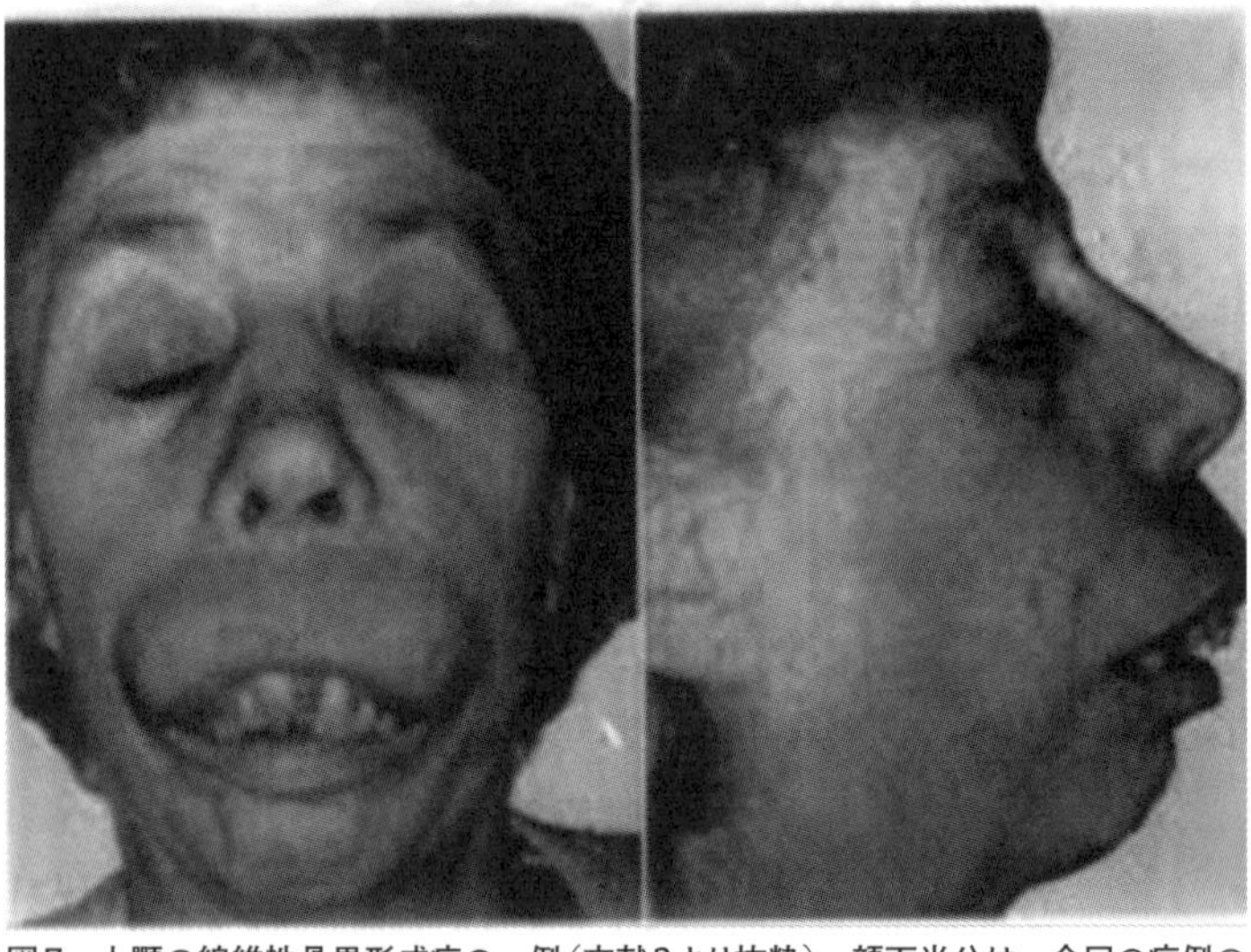

図7　上顎の線維性骨異形成症の一例（文献2より抜粋）。顔下半分は、今回の症例の顔貌（図1など）に似ているように思われる。

8.

ジェット病に一致していると指摘した（https://www.theguardian.com/culture/2008/oct/11/art-painting）。これは、きちんとした医学的調査に基づいているのだと述べられている。

調査したのは、University College London の外科の名誉教授である Michael Baum だ。Baum 氏は、「こんな末期の（〝full-brown〟）骨パジェット病は今までにみたことがない」と言った。つまり、骨パジェット病のなれの果ての患者の顔は、マサイスの「醜女」（図8）のような顔貌となるのである。

ところでここまで読まれた読者なら目ざとく気づかれたと思われるが、**図8**の「醜女」の顔貌に見覚えがないだろうか。そう、やはり獅子顔貌を呈しているのである。**図1**で示す、つまりブラック・ジャックが手術した獅子面病患者（刑事の息子）の顔や、**図7**で示すような上顎の線維性骨異形成症の患者の顔に似ているのである。

表1にも骨パジェット病はリストしているのではあるが、ブラック・ジャックの名誉を守る意味でもあるのだが、作中の患者は骨パジェット病ではない

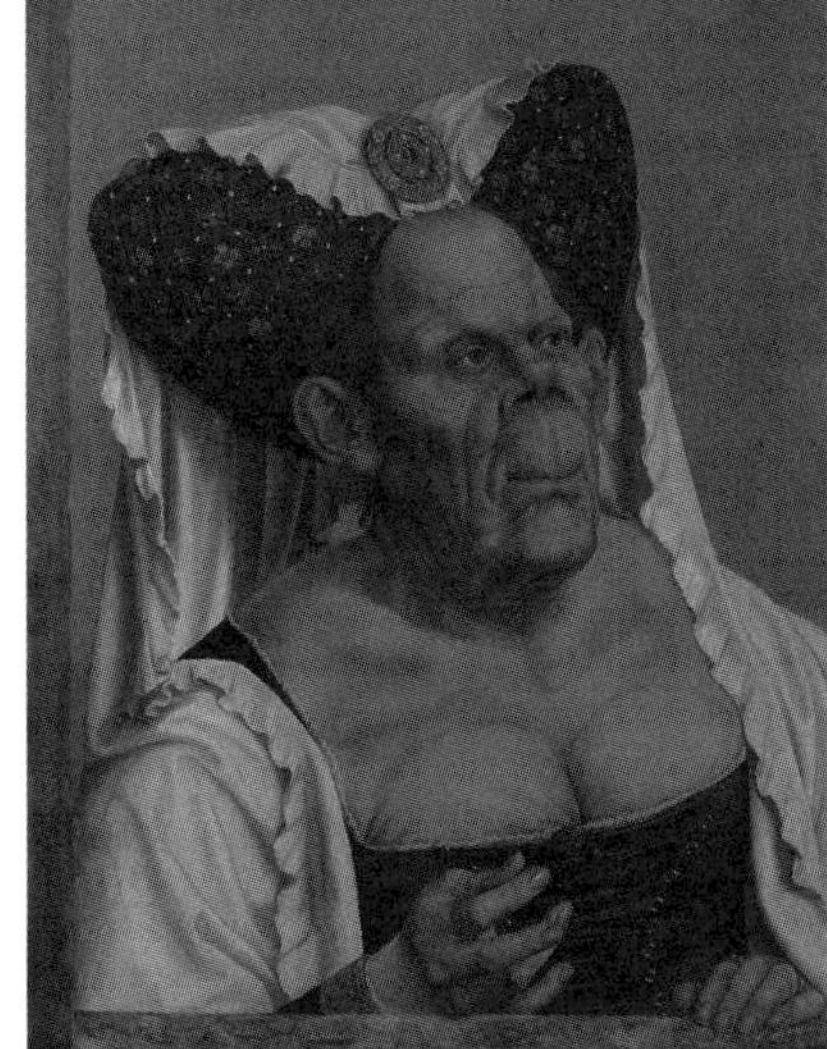

図8 『醜女の肖像』
1513年頃に画家クエンティン・マサイスが描いた絵画、英：A Grotesque Old Woman、 英：The Ugly Duchess）。2008年、このモデルとなった老女は骨パジェット病だったのではとする指摘がなされた。

Wikipedia commonsより転載

のだけれどもその顔貌は骨パジェット病なれの果てそのものの顔であるとも言えるのだろう。手塚治虫は、この〝マサイスの醜女〟のような顔をした〝骨ページェット氏病〟の患者の顔をモデルにして、今回の患者を描いたのかもしれない。そこは忠実だった可能性がある。

エピローグ／解説

患者が必ず治ると保証できてから治療をするのか

今回の症例で話題となった〝獅子面病〟という症候は、今日の医療レベルや技術であれば、早期発見や治療の技術により、十分制圧できる可能性が高いと思われる。逆に言えば、そのおかげで獅子（様）顔貌などという症候の患者には現在実際にはそうそう出会わない（し、習いもしない）。

さてブラック・ジャックの手術技術の高さは恐ろしい。作中の患者は見事に治癒している。ただ今回、私個人が一番響いたのはそこではなく、**図9**に示すような、ブラック・ジャックの勇気である。

ブラック・ジャック自身が述べているように［図3］、この患者とその病気に対する治療はそれ自体「賭け」であった。**図9**であらわにしたブラック・ジャックの苛立ちは、個人的には現在の医療現場にも通ずると私は考えている。

様々な理由で患者の生命の危機が切迫しつつある段階で、①放置して悪くなるリスクと、②治療介入によるリスク、の二つが生じた時に、リスクの大きさが①>②であれば、普通に考えれば治療介入をすることを許容するであろう。しかし、近年は②自体が許容できない時代になっていると感じる。

なぜ社会は②を十分許容できないのか。ここからの考察は、本当にちゃんと考察するならば、社会学、医療経済学、などはもちろん、あらゆる学問と教養を身につける必要があると思われるのでしない。ただ、感想で述べてよいのなら述べてみよう。

まず端的に言えば、社会が豊かになったせいであろうと思う。ここでいう社会とは、都市部の便利な生活や医療レベルを備えた、最近の日本国内のものを想定してほしい。いうまでもなくインターネットの発達、いや発達よりも普及のインパクトの方が大きいだろう。二〇一七年総務省発表の日本人のスマートフォン所有率は六〇%であり、インターネットによる情報収集・交換を、個々の手元で手軽にできるようになったイ

じゃあ
あなたがたは
カケては
いないのかっ
あなたがたはいつも
患者がかならず
なおると保障して
治療をして
いるのですかっ

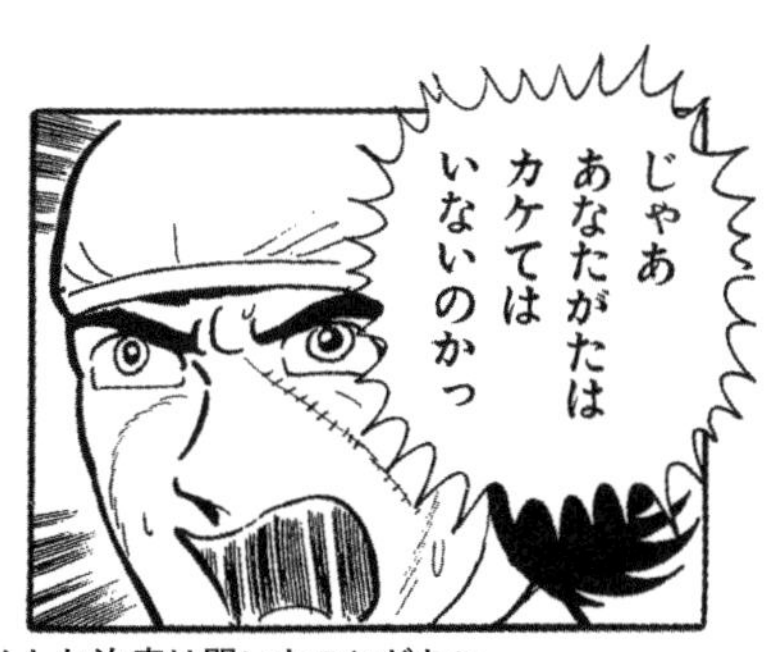

図9　何もしなければ死んでしまうのに、「そんな治療は聞いたことがない、賭けだ」と言われた時に、外科医衆に迷いなく吠えるブラック・ジャック。

8.

ンパクトはあまりに大きい。

一方で、医療レベルの向上も目覚ましく、通常のなんでもない日常で疫病やケガに怯えることはなくなっているし、七〇歳で亡くなれば「早すぎる死」であるし、国民自ら能動的に動いてがんを未然に防ぐあるいは早期発見することが普通になってきてもいる。

こうした、先に述べたインターネットの強い深い普及と医療レベル向上、この二つが融合してきているのである。これは強い。この豊かな社会は、もはや「死なない」だとか「病気の治療ができる」といったレベルでは満足できなくなった。皆と同じように、早く、安く、近いところで、いつでも、高度で質高い医療を気分良く受けるということでしか満足できなくなった。「大事に至らない状態であればＯＫ」とはならなくなってしまった。理解を得ることはもちろん、その内容の良さまで求めるようになったのである。

つまり、生活の質に関心が行き始めている。それどころか、質が低くないのは当たり前で、より良い質を求める。ほとんど日常の生活は問題なく送れているが、少しだるいのをなんとかしたい。もう治っているが、一ヶ月前のあの症状はなんだったのか知りたい。起きるのが辛いので早く起きられる薬はないか。といった具合である。それこそ、この現状をブラック・ジャックが目の当たりにしたら、なんというだろうか。

話を戻す。生命の危機が切迫しつつある段階で、①放置して悪くなるリスクと、②治療介入によるリスク、の二つが生じた時に、リスクの大きさが①＞②であっても②自体が許容できないという現状があることはすでに述べた。これは、こうは考えられないだろうか。現在の日本の社会では、②がどうこうである前に、①自体を現実感を持って許容できていないのだ。①に対して軸を持って対峙できない者が、②を定量的に測ることなんかできないだろう。①でも辛いのに、②なんてとんでもない!といった風に。

元気なのが当たり前。これを享受しすぎると、社会に歪みが生じる。ただ一方で皆、私もそうだが、豊かな社会に暮らしていたい。このあたりのことをブラック・ジャックと一度議論してみたい。

私個人が一番問題視しているのは、豊かな社会における患者のリスク評価の仕方の異常さではなく、医師がするリスク評価と取るリスクの変質だ。患者の高い強い要求に押し負け、防御的な価値判断をするようになってしまっている。死ぬリスクがどうであれ、治療介入による悪い結果の責任を、患者側が医者をとがめてくる可能性があることを知っているのだ。なので、最初から防御的に接するのだ。

「治せる可能性について議論しないのか、医者のくせに。」ブラック・ジャックなら、そう言いそうな気がする。

9. 外科手術だけではない

「木の芽」新装版2巻、一三七—一五八頁
「されどいつわりの日々」新装版17巻、七七—一〇二頁
「ハッスルピノコ」新装版8巻、二四三—二六四頁

9. 「木の芽」

　体のところどころから「木の芽」が吹き出てくる少年青木幹男。この秘密を知る少年の兄は、これを病気だと思いブラック・ジャックに診療を依頼する。少年はそれを嫌がるが、そうしている間にもどんどん「木の芽」に侵されていく。ブラック・ジャックはこの「木の芽」がオプンチアというサボテンの葉だと気づく。

　夜に学校の医務室で治療をする約束をしていたが、サボテンがどんどん少年を侵し言葉も届かないような状態にまで悪化し、ほぼ全身にサボテンの葉を生やすようになり、ついには兄を襲い始めた。間一髪でかけつけたブラック・ジャックは、たまらず少年に麻酔を注射して眠らせた。手術で心臓の横に寄生していたサボテンを摘出に成功した。

　母親によれば一家は以前ブラジルに転勤していた時期があり、そのとき住んでいた家に生えていたのがオプンチアだった。日本に帰国する際には別れがたくなるほど愛情を注いでいたのだ。幹男の心臓から摘出されたサボテンをみた母親はまさしくオプンチアだという。ブラジルからの帰国に際しこのサボテンは置いていくことにしたが、別れを惜しんだサボテンが少年の中へ入り込んで日本について行ったのでは……と自分の想像を母親に伝えるブラック・ジャックであった。

現代医学から整理する

綿ふき病

作品「木の芽」で、インスパイアされたであろう医学的題材は、作中で触れられている「綿ふき病」であったと思われる［図1］。

ちなみに、今回の少年の病気（サボテン・オプンチアによる体内寄生?）については、つまらない結論で大変申し訳ないが、実在しないと考えてよい。このような疾患はなく、純粋に「架空の奇病」をSFホラー的に描いているのだろうと思われる。

ただし現実の「綿ふき病」の方は〝ひと悶着〟あって、単純に「実在した」「架空だ」と言えない歴史があるようだ。

この「綿ふき病」を医中誌などで文献検索してみると、科学的な検討が十分された疾患概念とは言い難いようだということが実はすぐわかる。この〝疾患〟について半生を費やし、その存在の確認（科学的な証明）について奔走・努力した医師自身が

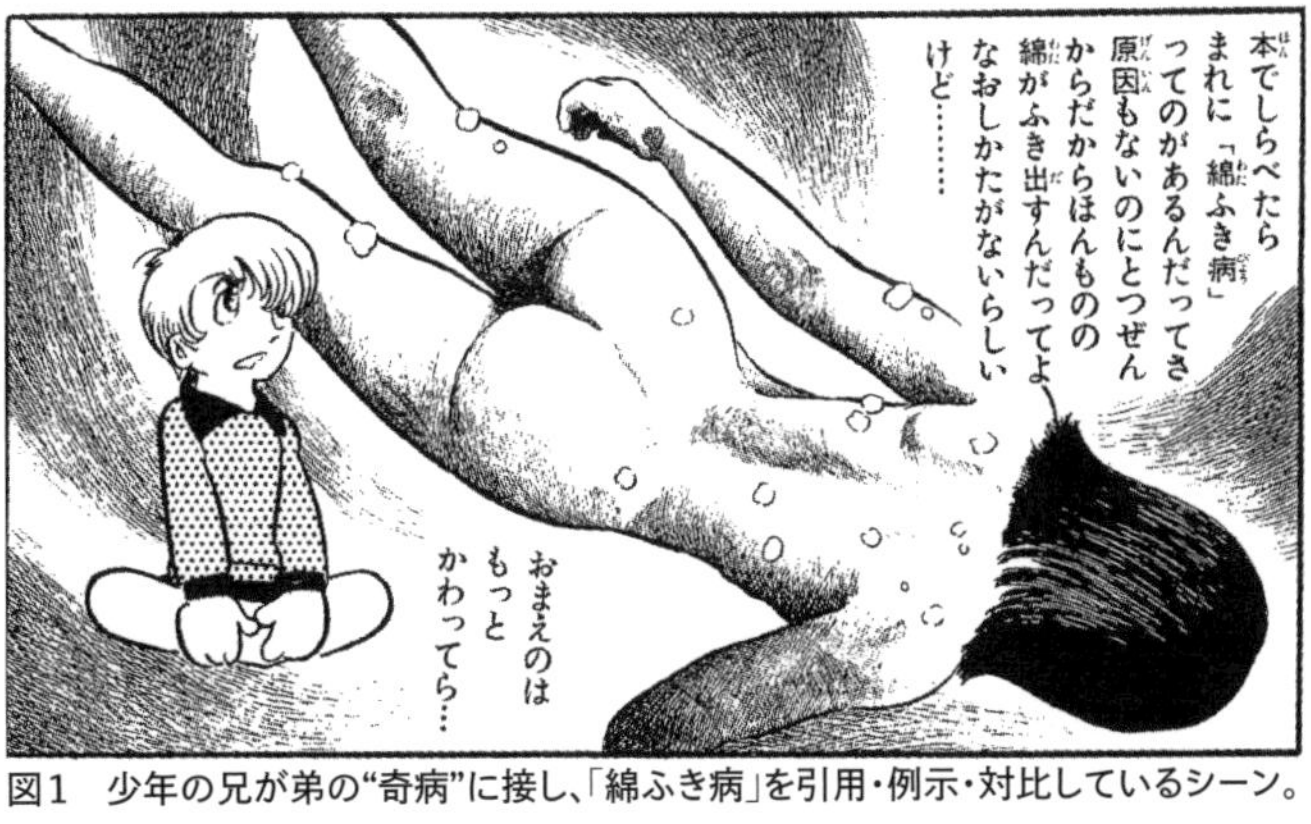

図1　少年の兄が弟の“奇病”に接し、「綿ふき病」を引用・例示・対比しているシーン。

1　ウチワサボテンという和名もあるオプンチア属のことだとおもわれるが、園芸品種・野生種とも数が多く描写から特定はできていない。

まとめた「事の次第[1]」を読めば大要は掴める。

ただし私は気をつけたいと思う。歴史的に、「存在するのか・しないのか」の議論自体が問題になっているときというのは、危ないのだ。というか、社会的に不健全になると言ってもいい。「子宮頸がんワクチン」の接種後に、体調が悪くなった人が相次いだという話がある。その症状が、ワクチンに関連するのかしないのか。それだけが問題視され、議論することがメインとなってしまった為に、残念なことにそうした体調不良が出てしまった患者に目を向けきれなかった。しかもその議論の本質は、「自分たちの信じること＝正義」という図式であるため、〝議論〟とはほど遠いものであると私は感じた。非科学であるからと症状を汲み取らない医師も浮き彫りになったように思われた。

個人的には、他にも複数「綿ふき病」に関連する文献[2–5]を渉猟したが、ここではそれをリストするにとどめたい。綿ふき病をはじめ、他に「澱粉病[4]」や「モルジェロンズ病」など、一部でありそうであると信じられている疾患も途中で見出した。しかし私はこれらをアンタッチャブルとしておきたい。

それでも「綿ふき病」について

……という前項のような立場を取りつつも、せっかく作品「木の芽」の中で取り上げられたこの「綿ふき病」について、文献4の一部を改変・要約することで、ここに紹介しておく。

昭和三二年五月、四三歳の農家の主婦が入院した。右上肢、両腓腹部の計五箇所に創がありその中は膿と綿状物質で満たされていて、強い悪臭があった。担当した医師は綿ふき病の発見者の田尻医師で、田尻医師はそれら全ての創部内の除去・洗浄・消毒をして包帯をした。しかし翌朝、包帯交換の際に、驚くべきことに全部の傷口に再び膿にまみれた綿束が充満していたという。「厳重な」管理で処置を繰り返しても同じような綿が出てくる。田尻医師は、これを綿ふき病として発表したのだった。

同疾病の病態は解明されないまま時は過ぎ、患者の容態も不変なまま経過した。昭和四一年四月阪大病院に入院。特別に用意した、綿製ではない合成繊維の衣料に全て着替えてもらい特別な病室で昼夜観察が続けられた。入院して初めの五日間は、傷口から綿束が出ていたが、それ以降は徐々に好転。解熱し体調も回復した。綿は、胃液と尿からも検出されていた。

ただし一一日目に全身のレントゲンを撮ったところ、患者の腰部と大腿部に太い木綿針（太めの縫い針）らしいものが、計八本入っていることが確認された。これをもって、診断はヒステリー患者の自潰症ということになった。もちろんこれまで自潰の現場は誰もみていない。しかし阪大病院としてはこれ以上一般病棟には置いておけないと、一四日目には田尻医師の病院へ転院となった。患者は当然、綿や針の挿入は

9.

否定。事故的に針が入った覚えもないと言った。

　七月になり、今度は岡山大病院へ入院。そこで実に七ヶ月半治療と観察を受けた。そこでも、最初の一ヶ月は傷口から綿が出続けた。しかし最も綿が吹き出たという左下腿の創部には包帯ではなく「ギブス」を巻き、しかもそれを毎日取り替えて創処置を続けたところ、この後から明らかに綿の量が減り、やがて改善をみたという。ただし尿からはいつも微量の綿が検出されていた。

　この入院を経て患者は軽快に転じ、その後は仕事にも復帰できるほどにまで良くなったということだった。また、他の三例ほどの綿ふき病患者いずれも良くなったという。


綿ふき病に関わった医師、どちらかというとその存在を信じて尽力した医師たちは、綿ふき病を「詐病」「ヒステリー」とされるのを非常に嫌ったようである。諸文献から察するに、「詐病・ヒステリーとする根拠がない、だから綿ふき病はある」という言い分と、「綿ふき病が存在する科学的証明ができない、だから詐病・ヒステリーだ」という言い分の対立構造になっている。この構図は実は現在にも通ずる。「症状の原因を全て調べたが原因がわからなかった、だから心因性・ヒステリー・〃仮病〃である」といった類のロジックなど、現在でも普通に横行している。

「詐病・ヒステリーとする根拠がない、だから綿ふき病はある」という言い分の者の誤謬は、担当患者に少し近すぎるせいなのか、本当に患者自身で綿を傷に入れたり針を体に入れたりなどするはずがないと決めて閉じてしまっていることではないだろうか。真面目すぎるのだと思う。

一方、「綿ふき病が存在する科学的証明ができない、だから詐病・ヒステリーだ」という言い分の者の誤謬は、「詐病・ヒステリーだ」という帰結が非常に曖昧でゴミ箱診断的である点であろう。綿ふき病はあると信じる者に、これでは伝わることはない。

医学的再診断の試み

ここで國松の私観というか「綿ふき病」のことを説明する手法について述べる。それは、綿ふき病を真正面から追究するのではなく、現代の虚偽性障害といえる例を例示しそれらについて考えた後に、綿ふき病の「事の次第」を眺め直してもらい感じ取ってもらおうというものである。

9. ミュンヒハウゼン（Munchausen）症候群

ミュンヒハウゼン症候群という概念がある。これは一九五一年 Asher がランセット Lancet 誌に報告した症候群で、plausible（もっともらしい）で dramatic（劇的な）病歴を作話し、〝明らかに無意味な〟医療を求めて転々とする三例の患者の様子を記述した。[6] 今では、ミュンヒハウゼン症候群は、身体に影響を受ける諸問題が優勢となる慢性虚偽性障害のことであると理解されている。

ただし、ミュンヒハウゼン症候群／慢性虚偽性障害がそれ単独でいることは少なく、重度のパーソナリティ障害が併存している例が多い。そういう側面が色濃いミュンヒハウゼン症候群／慢性虚偽性障害の例をみると、医療者の「振り回され」、逸脱行為としての治療者との対人トラブル、治療に対しての非協力性、治療環境に対しての好ましくない言動、といった記述を多く見かけるのである。Asher もまた、元々はこの障害の中心を作話や虚言にあるとしていた。しかし、現在では、症候群として捉えて終わりではなく、「疾患」としてのまとまりの中心を「患者役割の追求」や「無目的な症状産生性」に焦点づけるようになりつつあるようである。[7] ミュンヒハウゼン症候群を一種の精神障害と捉え、すなわち疾患単位としてみる向きである。重度のパーソナリティ障害に由来する諸症状・現象ではないとする考えということもできる。よって、ミュンヒハウゼン症候群／慢性虚偽性障害が単独で起きてもいいといえるのだろうと思われる。

ミュンヒハウゼン症候群における「患者役割の追求」「無目的な症状産生性」

演技性の高い行為や言動、治療者を困らせる、要求が通らないと罵倒したり逃避したりして次の医療機関へ転々とするといった、医療者目線で患者をみたときに感じる〝困った感〟や、それらに関するある種の力動について注目するのではなく、ここでは次に、患者が具体的にどのように「無目的な症状産生性」を継続していくかについて記述し考えてみたい。そして結果として浮かび上がるであろう、そうした患者の「患者役割の追求」の様子についても考えてみたいと思う。

ミュンヒハウゼン症候群／慢性虚偽性障害と思われる症例のCase script集

ミュンヒハウゼン症候群／慢性虚偽性障害と思われる症例をとにかく集めてみた（綿ふき病といえば皮膚に関連するものなので、なるべく皮膚に関連する例を恣意的に選んだ）。

〈喀血を装った factitious anemia の一例[8]〉

二一歳の男性が、顕著な鉄欠乏性貧血と喀血を主訴に受診。一年半近くもの間、何らかの方法で入手した注射器、翼状針、駆血帯を使って自己瀉血しその血液を飲み込んで吐き出し喀血を装っていたことが判明した症例。

〈Weber-Christian 病を思わせた自傷症[9]〉

二八歳女性。狭心症などの心臓病を訴えたのに続いて、一年半にわたって発熱と両下肢を中心とした再発性の有痛性硬結性皮疹（Weber-Christian 病を思わせた）を訴えて受診を繰り返し、同部位の処置を繰り返し受け続けた患者の皮膚病変は、汚物などを自身の皮下に自己注射することによって発生したものであったことがわかった。

〈濃厚食塩水の皮下注射による自傷症の一例[10]〉

三八歳女性。婚約の破談後しばらくして、突然皮膚に原因不明の壊死性病変が出現するようになった。さまざまな医療機関で診断不明のまま約一〇年間経過。治療も種々の治療が行われたがどんどん新しい病変が出現。今回入院治療となったが、前胸部や大腿を中心に、鶏卵大から鵞卵大の類円形萎縮性瘢痕が多発していた。潰瘍は突然出現し、強い疼痛を伴い、治癒すると軽度の陥凹を伴った瘢痕を形成した。瘢痕の上に潰瘍を生じることもあり、瘢痕が融合しているところもあった。当初、壊疽性膿皮症と考え、ステロイドの投与と外用治療、疼痛に対する処置を行っていたが、ある時、新生疹の一つに点状の穴を観察した。同部からの滲出液の pH は約3と酸性で、滲出液の内容を測定したところ電解質が異常高

9.

値を示していた。このことから、塩素イオンを含む液を注射器で注入している自傷症の可能性を強く疑い、本人及び家族に経緯を含めて診断を説明したところ、家族の一名が患者の病室から大量の食塩をみつけ濃厚食塩水による自傷症と診断した。

〈Weber-Christian 病を疑わせたミュンヒハウゼン症候群の一例(11)〉

二五歳男性。発熱、有痛性再発性皮下硬結を主訴に入院した。腹部、臀部、四肢に有痛性の皮下硬結が散在していた。発熱、疼痛、腹痛、不眠もあった。当初 Weber-Christian 病を疑いステロイド剤内服で治療を開始した。しかし皮下硬結の新生を繰り返した。担当医が奇異に感じ再度施行した病変部位の生検組織から油性液状物を含む異物性肉芽腫を認めた。さらに、患者が異物を注射しているところを看護婦が発見した。以上からミュンヒハウゼン症候群と診断した。

〈ミュンヒハウゼン症候群の一例(12)〉

二四歳女性。腹部、四肢の有痛性結節性及び浮腫性紅斑が主訴。当科入院前に、ベーチェット病の診断にて数ヶ所の病院で入退院を繰り返していた。前医では原因不明の意識消失発作について精査を受けていたが、神経学的異常を認めなかった。皮膚生検で真皮から脂肪織にかけての壊死を伴って好塩基性無構造物質の沈着を認めた。患者の夫より注射器が発見され、香粧類（香水や化粧品の類）の自己注入が示唆された症例だった。

〈診断に苦慮したミュンヒハウゼン症候群患者の尿道自傷の一例(13)〉

三三歳男性。患者は血尿および失神を主訴に近医を受診、救急入院となったが、膀胱鏡にて球部尿道に出血を伴うびらんを認め精査加療目的に筆者らの施設へ紹介入院となった。静脈性腎盂造影・腹部ＣＴおよび生検では異常所見は認められず、陰茎ＭＲＩにて外因性による尿道損傷が疑われた。一方、失神の原因検索を行うも明らかな異常所見は認めず、入院後も尿道からの出血を伴う失神発作を繰り返した。失神する場所が常に個室トイレであること、バルーンカテーテル留置中は尿道出血だけでなく失神発作も起こさないこと、明らかな原因疾患がないことより、自慰行為を含めた自傷行為が強く疑われた。経過観察を行っていたところ、偶然ウエストポーチの中から血液の付着した箸（塗り箸）がみつかり、これによる自傷行為と判明した。

病気になりたいのではなく、患者になりたい人たち

これらの事例からわかることは、比較的若い者が多く、明らかに無意味な行動を、あきれるほどの長期間にわたって、飽きもせず、これといった金銭的な得もせず、驚くべき手法で反復し続けているということである。疑われている疾病の原因や病態メカニズムへ関

心は、状況の深刻さや、行動の内容の奇異さに比して乏しい。

もし「綿ふき病」の存在を信じている当時の医師たちが「ミュンヒハウゼン症候群」の概念を知ったら、どうであろうか。それでもおそらく疑問を投げるであろう。「ではなぜ、患者たちはそのようなことをするのだ。理由・原因がなく、わざとこんな馬鹿げたことを長い年月にわたってわざわざするわけがない。」のように。

申し訳ないがそれは違う。彼ら・彼女らはわざわざするのだ。確かに、行為の一個一個に意味はない。しかもほとんどは苦痛を伴う。しかし彼ら・彼女らはそれをしてでも、目指すものがあるのだ。それが「患者役割の追求」である。彼ら・彼女らは、病気になりたいのではない。患者になり続けたいのだ。患者になるためだったら、苦痛を伴うやり方で病気を作ってでも医療者にアピールして患者にしてもらうのだ。それを遂行するだけの、努力・知識・センス全てを兼ね備えているのが慢性虚偽性障害の患者たちなのだ。

「綿ふき病」を診続けた医師たち

では「綿ふき病」を診続けた医師たちは、なぜ、患者にあまり振り回されることなく、そして〝体から綿が吹いて出てくる〟と本気で思わされたのだろうか。まず大きな理由は一つ。曇りのない純真な心で、その現象を信じていたからだろう。逆に、怪しんで強い懐疑の目で患者に接し続けていたのなら、早晩患者はその医師から離れたであろう。ピュアな好奇心と熱心さで接する医師は、そういう患者にとって、苦労せず捕獲できる格好の標的となる。簡単にいつでも患者になれるからだ。

長期間、医師―患者関係が破綻しなかったのは、こういうことが背景にあると思う。通常は、医師の方が耐えられない。非合理で、わけのわからない現象を取り扱い続けることは苦痛でしかないと感じるのが普通だろう。ただ患者になりたかった者（患者）と、ただ真実が知りたかった者（医師）の利害バランスが、極めて絶妙に均衡が取れていただけなのだろうと考える。患者のつく天才的な嘘を、真面目な医師では見破れなかっただけのことだろうと思う。

作品「木の芽」の奥深さ

今回私が取り上げた視点は、作品「木の芽」の側面の一部を深めているだけに過ぎないと思っている。

冒頭に述べたように、私は、作品「木の芽」は「綿ふき病」にインスパイアされたであろうと推論している。文献4・5の中身、あるいはその年代（一九七六、七七年）から察するに、「木の芽」が掲載された一九七四年は、「綿ふき病」の事の次第が整理されつつあった時期と一致するように思う。手塚治虫がこの〝奇妙な〟現象にまつわる悶着をキャッチしていた可能性は十分あるのだ。

9.

作品では「綿ふき病」を背景題材にしたのだとしても、手塚治虫は実際にはそれを直接描写せず、「体から木の芽を吹く少年が、実はサボテンに寄生されていた」という著しく非現実的なフィクション／SFホラー的様相で描いた。一種の潔さを感じざるを得ない。

「されどいつわりの日々」

交通事故で再起不能の体になってしまった超人気アイドル桃田善江。所属事務所の社長がやってきて、すでに決まっている仕事をキャンセルできないから、影武者を仕立てたいと無名・新人の子を連れてきて桃田善江そっくりに手術して欲しいと言ってきた。それがブラック・ジャックへの依頼だった。報酬は2億円。しかしブラック・ジャックは気が進まない。

ブラック・ジャックは、最新鋭の機器まで使われて、別の医者にもう治らないとされた桃田善江本人を自分のところへ連れ出して再精査することに。そしてそのまま

――もしあなたが
青木家をおとずれたら
庭にみなれないサボテンの
若木がひっそり植えられて
いるのをみつけるかもしれない
それは………

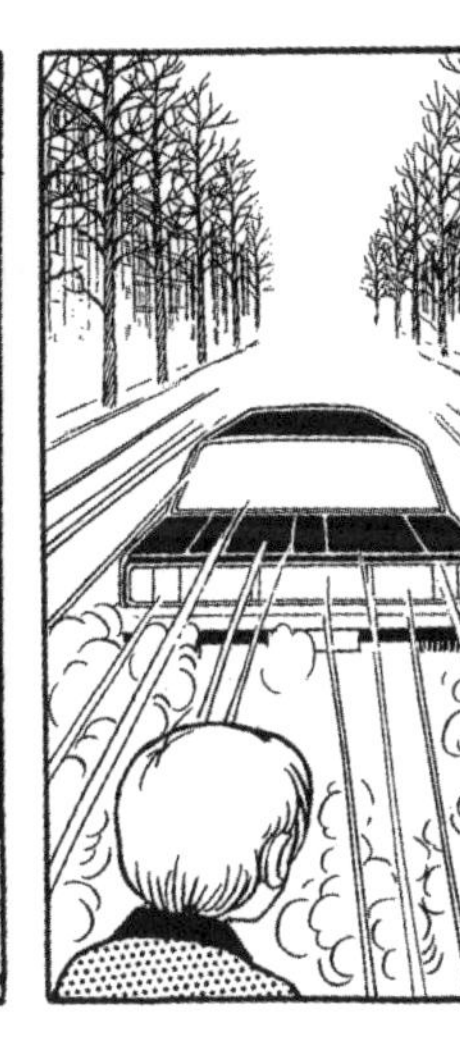

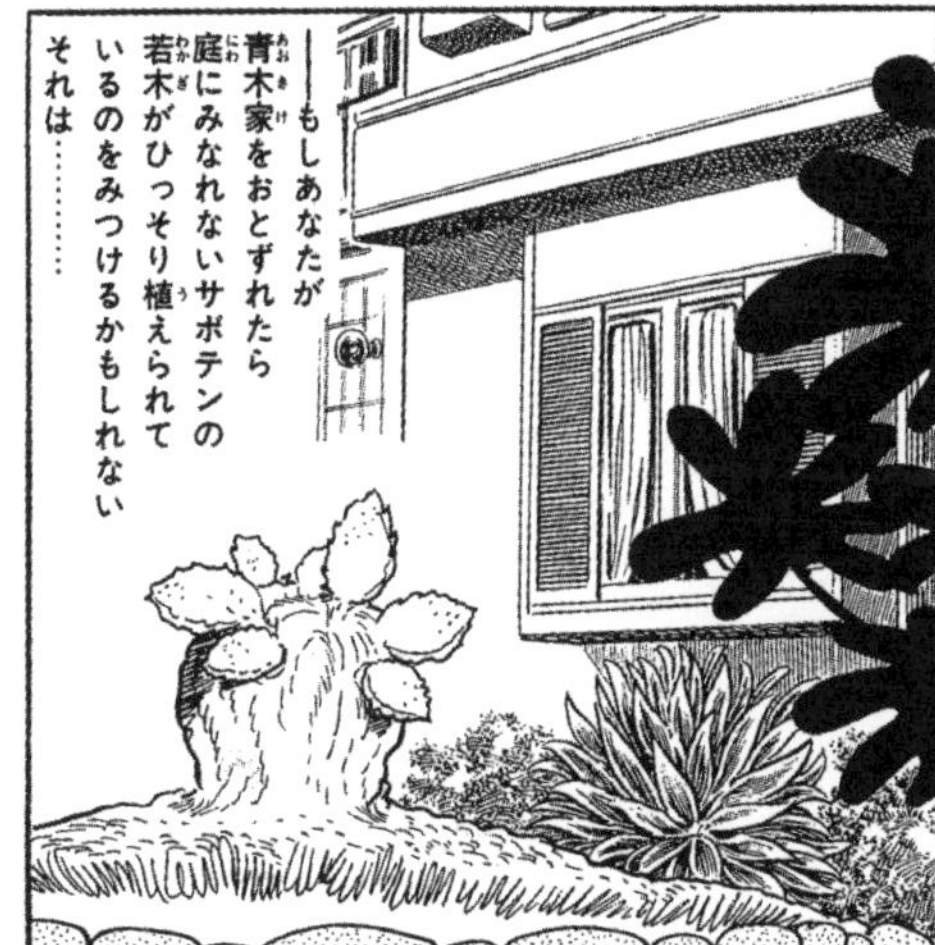

図2

手術が行われ、成功した。しかし患者はいっこうに手足が動かない。悩みに悩んでブラック・ジャックはある結論にたどり着く。〝動けない〟と言う患者を抱きかかえて、様子を見に行くと必ずブラック・ジャックを威嚇してくる野良猫の母猫のところへ突如連れて行った。その時だった、（ブラック・ジャックからしたら案の定）母猫が突然こちらに向かって叫び始めた。患者はびっくりして反射的に自分の手足を動かしてブラック・ジャックにしがみついたのだ。患者は、手足の機能が廃絶していたのではなかったのだった。ブラック・ジャックはこれをヒステリーの一種だと言った。

喜んだのは事務所の人間だった。星の綺麗な夜、桃田善江はブラック・ジャックとの別れを名残惜しそうにしていたが、事務所の人間は早々に彼女を連れて帰った。しかしその翌日のお昼、彼女は自殺を図り死亡する。実は手術の元となった交通事故も、自ら作り出した作為の事故だったのだ。ブラック・ジャックは無念に打ちひしがれた。

現代医学から整理する

ヒステリー？

「ヒステリー」という言葉はもう使われなくなったはずであるが、この作品の患者の経

9.

過は、その悲しい転帰はさておき、今でも十分見かけうるものである。今日を生きる自分のような臨床医が「今でもある」と感じるということは、当時の手塚治虫の観察力と表現力は素晴らしく、それらは今も水準を落とさずに色褪せない。

作中の患者・桃田善江の病状は、かつては「転換（型）ヒステリー」と呼ばれていたものであったが、二〇〇〇年改訂のDSM-IV-TR（DSMとはアメリカ精神医学会の定める、精神疾患群の診断基準と考えてよい）から「ヒステリー」という語は使われなくなった。「転換性障害」に置き換わった。よって学術界では、この二〇〇〇年前後くらいから転換性障害という用語で表現されるようになっている。

ブラック・ジャックの慧眼

簡単に言えば、ブラック・ジャックは患者の四肢の運動麻痺が転換ヒステリー（転換性障害）であることは最終的に見抜けた。これを見抜けるブラック・ジャックの臨床医としての眼はあまりに鋭い。まずこのことは間違いない。

一般には転換ヒステリー（転換性障害）を見抜く時にはまず、症状の解剖学的知識との矛盾の有無をみる。[14] これが第一歩である。ブラック・ジャックは、手術は完璧だったという。これは信じていいだろう。なぜならブラック・ジャックだからだ。「症状の解剖学的知識との矛盾の有無」については物語の中で直接的には明らかにはされていないが、図3

のブラック・ジャックの発言や様子をみれば、「症状の解剖学的知識との矛盾」はあるのだろうと思われる。ブラック・ジャックは「どういうこった」と言っている［図3］。

転換ヒステリー（転換性障害）を見抜くために次にすべきは、この疾患の患者特有の〝けろっとした反応〟を診とることである。(14) これには対応する医学用語はあり、〝la bella indifference、満ち足りた無関心〟と呼ばれている。例えば下肢の麻痺があったとして、普通はそのような状態に突如おちいったら混乱し狼狽し、原因をひどく心配し、その後の予後を医師に質問し、疾患・症状について関心を持って知ろうとするはずである。転換ヒステリー（転換性障害）の患者では、このような〝健全な〟心配や不安を言わない。淡々、堂々としていることすらあり、疾患以外のことへの関心や行動が目立つことすらある。その様相を一語で表したものが、「満ち足りた無関心」である。

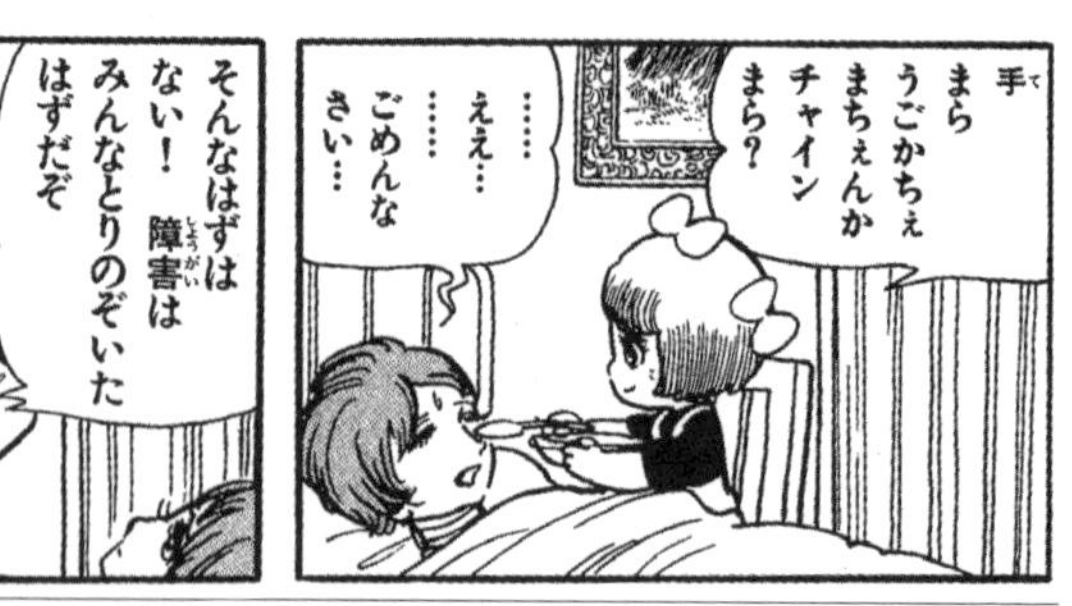

9.

精密検査をやったが 全部順調になおってきてるんだがなあ

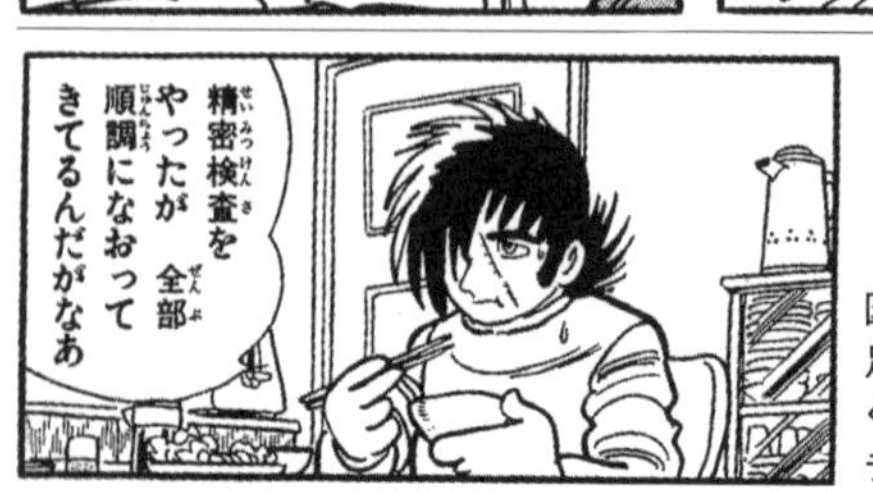

図3　手術は成功し、精査も行い、手足が動けるはずの状態であるのにうまく回復せず、その状況を悩ましく思うブラック・ジャック。

ただ、ブラック・ジャックについて言えば、残念ながらこの「症状への無関心」を見抜くことはできなかったようだ。実際、**図4・5**からはブラック・ジャックのある種の「焦り」を見てとることができる。ブラック・ジャックはさすがで、後にこの患者が転換ヒステリー（転換性障害）だと見抜くのだが、この時点では見抜けていなかったようだ。ただ**図3**の方をみる限り、この患者には「症状への無関心」はあると思われる。**図4**の方では、ブラック・ジャックがダイレクトな表現で「あの娘にはなぜかなおろうとする熱意が全然感じられない」と言っている。これはまさに転換ヒステリー（転換性障害）の患者で特徴的にみられる、〝la bella indifference、満ち足りた無関心〟の様子を示しているのである。

非常に巧妙と言える描写：衝撃のラストに繋がる物語上の仕掛け

作品中の時系列からみて、ブラック・ジャックがヒステリーだと見抜いた時点では、その原因は「交通事故による身体・心的外傷によるもの」と推察できそうな雰囲気がある（おそらく手塚治虫もそのように描写したであろう）。しかし、今作でブラック・ジャックでも見抜き切れなかったことがある。それは何かと言えば、この患者の転換性障害の「背景要因」である。

ラストで明かされるのであるが、実はこの患者が再起不能となるきっかけになった交通事故、これは彼女自身の起こした作為的な事故（多忙な芸能活動から逃げて引退するためとい

いいか 患者に なおろうと いう 努力の 気持ちが あって こそ 医者の 治療は ききめが あるんだ
それなのに あの娘にはなぜか なおろうとする熱意が ぜんぜん感じられない
なぜだ
なぜ なんだっ!!
さあ 腕をあげて みろっ
あがる はずだ ぞ!!

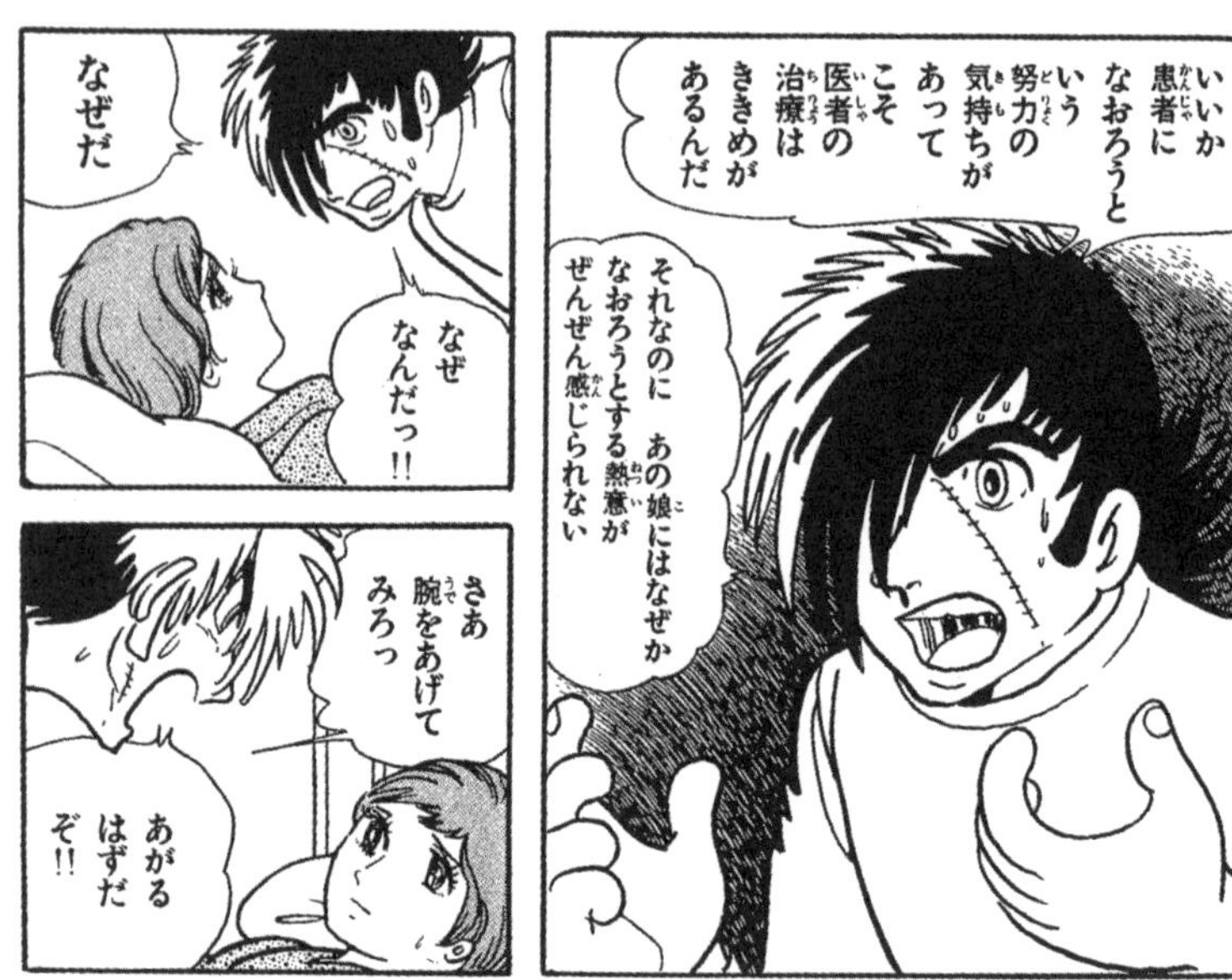

図4　転換性障害の患者に典型的にみられる「症状への無関心」がみてとれる1コマ。

おまえさんは なおりたく ないのか?
なおそうって気が おこらないのか? どうなんだ?
どうせ だめなんです あたし………
バカッ!!

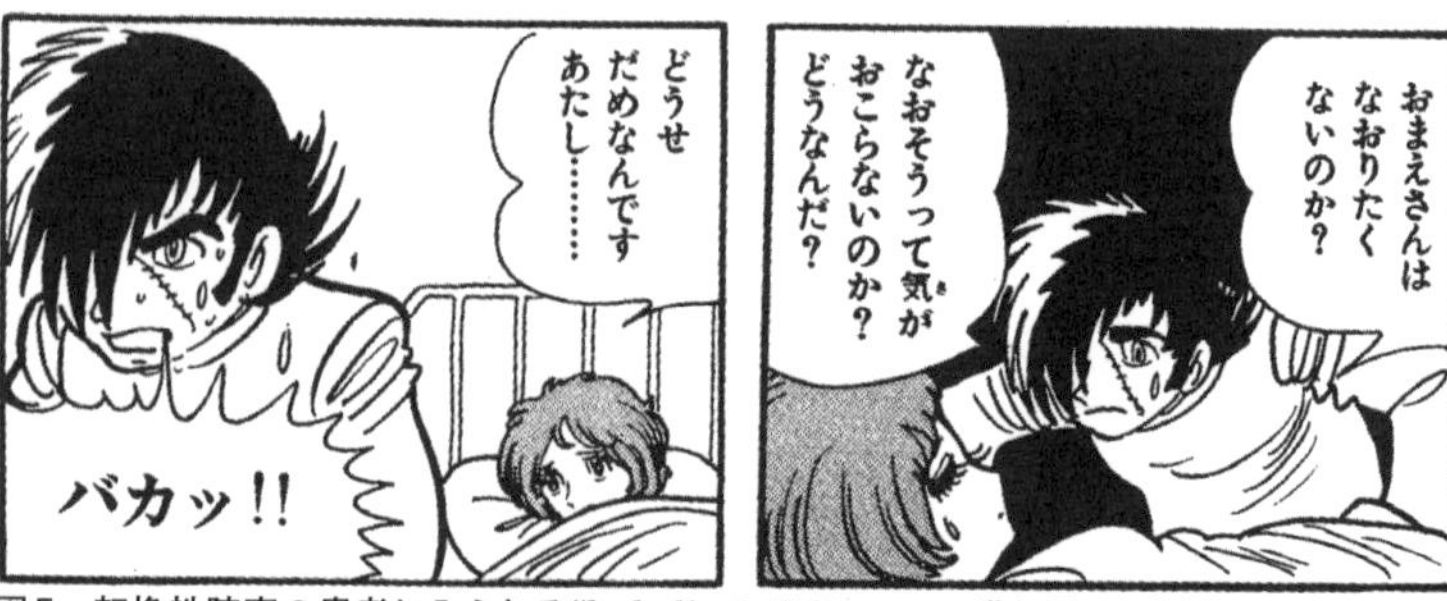

9.

図5　転換性障害の患者にみられる“la bella indifference, 満ち足りた無関心”を知らないためか、患者が回復しないことに焦る様子のブラック・ジャック。

う説明あり）だったという。

「芸能活動が多忙すぎて、スケジュールに束縛され、自由がない。だから、わざと交通事故でも起こして怪我をしてしまえば、芸能界から引退できるに違いない。」

患者はこのように考えていたとされるようであるが、この発想は馬鹿げているのではない。選択肢が顕著に狭小化していそうなことが問題なのだ。柔軟な思考を完全に欠いているのだ。実際、彼女は物語の最後で今度は（今度こそ？）自殺を完遂させる。このような急な展開は、うつ病の存在を思わせる。転換性障害からの回復の過程で、身体の調子は上がってきたことと裏腹に、うつは治療されずにいたためか、より希死念慮が明瞭化し行動化に至ったのかもしれない。精神医学的には緊急性があったと思われる。

転換性障害では、うつや不安障害の併存が多いことは、データや疫学調査などを借りるまでもなく、精神科医らにとって常識のレベルであろう。よって、作品中の患者の転換ヒステリーの成因は、（交通事故前の）基盤としてのうつと交通外傷による心的外傷の二つの要因で合わさったものと思われた。ブラック・ジャックは、後者は認識し治していたが、前者を見抜けなかったのだ。

今思えば、**図3**で示されるような患者の発言はおかしい。ピノコが「手をまだ動かせないか?」と尋ねているのだが、この返答として「ごめんなさい」はおかしいのだ。自責感が強い……とまでは断定できる材料がないが抑うつ下にある人間の発言かもしれない。

ブラック・ジャックとの別れ：自殺する直前の人間の表情や様子を描いた手塚治虫の表現の細やかさ

まず**図6**を見ていただきたい。これはいずれのコマも、手術・治療が完了して、手足が動くようになった後の場面である。既に、転換性障害患者の「満ち足りた無関心」について述べたが、この**図6**の彼女の様子をみると、病気が治って喜んでもいないし、かといって「満ち足りた無関心」のような平然とした様子もない。なんというか、浮かない顔をしているのがわかる。

私は、**図6**下の、家の前で彼女を見送るこのシーンの一コマをすごく気に入っている。このコマでは、ブラック・ジャックは無言、彼女は「先生……」と呟くだけである。夜空にみえるたくさんの綺麗な星々と、彼女の心中との対比で、なんとも言えない寂寥感を醸し出している。芸能事務所の社長・社員のはしゃぎっぷりの中にある、彼女の寂しそうな顔。ほとんど発言がないのにも関わらず、表情などの〝画力〟の描写だけで何とも言えない雰囲気と感情が表現されている。しかも断定的ではない。このブラック・ジャックとの別れの時、彼女は何を考えていたのだろうか。このように、読み手にいかようにも想像を

ええっ えっ えっ
ほんとですか!! 本物の善江が全快したんですか!?

ほ 本物? あんた本物?
ほんとだわ!! よくぞまあなおってくれたわね!

本物でかまわんですかね
えーえー そりゃもう!!
それにこしたことはございません

感謝感激雨アラレ

ささ 事務所へ
あしたからの公演が待ってるよ

先生……

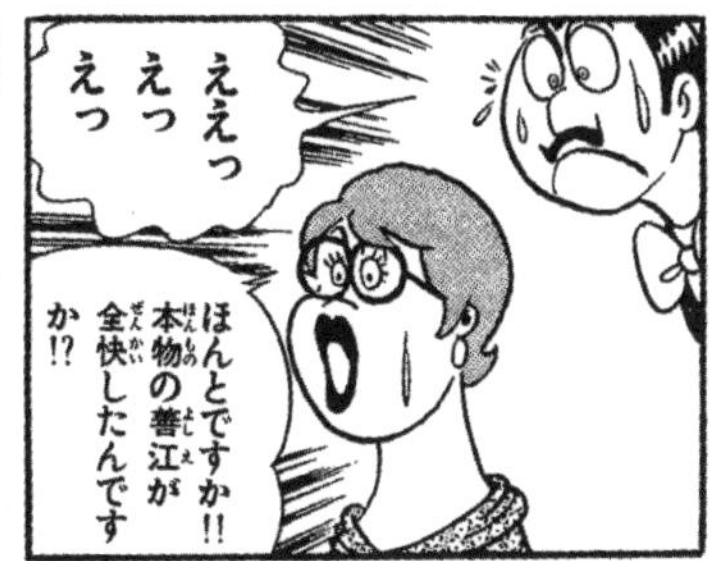

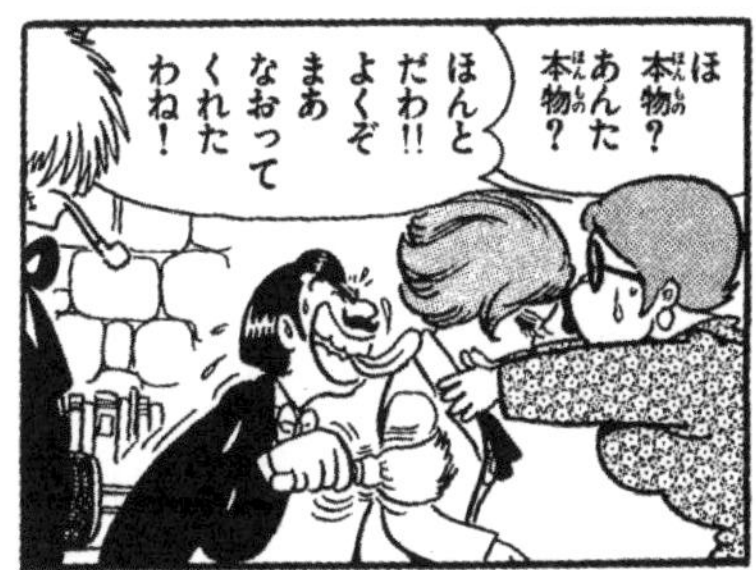

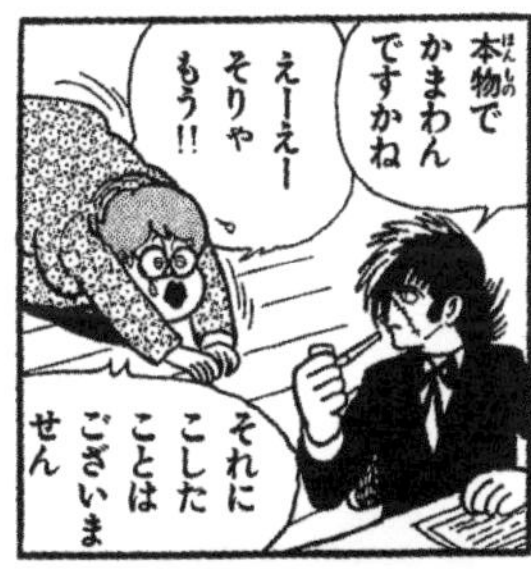

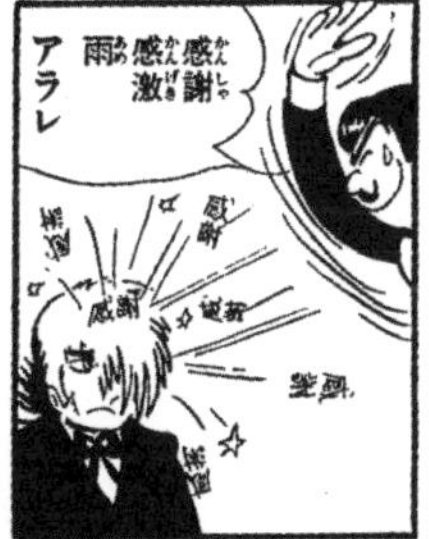

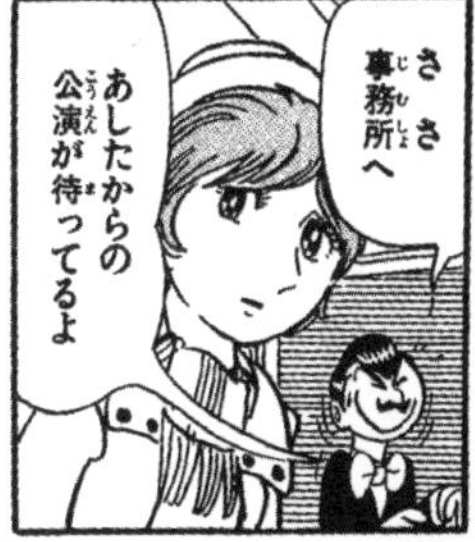

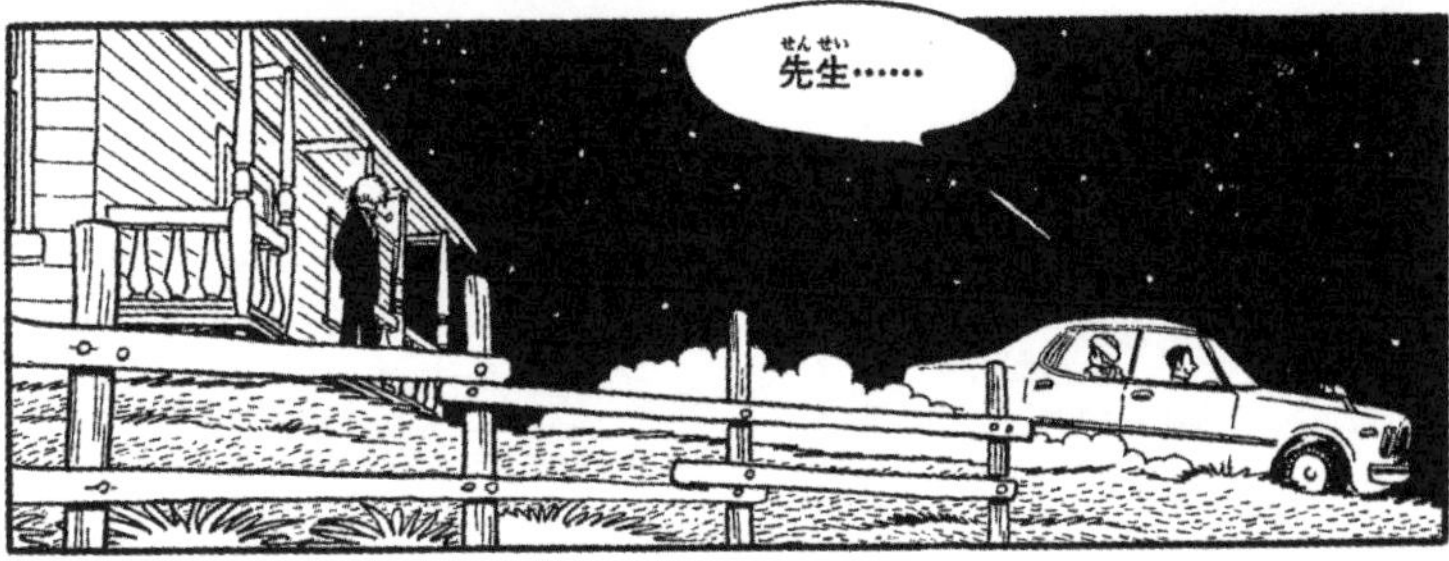

図6　手足が動くようになった後も浮かない顔をする患者。

許す、そんな描写でもあるのだ。

怪我をした子猫とその母猫の描写の意味するところ

この作品「されどいつわりの日々」では、アイドルが自動車交通事故で機能障害に陥ったケースが取り上げられているが、実はそれと並行して（しかしそれとは別に）、怪我をした子猫とその母猫の描写が適時されてある。

この子猫もまた、どうやら車に轢かれたらしいのである。そういう設定になっている。手塚治虫が得意とする、「巧妙で美しいメタファー」なのかも知れずその目で読んでみる。当然すぐわかるのは、この「車で轢かれた瀕死の子猫」は患者・桃田善江のメタファーになっているだろうということである。**図7**でブラック・ジャックが言ったように、大怪我をしているわ

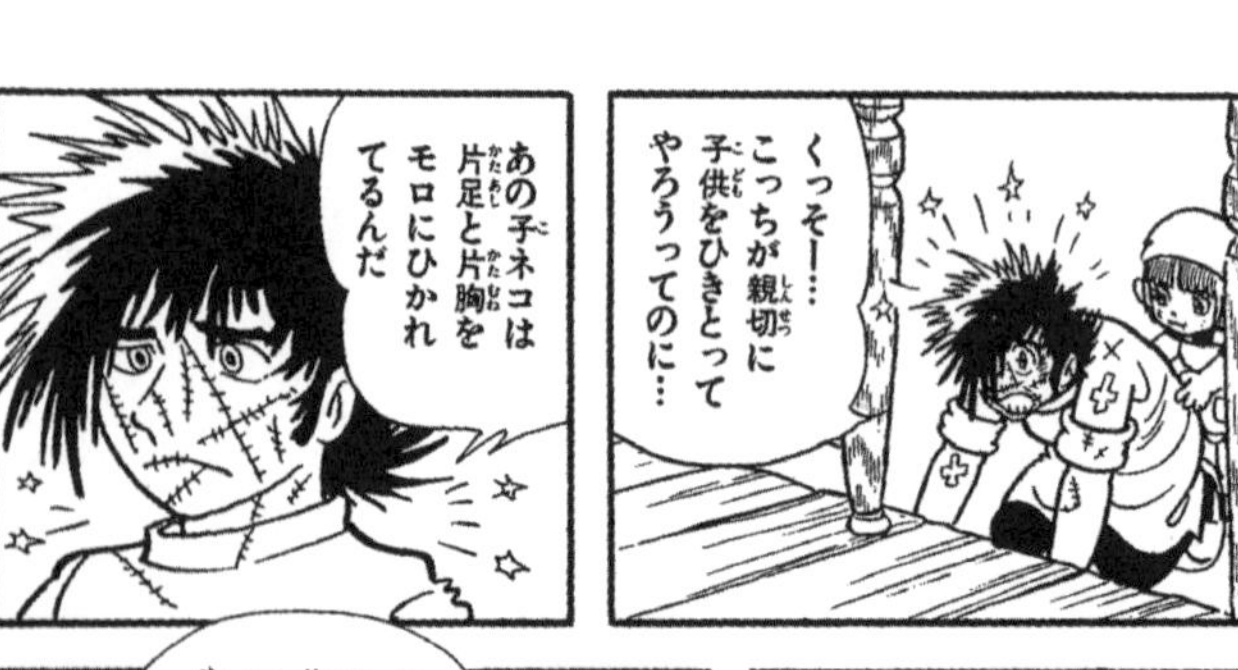

らいじょうぶ？
くっそー…こっちが親切に子供をひきとってやろうってのに…
あの子ネコは片足と片胸をモロにひかれてるんだ

9.

親は　ただなめてやってるだけだ　あれじゃどうせもう長くはないよ

さあかしてみろ薬をつけてやっから

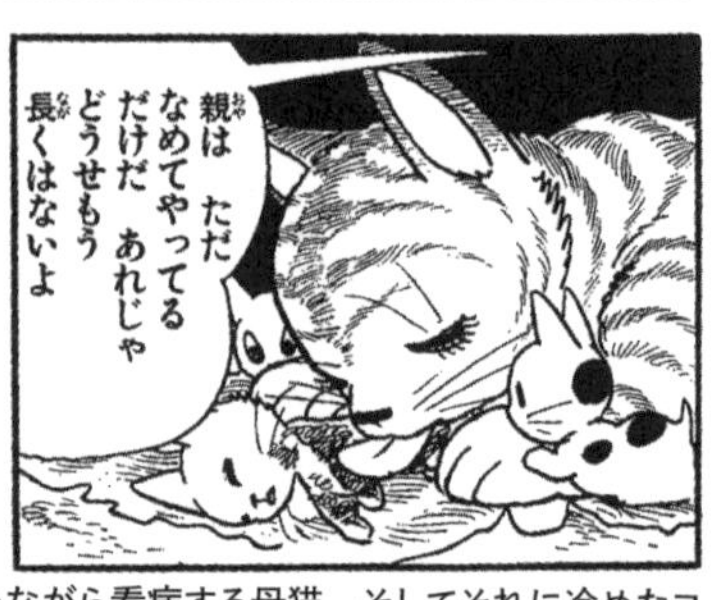

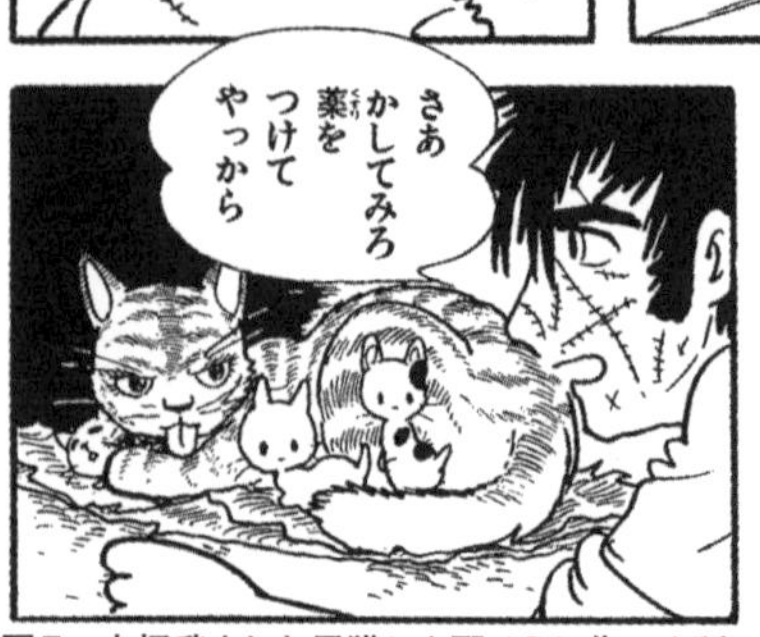

図7　大怪我をした子猫と心配そうに傷口を舐めながら看病する母猫。そしてそれに冷めたコメントをするブラック・ジャック。

けだから親が傷口を舐めるだけでは治らないというような状態だったらしい。

ところが、物語の最後にこの子猫に関して、驚くべき展開をみせる。**図8**でピノコが言うように、「親猫がずっと舐めていただけで治った」というものであった。

この様は、「ブラック・ジャックが患者に施したこととそれによる患者の転帰」と、「母猫が子猫にしたこととそれによる子猫の転帰」の対比を描いているのだろうと思う。前者の転帰とは「（自殺による）死亡」であり、後者の転帰とは「治ってまた歩けるようになった」である。施しの内容の対比が皮肉である。前者、つまりブラック・ジャックは、他の医師の診断では再起不能と言われた患者を見事その腕で治し回復させている。一方親猫はただ単に舐めていただけである。皮肉なのは、その転帰の差である。

ア……ア
あの子ネコが歩いてゆ!!
先生
先生みて!!
子ネコなおったわのよ
親ネコがずーっとなめてなおちたわのよ
ほや
なおったって？

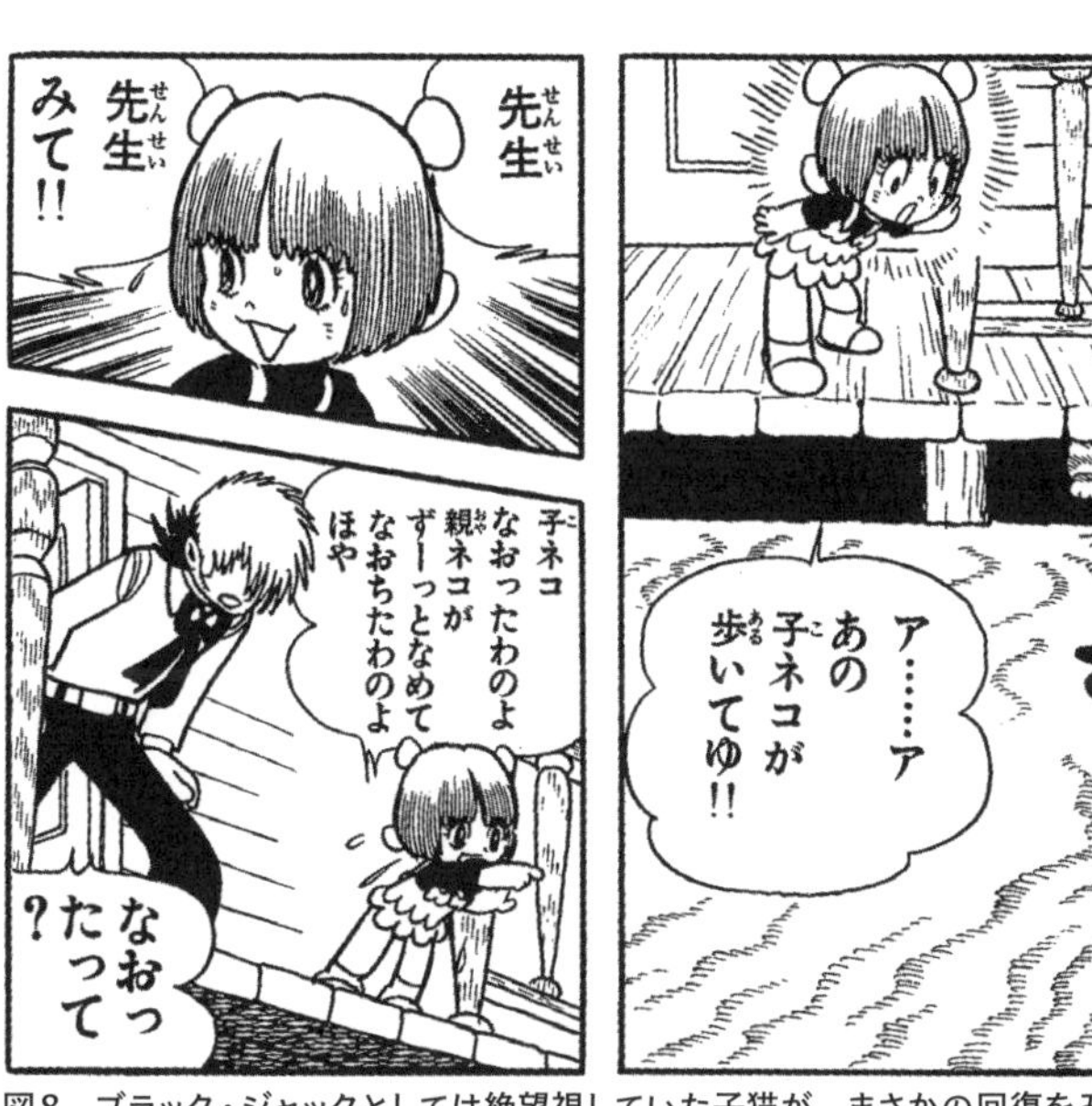

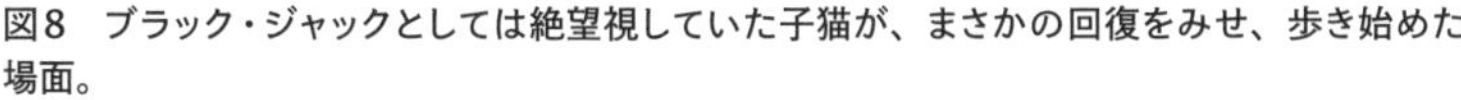
図8　ブラック・ジャックとしては絶望視していた子猫が、まさかの回復をみせ、歩き始めた場面。

差どころではなく、天地が逆さになったくらい真逆である。もの凄い高質な 9.
ことを施したのに、結果としては患者は死に、（母猫には失礼ながら）単に舐めているだけというあまり質の良いとは言えない行為しか施していないのに、結果としては歩けるくらいまでに回復した。この猫の描写をわざわざすることによって、その対比でもって、手塚治虫が本当に表現したかったことが強調されたのだった。

「ハッスルピノコ」

畸形嚢腫の手術からそろそろ一年がたつある日、ピノコが学校、しかも高校か女子大に行きたいといい出した。本人は一九歳なのだから幼稚園から出直すなんて考えられず、女医となりブラック・ジャックの助手となりたいとゴネる。ブラック・ジャックは心配したが、受験ができるように手配したのだった。試験当日、試験中に緊張に耐えられずピノコは激しい腹痛に襲われる。校医のみたては急性胆嚢炎。ブラック・ジャックは、こうした試験場での状況に精神的に耐えられないせいだと思い、とにかく試験は諦めさせ家に連れて帰る。帰宅後手術を始めた。しかしやはり胆嚢炎の所見はない。極度の緊張によって神経がまいってしまって、胆道の緊張が引き起こされて胆道

試験がはじまってものの三分もたたないうちにとつぜん痛がりまして
こりゃあすぐ外科的処置をしなければあぶない重症ですぞ

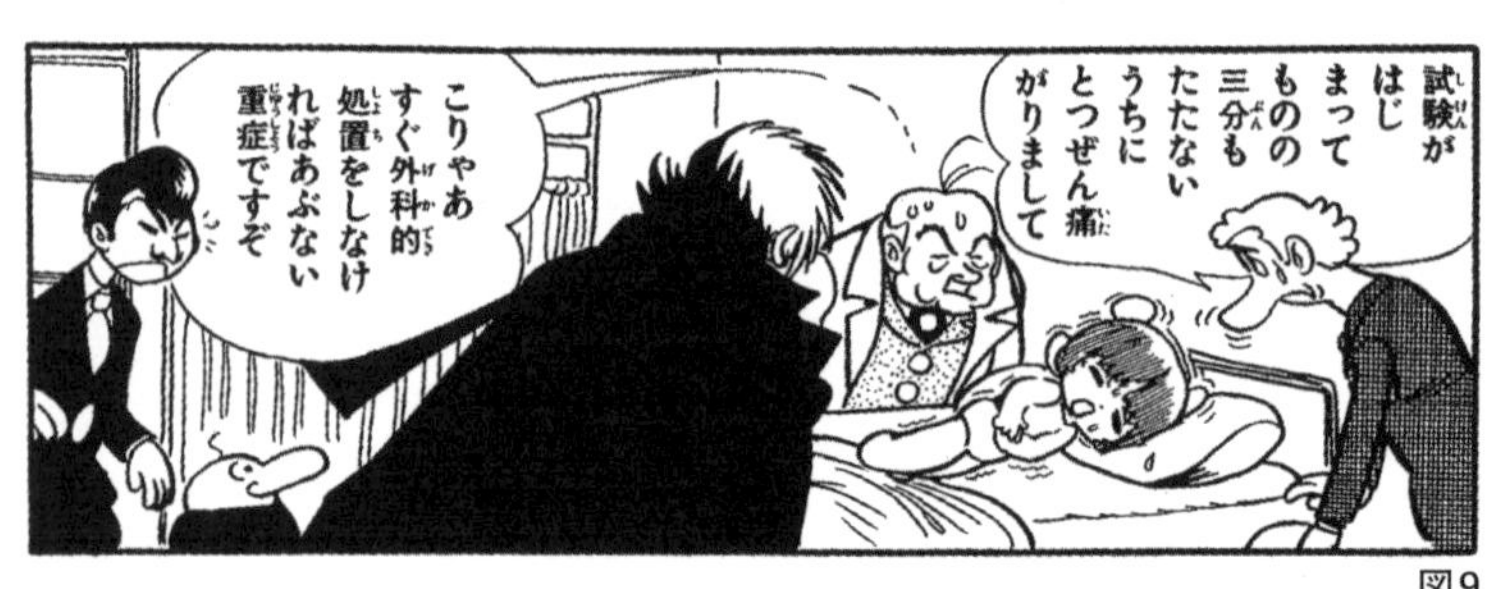

図9

がつまる「胆道ディスキネジー」だと診断する。原因は精神的なものと判断。もう、こうした試験は無理だと判断した。ピノコはあきらめて幼稚園からやり直すことにしたが、幼稚園では他の園児と激しくトラブルを起こし追い出されてしまう。ブラック・ジャックは励ますものの、ピノコ同様落胆するのだった。

医学的再診断の試み

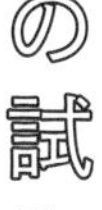
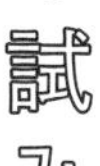

機能性疾患への造詣の深さ

今回は患者がピノコということで、そこに焦点が上がりがちだが、疾患としては「胆道ディスキネジー」という機能性疾患であった。この病名は、現在でも通ずる。それどころか、確かに存在するはずなのに、かなり過小評価されている病態である。

漫画『ブラック・ジャック』といえば、臓器移植をしたり救急処置で患者を救命したり、超絶技巧の手術で腕をふるう派手な活躍も多く描かれているが、今回のような心因・自律神経系を介するような機能性疾患もテーマにされるところが実に医療漫画として深みがある。現実の臨床の世界では、こうした機能性疾患が非常に多いからだ。例えば胃が痛いと言って受診した患者が、みんな胃潰瘍や胃癌であるわけではない。かと言って胃カメラを

9.

実施すれば、みな胃炎があるかと思えばそうでもない。こういう場合、機能性胃腸障害と呼ぶことが多い。これは一見「逃げ」の診断に思えるが、〝機能性〟とちゃんと見立てるだけ良いと思う。胃は痛いが検査では異常がないという患者に、「なんでもない」と説明する医者の実に多いことか。症状を訴えているのに「なんでもない」ということはないだろう。ブラック・ジャックならこのことに共感してくれる気がした。

胆道ジスキネジー

実は胆道ジスキネジーについては本書ですでに述べている（一〇六頁）ので、ここでは詳述しない。作中ではピノコは慣れない試験会場での過度の緊張が原因、つまり過剰ストレス・精神的要因が原因とされている。確かに胆道ジスキネジーの発症は自律神経系を介していると思われ、その点でピノコのように過度な緊張で発症という理屈は成り立つであろう。

疾患概念としてもブラック・ジャック執筆当時にはすでに確立はあったようである。疾患の提唱は、現在でいう胆道ジスキネジーを包括する広めの概念である「胆嚢症」としてなされ、それが一九三二年とされる（von Bergmann 氏によるらしいが、その原著は残念ながら入手できず自分で閲覧できなかった）。

やや話は飛ぶが、一九七九年に小児の胆道ジスキネジーの二〇例報告[15]があるが、その中で筆者は「(胆嚢ジスキネジーは)小児科領域では殆どない」と記述しており、やや稀な疾患であることが窺える。また、これ以外になるべく当時の文献を渉猟してみたが、一九八一年[16]、八二年[17]の二つの文献ではともに、胆道ジスキネジーはその発症に自律神経系の調節異常があり、心因性あるいは精神的な影響を受けるので、治療に際してはこのことに留意し、規則正しい生活や適度な運動と休養、精神的影響の解除、心因性の要因が強ければ精神療法や精神安定剤の処方をすべき、などとある。ピノコの病状を描くにあたり、入学試験のような緊張状態で本症を発症するという設定としたのは、当時でも今でも通ずる確かな医学的根拠に基づくものであることがわかる。

エピローグ/解説

精神疾患・心因性疾患・機能性疾患にも精通していたブラック・ジャック

こうして今回の三作品を並べて概観してみると、漫画『ブラック・ジャック』というのは外科医ブラック・ジャックとしての技術的な天才性を発揮させるような題材だけでなく、今回のように必ずしも外科手術に関連しない医学テーマ、すなわち精神疾患・心因性疾患・機能性疾患のようなものも包括しているわけで、あらためて医学漫画としての間口の

9.

広さに感服する。

私自身内科医として日頃から考えていることでもあるが、精神疾患・心因性疾患・機能性疾患というのは、症状からダイレクトに即断的に診断するものではなく、器質的・身体的な疾患の可能性を十分検討したり、場合によっては治療をしたりした上で、それらを通して最終的に診断するものである。このプロセスは、実際には単なる「消去法」といった単純作業ではなく、器質的・身体的な疾患をかなり質高く診療（診断・治療）する能力がないと難しいのである。

よって、私に言わせれば、ブラック・ジャックが精神疾患・心因性疾患・機能性疾患の診断・治療にも長けているように見えるのは気のせいではなく、必然と言えるのである。

コラム 5.
精神的加重?

「けいれん」新装版5巻一七七—一九四頁

弁状気胸という手術の途中、手がふるえ、顔が真っ青になって手術を継続できなくなったブラック・ジャックは他の医師にまかせオペ室から退室する。

失意のブラック・ジャックと偶然出会った旧知の山田野医師はその落ち込み具合を心配し、原因を確かめることにした。故本間丈太郎医師の診療記録から、幼少期ブラック・ジャック自身がかつて大手術をうけたとき、開放性弁状気胸で死ぬほど苦しい思いをしたことを山野田医師は発見する。そのため自分が気胸のオペをやる時にその苦しみを思い出し、無意識に強迫観念に脅かされオペができなくなるのだと山田野医師は考察した。

そこで山田野医師はブラック・ジャックを気胸のオペに誘い、そして一人でやらざるを得ない状況に追い込み自らその「発作」を克服させた。

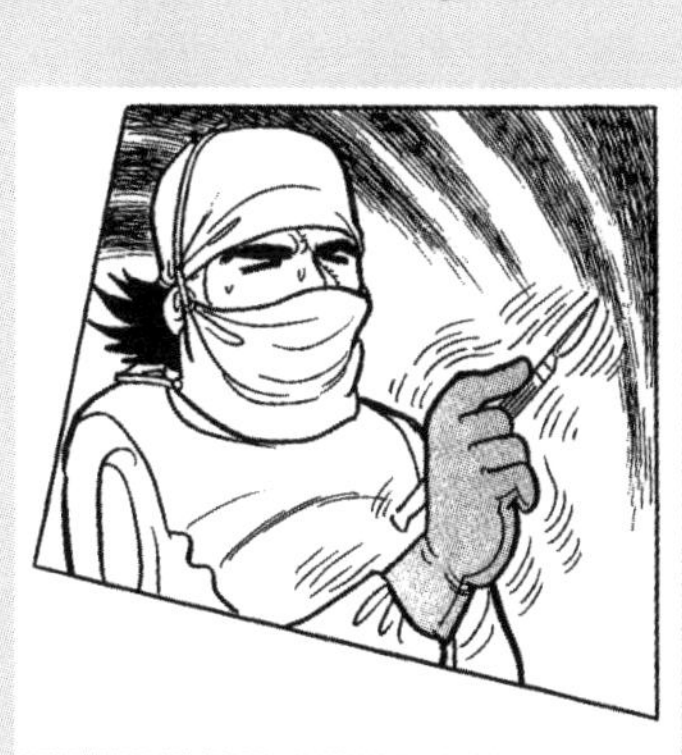

「けいれん」という作品では、ブラック・ジャックがオペ中に急に手が震えだし、真っ青になり苦しがってしまい、オペが継続できなくなってしまうという描写がなされる。しかも難易度の高い手術ではなく、いつものブラック・ジャックならいとも簡単にできてしまうような内容だ。

ブラック・ジャック自身が幼少期にひどい外傷を負って、瀕死の状態から、本間丈太郎先生の手術とブラック・ジャック自身の必死のリハビリにより生還・復帰したことはよく知られている。

筆者個人の話になるが、自分の教え子にしてここ数年臨床上の知己ともなっている尾久守侑医師に教わった言葉で、「精神的加重」というものがある。これは、身体疾患（脳の障害を含む）があると、転換性の症状が出現しやすくなるという現象で、これを彼に教わってから、内科の診療が格段にはかどるようになった。

身体疾患があると、軽微な認知機能障害や意識の低下を生じ、それによって通常であれば適応できていたイベントに対応できずに転換症状を引き起こす、という機序が想定されているのだそうだ。

この考えは、かなり広範囲の生理現象に応用できると私は日常診療で実感している。ブラック・ジャックの、気胸のオペ中に手が震えて手術ができなくなるというのも、精神的加重による転換症であると私は考えている。

すなわち、多発外傷という身体ストレスから脳の機能障害を生じ、その後心的トリガー（この場合気胸の手術）が加わるとそれが精神的加重となり、結果として「手が震えて動けなくなる」「急に真っ青になって苦しくなる」という症状に転換されるというわけである。鑑別すべきはやはり心的外傷後ストレス障害（いわゆるＰＴＳＤ）だろうと思われるが、精神機能の不全に陥ってはおらず、また『ブラック・ジャック』作品全体で、ブラック・ジャックがちょくちょくとフラッシュバックに襲われているという場面はない。特定の身体症状だけが、特定の状況で出現しているというのもＰＴＳＤとしてはやや異なる。否定的とみる。

ブラック・ジャックほどの医師も完璧な人間ではないのだという描写、そして主人公が外科医で医療の描写も外科手術などが多いなか、今回のような心理面の動きや心的機能の制御不全のような、本来地味でテーマとするには及ばないようなことまで取り上げる手塚治虫先生に深く感じ入る次第である。

10.

難しい病気に負けないように

「フィルムは二つあった」新装版11巻一一三―一三四頁
「壁」BLACK JACK Treasure Book、二五頁～四六頁

10. 「フィルムは二つあった」

映画監督・野崎舞利は、世界的巨匠であった。そんな彼が、人生最後の映画を撮ろうとしていた。しかもそれは長い期間かけて仕込んであり、出演者などすべて決まっているが秘密なのだという。

野崎は自分の最後の映画として、重症デルマトミオージスの手術場面を撮らせてほしいとブラック・ジャックに交渉する。野崎は同じ症例をブラック・ジャックが治したということを突き止めていたので白羽の矢を立てたのだ。野崎は、患者を映しているという動画フィルムをブラック・ジャックの前で流し説得をする。

映像は患者の生まれてからの症状などを記録したもので、ラストにブラック・ジャックが手術をして終幕とする予定だと野崎は語る。ブラック・ジャックは「くだらない」と断るが、治らなくても構わないと野崎は断じ、報酬五千万円の提示も飲む。ブラック・ジャックは引き受けるもう一つの条件として、助手をつけることとした。

ブラック・ジャックは同窓の辰巳医師*を助手につけて手術に挑む。カメラマンはブラック・ジャックと辰巳の立ち位置がときおり入れ替わるために構図が定まらないとぼやく。

野崎は撮影の継続を指示し、ブラック・ジャックの執刀部分だけ後から編集することにした。

＊　辰巳医師の初出は「ホスピタル」新装版11巻六九〜九〇頁

デルマトミオージスの患者のフィルムです
生まれてから今日までの記録なんです
十数年間の記録です！
そして　このフィルムはあなたの手術で患者が治るところで終わるんです！
監督
ブラック・ジャック先生をうつすんでしょう
そうだ　てっていしてかれを追え
なにかさしつかえでもあるのか？
妙なんです　時どきブラック・ジャック先生はもう一人の先生と入れかわるんで……
うつしにくくってしょうがないんです
なにかわけがあるんだろう
フィルムはまわしっぱなしにしろ
あとでブラック・ジャック先生だけつなげばいいんだ

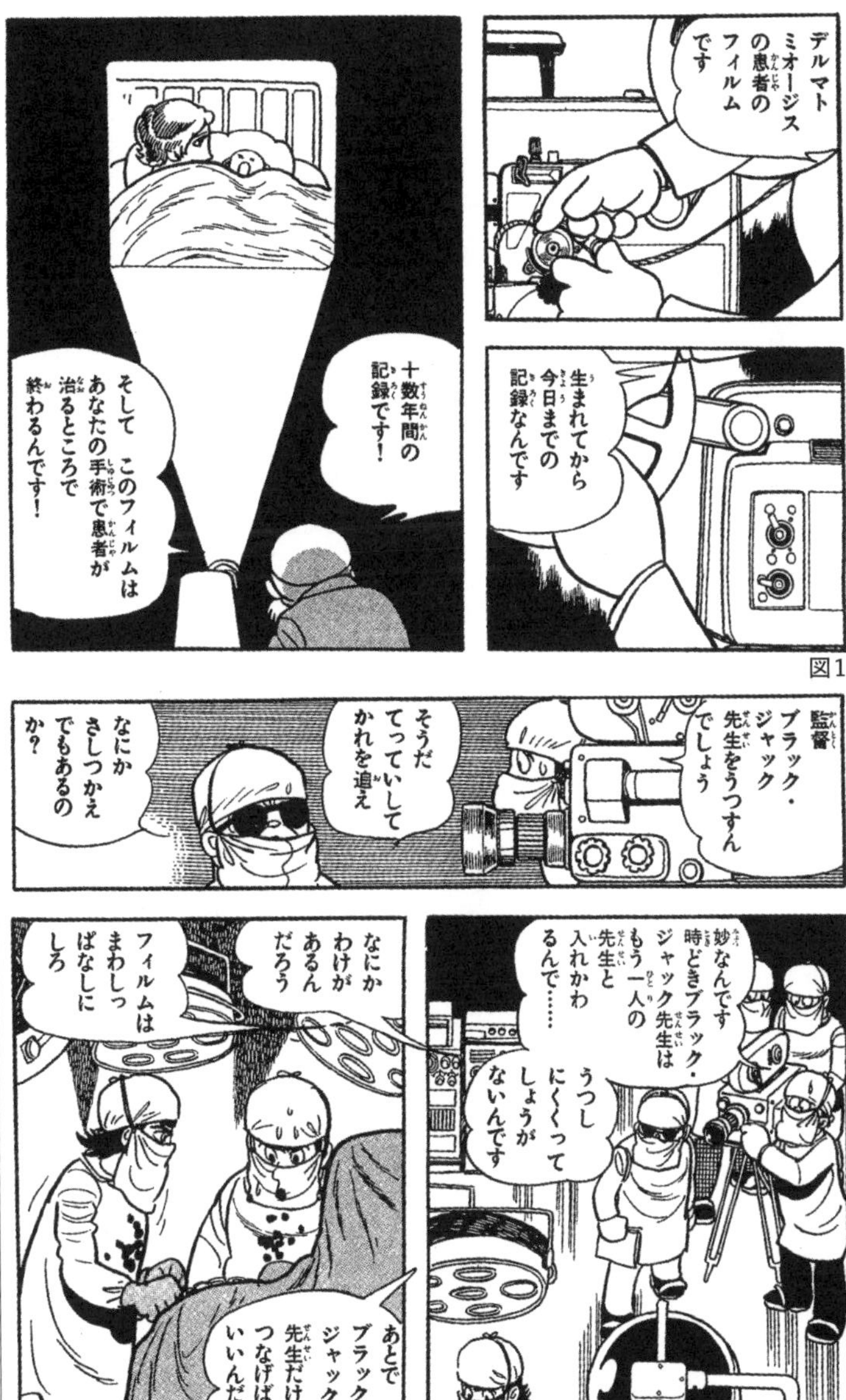

図1

図2

10.

試写会はおおむね好評だったが、参加していた医師連盟会長は連盟の会員はこの映画を見ないだろうと突き放す。無免許医ブラック・ジャックの手術は受け入れられないのだ。医師向けの学術映画としてつくった野崎は絶望するが、まさにその時ブラック・ジャックが現れて、フィルムを差し出す。ブラック・ジャックのカットをすべて辰巳の執刀シーンだけをつなげたものに差し替えたものだ。フィルムは二つあったのだ。

現代医学から整理する

小児皮膚筋炎

患者は、世界的映画監督・野崎の子である。今回の患者は、〝映画で実録されてある〟ので、病歴や所見が克明に記述されていてしかも情報としては確かだ。症例テーマは、明らかに「小児皮膚筋炎」だ。

野崎の子の病歴

患者は約一歳で顔・手足に赤紫色の斑点が現れそれはまぶたに目立っていたという［図3ab］。そして全身がむくみ始めた［図1b］。そして手足の動きが悪くなり、しゃがむと起

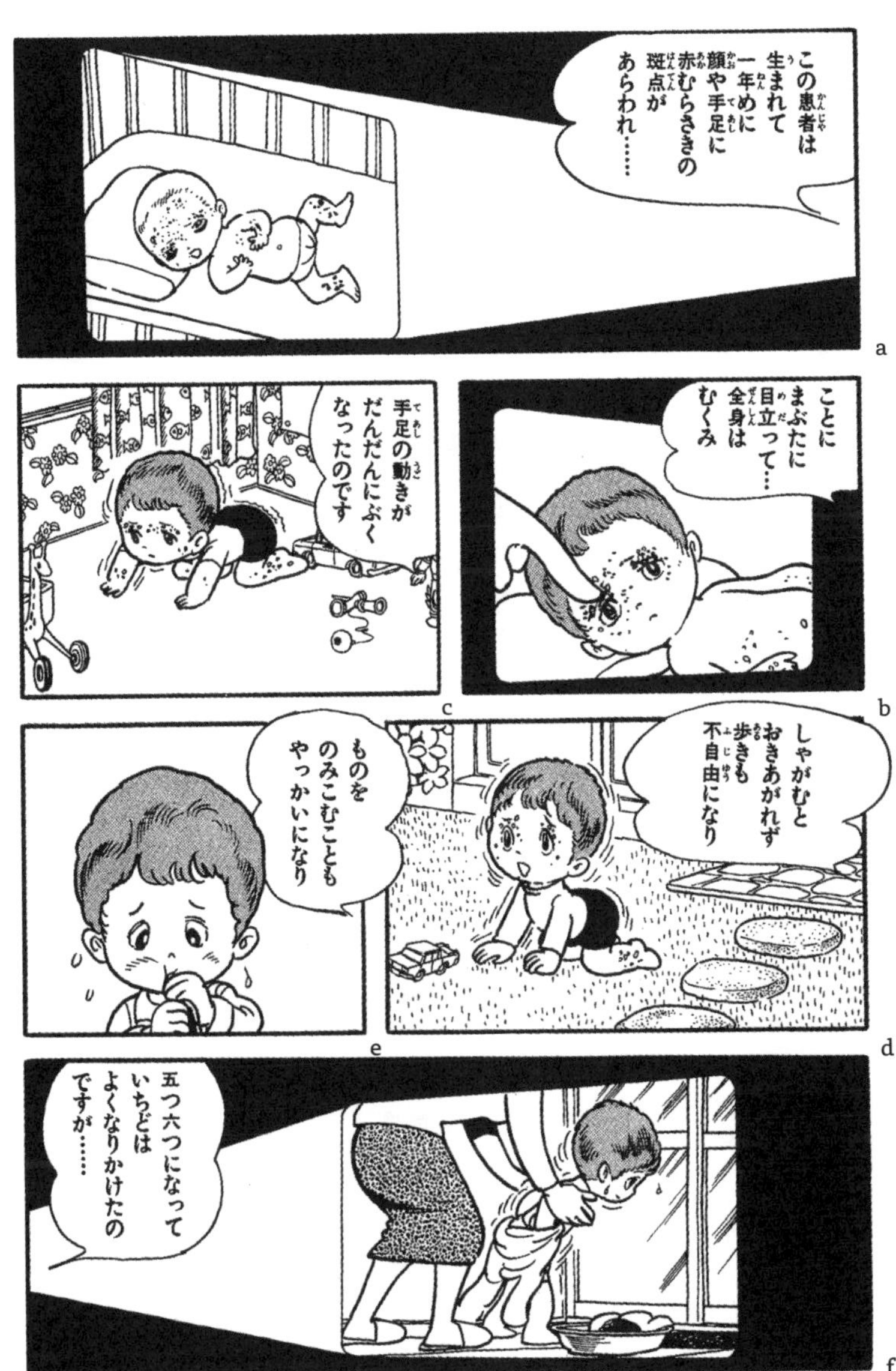
この患者は
生まれて
一年めに
顔や手足に
赤むらさきの
斑点が
あらわれ……
ことに
まぶたに
目立って…
全身は
むくみ
手足の動きが
だんだんにぶく
なったのです
しゃがむと
おきあがれず
歩きも
不自由になり
ものを
のみこむことも
やっかいになり
五つ六つになって
いちどは
よくなりかけたの
ですが……

図3

き上がれず、歩行困難となってきた「図3cd」。さらには嚥下困難も出現し始めた「図3e」。**図5**によれば、五、六歳で少し改善があったそうだ「図3f」。しかし一〇歳くらいから再発。胃がんが判明したという「図4」。そして現在は床に伏した状態。

　また、悪性腫瘍は過去に何度も発症。しかし再発を繰り返していたという「図4」。しかも今は胃と肺にがんがある「図5」。また、レイノー症状が激

十ぐらいから
ふたたび再発して
めまいや　はきけ
それから胃に
ガンが！

10.

このころから
何度か入院して
手術を受けて
いますが……

これが
現在の
彼です

図4

胃と肺に
ガン組織が
あらわれてる
まずそれを
とる…

図5

何度腫瘍を
とりのぞいても
また次々に
できてくるのです
それにレーノー
氏症状が
はげしくて…

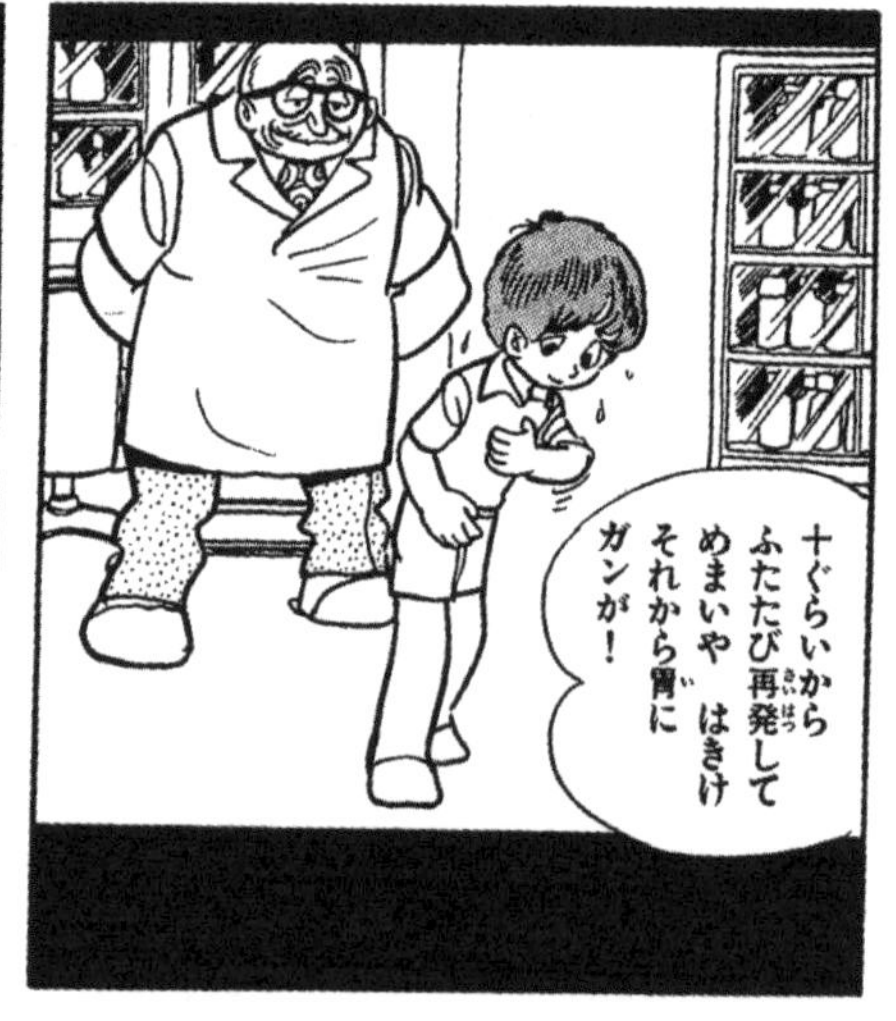

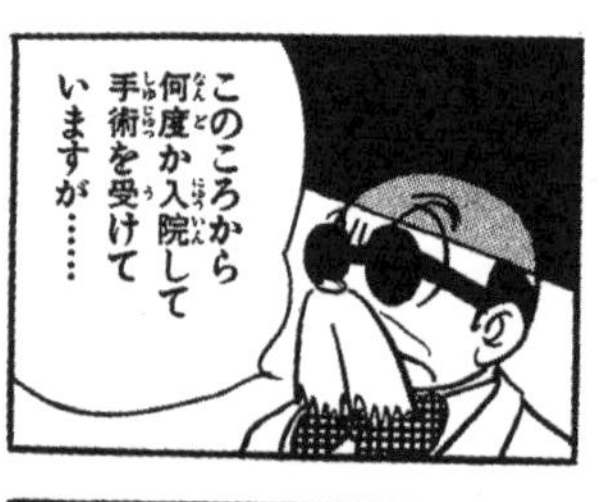

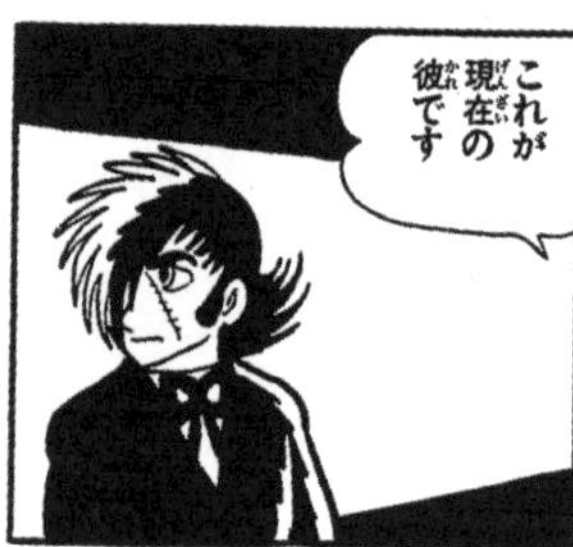

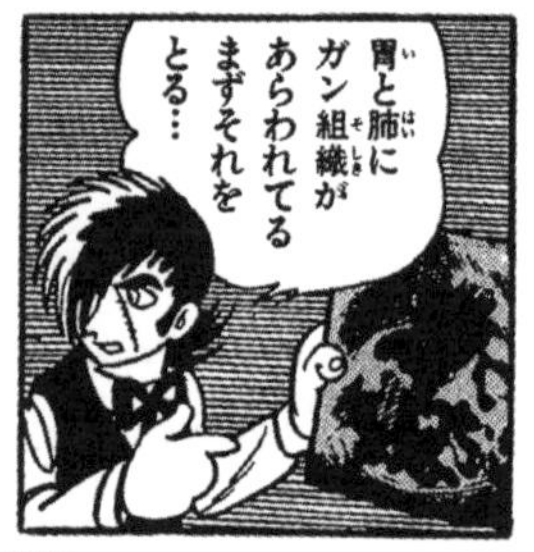

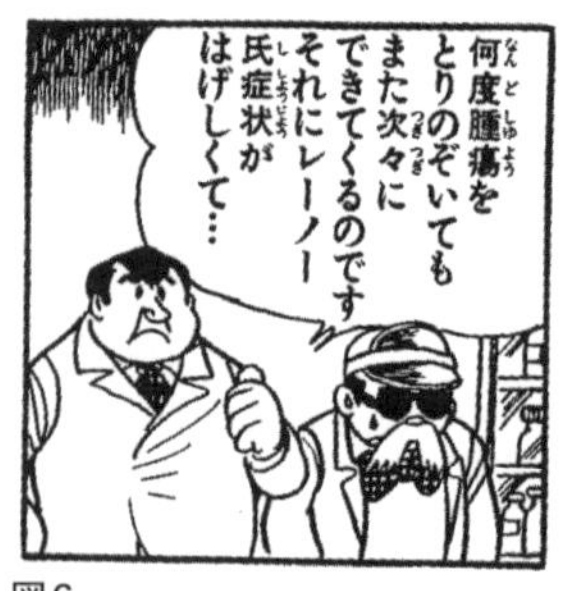

図6

しいらしい［図6］。以上が患者の経過と現状ということになる。

上眼瞼の赤紫色の紅斑［図3b］、四肢の脱力を呈し［図3cd］、嚥下困難となるほどに進行［図3e］。そして図5、6でわかるように悪性腫瘍と関連している病態。また図6で「レイノー氏症状」とあるように、Raynaud 現象が頻発しているという。国家試験で必要とされるレベルの知識で考えても、つまり特に専門医でなくても、以上のような臨床的特徴から「皮膚筋炎」であろうということは比較的容易に想起できるであろう。

本邦の小児皮膚筋炎の基本的な疫学

一六歳以下の皮膚筋炎を juvenile dermatomyositis（ＪＤＭ）とした場合、一〇万対の有病率で比べると、米国では〇・八に対し本邦では一・六三というデータがあり、時代に変動はあれ、本邦では欧米よりも基本的にＪＤＭが多い。

発症年齢については、一九九七年の全国調査のデータにはなるが、日本のＪＤＭ一〇二例のうち一歳未満の発症は〇で、発症時年齢一歳であるのは一一人でうち男児は三人だった[1]。最も多い年齢帯は七歳くらいとされている。なお、執筆時点での小児慢性特定疾病情報センターのウェブサイト[2]の記載では、「我が国におけるＪＤＭの有病率は小児人口一〇万人に対し一・七四人で女児が約七〇%を占める。発症年齢は成人まで含めた皮膚筋炎全体としてみると五〜一四歳にＪＤＭのピークがある。」とあり、現時点でもさほど疫

10.

学上の状況は変わらないだろう。

　また、新旧どの文献・疫学データをみても、ＪＤＭが悪性疾患との強い関連はない。

医学的再診断の試み

　前項の一般論も利用して、野崎の息子（作中の患者）について検討する。

　まず図1によれば「一歳時の発症」ということで良いと思われる。これは矛盾しないであろう。ピークの「七歳」と比べたら低いものの、疫学上あり得ないというわけではない。

　しかしながら決定的に合わないのは、悪性腫瘍の合併だ。皮膚筋炎で悪性腫瘍と強い相関があるのは成人である。しかし野崎の息子は一〇歳でがんを発症している。ここは対照的である。小児（ＪＤＭ）では予後は良いとされるが、それは悪性と関連がないことが主要因とされる。作中の患者では、むしろその真逆の展開だ。図4や5でわかるように、一〇歳の時点でがんが発生し、むしろその再発、多重が問題となっているくらいである。

　ちなみに一九九七年全国調査では嚥下障害は四〇％とあって矛盾しない［図1e］が、Raynaudは一四％となっており、図6に示されるようなひどいRaynaudに悩んでいるということとは大きく合致しない。

あくまで私見にはなるが、今作における患者の皮膚筋炎の記述は、実際のJDMと照らし合わせると、異なる印象を受ける。よって、例外的な症例を実録したのではなく、ある程度は、手塚治虫が〝どこかを〟恣意的に改変した可能性があると考える。

皮膚筋炎に関連する特異抗体

今、我々は抗MDA5抗体、抗TIF1―γ抗体、抗Mi―2抗体という抗体が保険収載され利用できる。また、他に抗NXP2抗体、抗SAE抗体が知られていて、この五種それぞれに臨床的な特徴が知られるようになった[3]。

表1に筋炎特異抗体ごとの臨床的特徴を示す。成人と対比できるようにしてある。よく読めばわかる通り、今回の作品中の症状描写でわかる範囲で、それらが**表1**の中のある単一のマトリクスに収斂するようなものはない。つまり一発で、野崎の息子の病態は決まりそうにない。

いま、あえて成人・小児を区別せずに、今回の作品中の患者が有している諸症状・臨床項目を網かけ文字としてみる(**表1**)。すると、抗Mi―2抗体と抗TIF1―γ抗体の特徴を有していることがわかる。補足すると、抗MDA5抗体、抗SAE抗体の場合では満たすものがないとも言える。

もし、先に述べた手塚治虫がしたであろう「改変」が悪性腫瘍の件であるなら、作品中

表1　筋炎特異抗体ごとの臨床的特徴：特に成人と小児の違いについて。（文献4より抜粋・筆者により和訳・改変したもの）

	小児	成人
抗Mi-2抗体	4-10% ヒスパニックに多い やや発症年齢は高い 臨床的特徴は成人と同じ 悪性との関連：なし	4-35% 古典的な皮膚所見 近位筋の脱力：CK高値の筋炎 悪性との関連：なし
抗TIF1-γ抗体	18-35% 白人に多い 発症年齢は低い 治療抵抗性の皮膚症状 脱力 慢性経過 悪性との関連：なし	18-23% ひどい皮膚症状 低筋症性 消化器症状 悪性との関連：非常に強く関連する
抗MDA5抗体	7-50% 潰瘍性の皮膚障害、粘膜病変 間質性肺炎 筋症状はmild 関節炎 悪性との関連：なし	10-30% いわゆるClinically amyopathicのタイプ 急速進行の間質性肺炎 潰瘍性の皮膚障害 悪性との関連：なし
抗NXP2抗体	2-25% 小児で頻度が高い（27%*） 皮膚石灰沈着症 関節炎・関節拘縮 消化管血管炎 悪性との関連：なし	20-25% 古典的な皮膚所見 末梢の浮腫 石灰化や潰瘍はまれ 悪性との関連：リスク増える
抗SAE抗体	2-8% ひどい皮膚症状 筋症状目立たない 悪性との関連：知られていない	8% 強いHLA相関 ひどい皮膚症状 嚥下障害を伴う進行性の筋症 熱や体重減少 悪性との関連：知られていない

10.

網掛けは、作品中の患者の症状描写と概ね合致しているもの。

の患者で関連している抗体は抗Ｍｉ―２抗体か抗ＴＩＦ１―γ抗体かということになる。本例は一歳発症であるから抗Ｍｉ―２抗体関連というのが考えにくくなり、つまり一番概ね満たすのは抗ＴＩＦ１―γ抗体関連ということになる。

つまり、もし手塚治虫が実例としての小児皮膚筋炎症例を何らかの形で情報を得ていたとしてそれは抗ＴＩＦ１―γ抗体関連であったかもしれないという推察がまずできる。そして創作上の改変として、本来成人の特徴であるべき「悪性腫瘍との関連」を付加したのかもしれない。というか、(切除可能な)がんが併存していてくれないと、作品中にブラック・ジャックの出る幕ではなかったからでは……と愚考する。外科医ブラック・ジャックの出番を作りストーリーとして成り立たせるために、悪性腫瘍と関連する成人皮膚筋炎の特徴を付加したのではと考えられるのだ。

「壁」

中学三年生の水上ケンは剣道部の同級生に部活に参加しろと絡まれる。ケンは体調不良を理由に半年前退部していたが、同級生は理由を信じていないのだ。

ケンは実際に多発性動脈炎という難病にかかり、すでに余命一年足らずと宣告されていた。両親は担任教諭に病状を伝え、しかし高校受験だけはみんなと同じくやり遂げたいというのがケンの望みであり、また学友には病気のことを秘密にしたいのだと告げた。

末期症状を呈するようになった秋のある日、ケンは担任教諭にある体験を話す。海岸を歩いているとき、真っ黒なコートを着、顔も体も縫合の跡だらけの外科医を名乗る男とケンは出会った。ケンはその男に弱音を吐くが、その男は医者の役割には限界があるから医者に頼ることばかり考えず生きようとすることが大事だと説かれたという。

病状は進行しついに寝たきりの状態にまでなったが、担任教諭と受験先の高校の計らいで特例として医務室でベッド臥床の状態で試験を受け、結果合格する。

入学後、教室の一番後ろにベッドをおき、寝ながら授業を受けていたある日、同級生たちはケンが動かないことに気づく。ついにケンの寿命が尽きたのだった。

後日、ケンが中学三年生のときの担任は、ケンが海岸で出会ったという外科医そのものの風体の、ブラック・ジャックと路上で出会う。ブラック・ジャックはケンのことを覚えていた。担任がことの顛末を伝え、

彼は　なおも
生きつづけたのだ
最後の力で
高校生活を
味わおうと
Champion wa
Naze
Ureru
起立

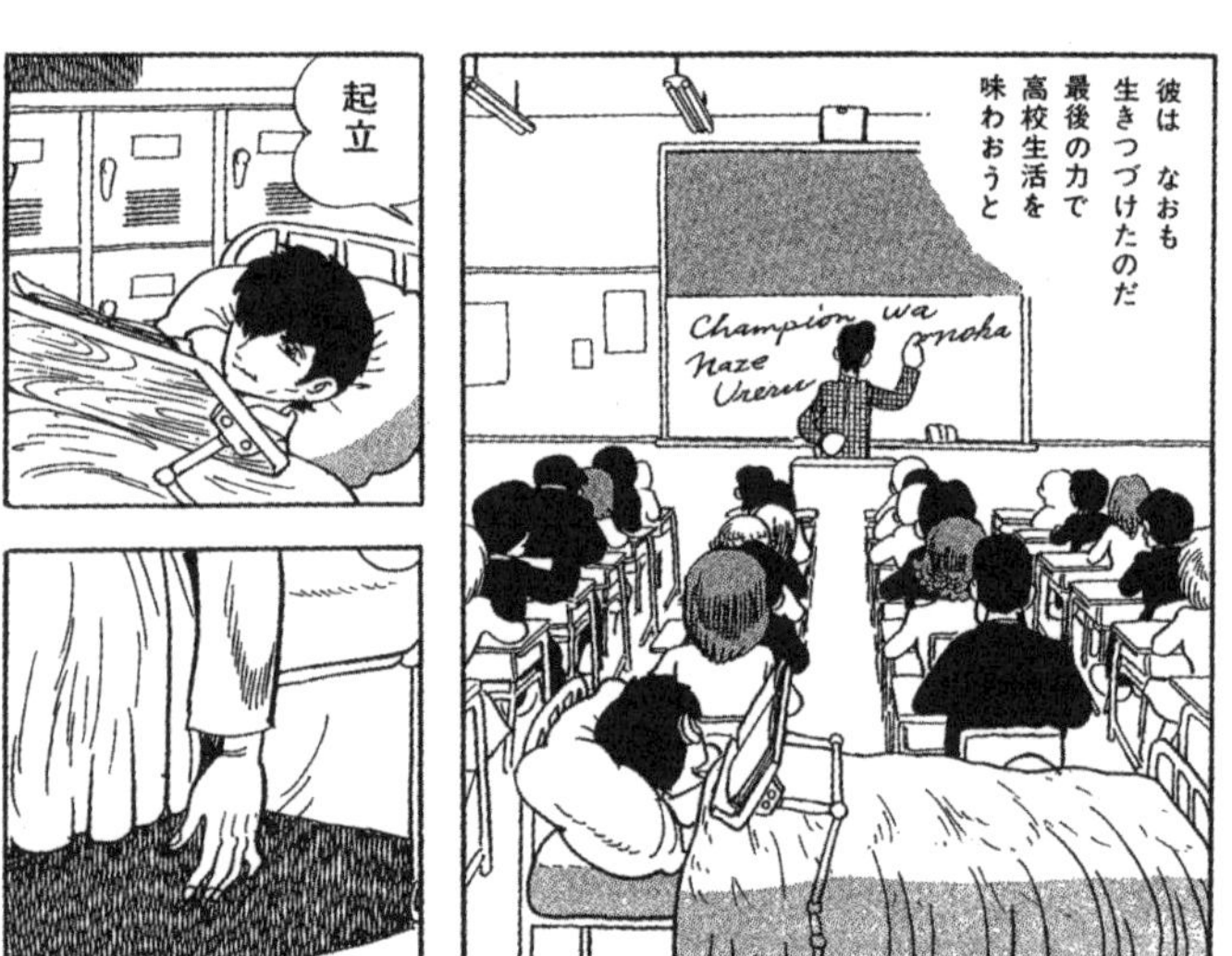

10.

図7

満足そうに死んだと伝えるとブラック・ジャックは去り際に言い残した。「死んで満足なヤツはいない」

現代医学から整理する

多発性動脈炎の最初の報告

今回の作品の患者・水上ケンの場合も、作中ではっきり病名が言われており「多発性動脈炎」である。一八六六年、内科医Kussmaulと病理学者Maierが、原因不明の発熱、体重減少、腹痛、末梢神経障害を呈した二七歳男性患者の剖検報告を、結節性多発動脈周囲炎（periarteritis nodosa）として発表したのが本疾患の最初の記述であるという。[5)2]

……ああ
おぼえてる……
どうなりました？
ずうっと生き
つづけて
つい先日なくなりましたよ
満足してたようです

じょうだんじゃない
だれだって
死んで満足なヤツは
いるもんか…

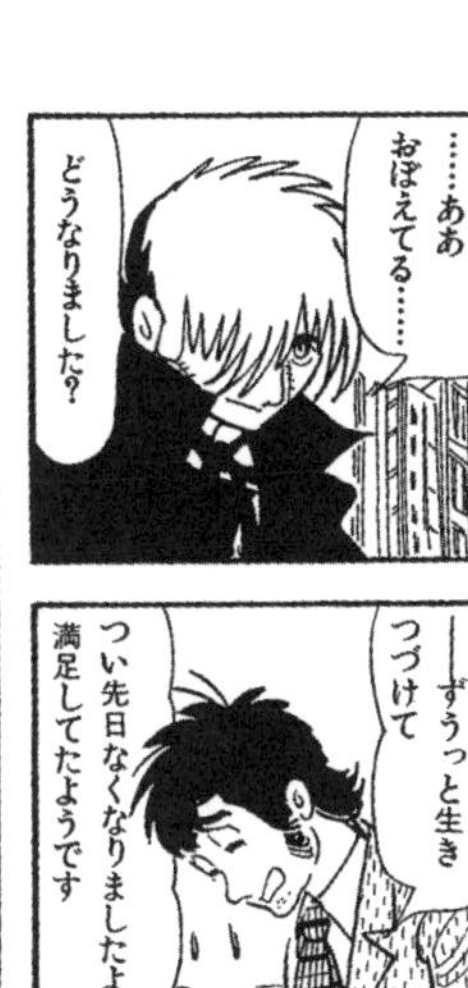

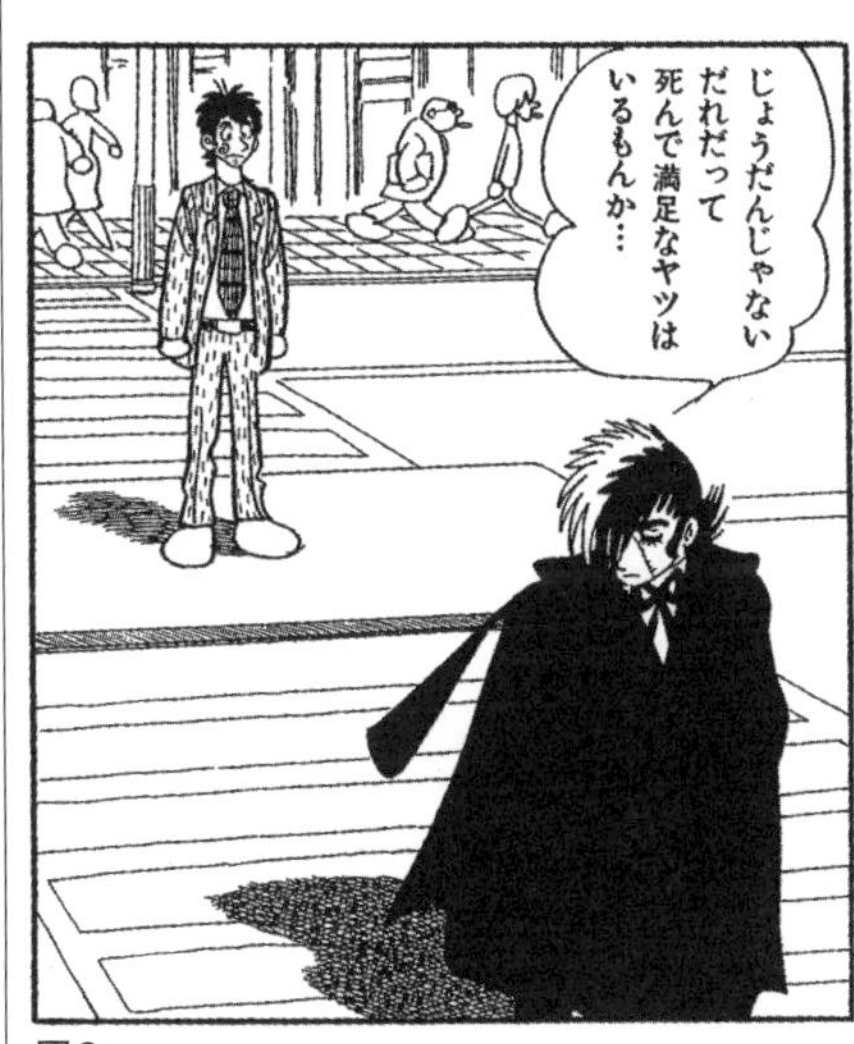

図8

2 初出論文を手にいれることができなかったが、「Deutsche Arch. Klin. Med., 1: 484-517, 1866.」というのが文献5に引用されている。明らかにドイツ語で書かれたものと想像する。

10. 本邦での歴史と『ブラック・ジャック』連載当時の状況

本邦の多発動脈炎（いわゆるKussmaulとMaierのperiarteritis nodosa, PN）の歴史については、長沢の論文[6]がわかりやすい。それによれば、厚生省の調査研究班が全国的な規模で行った一九六四〜一九七四年の一〇年間の実態調査が、最も信頼のおける疫学統計であるとされているという。「壁」の掲載が一九七七年であるから、本作の執筆アイデアとしてはすでにこのＰＮ全国調査の内容を踏まえている可能性はある。

しかしながら実臨床レベルでどうなっていたかを調べるために文献検索を行った。すると、まだ一九六〇年代の段階では、診断の遅れなどにより多臓器不全などで死亡し剖検で全身の血管炎が証明された、という類の報告が多いことが傾向としてわかった[7-9]。しかも治療に関するまともな記述はなく、治療実態が分かりかねた。

先の長沢論文[6]を読むと治療に関する記述を見出せる。一九七九年にLeib[10]らは米国で一九五五〜一九七九年の間のＰＮ例で、未治療群・ステロイド単独群・ステロイド＋免疫抑制剤併用群の三群を調査したところ、五年生存率はそれぞれ、一二％、五三％、八〇％という結果だったという。未治療ではかなり成績が悪いことがうかがえる。要するに推測にはなるが、発見時・診断時すでに多臓器不全の症例が文献になりやすいのではと思う（剖検をしてＰＮの診断がつくなどの例）。つまり、今回の作品「壁」の執筆当時も、ＰＮといえばステロイド＋免疫抑制剤が良いであろうという考えは現場にはあったのかもしれない。また、文献11の中に「一九五〇年、副腎皮質ホルモンが本疾患の治療に用いられるようになり、五年生存率は以前の一二・七％より四八・〇％と著明に改善された」という記述を見つけた。これは、事実であれば決定的である。『ブラック・ジャック』執筆時の世界では、一応は当時の医療水準でPNにステロイドを使うことは一般的だったと思われる。

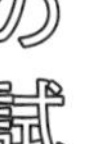
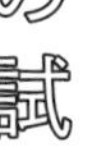

医学的再診断の試み

水上ケンの症状描写

では作中で「多発性動脈炎」として描写されている内容が、現代の基準からみてどうかという点で見てみる。要点となるコマを**図9〜11**に示す。

しかし今回は、あまり細かい分析は不要そうである。なぜなら、割と全て正確だからである。**図9**は、ケンの父親の発言だが、これはまさに現代でいう結節性多発動脈炎（PN）の症状に合う。また、**図10**でのブラック・ジャックのコメントもまさにその通りで、「コブ」とは動脈瘤のことであろう。

しかし**図11**の描写は、これはおそらく「腎不全＋尿毒症」ではないだろうか。腹水はネ

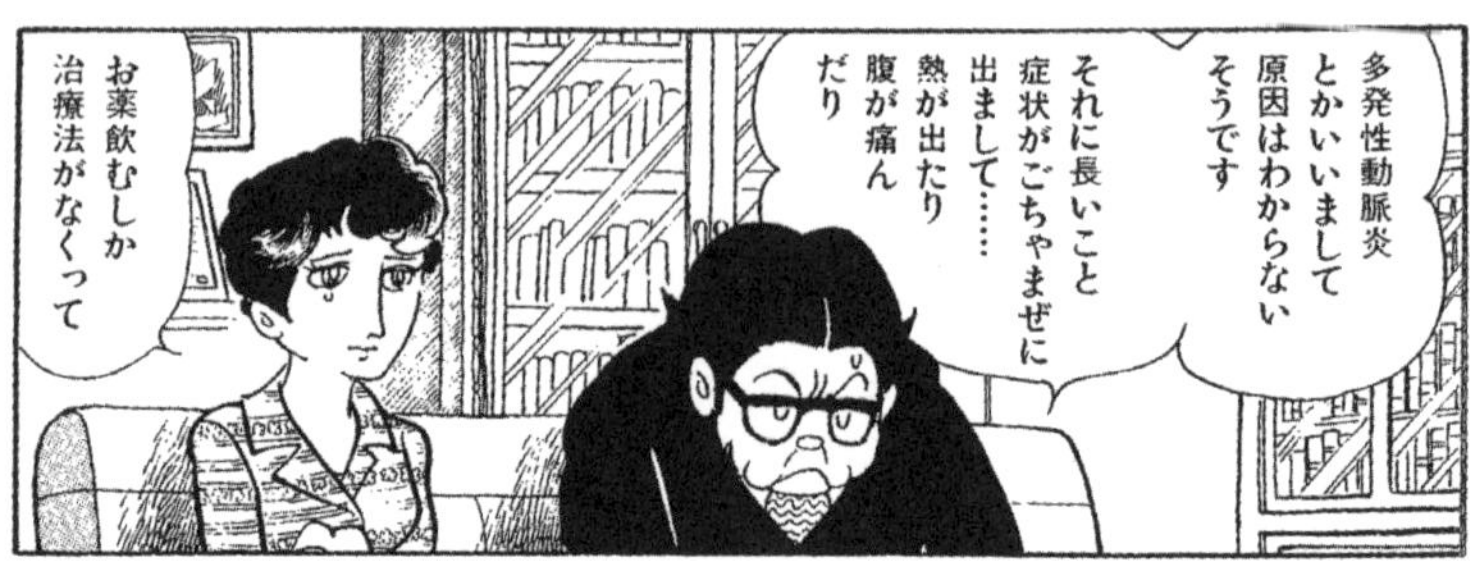
多発性動脈炎とかいいまして原因はわからないそうです
それに長いこと症状がごちゃまぜに出まして……熱が出たり腹が痛んだり
お薬飲むしか治療法がなくって

図9

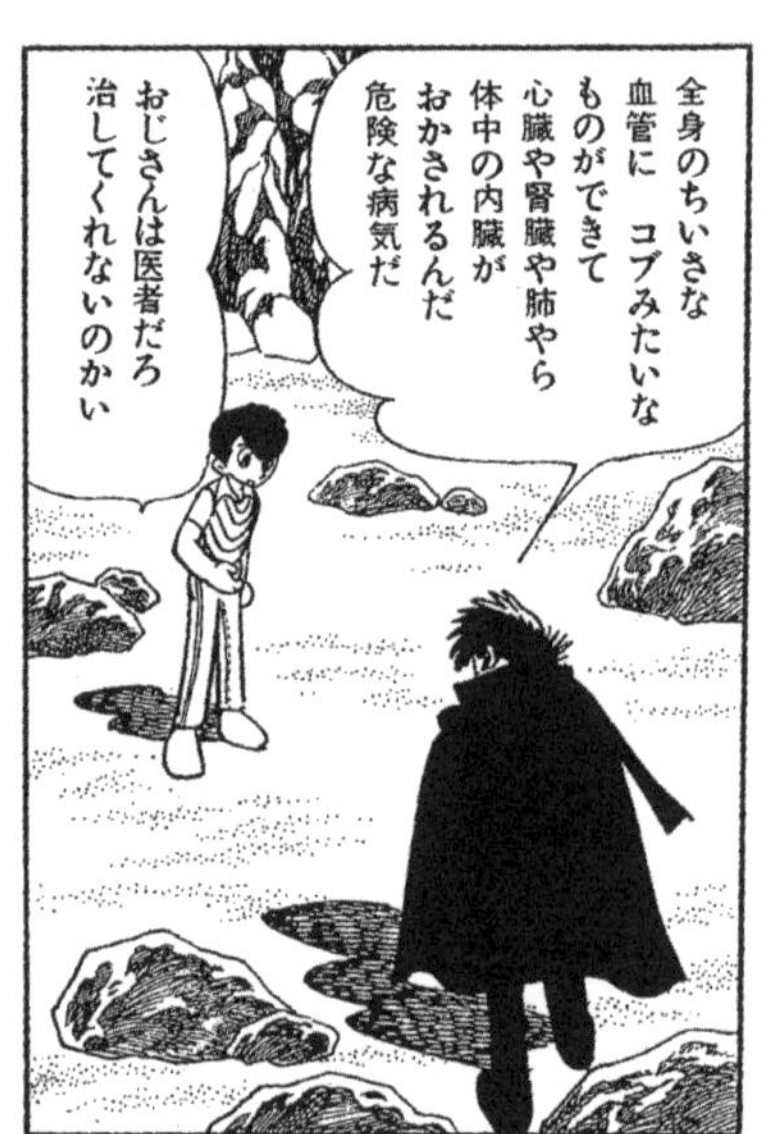
全身のちいさな血管に　コブみたいなものができて心臓や腎臓や肺やら体中の内臓がおかされるんだ危険な病気だ
おじさんは医者だろ治してくれないのかい

10.

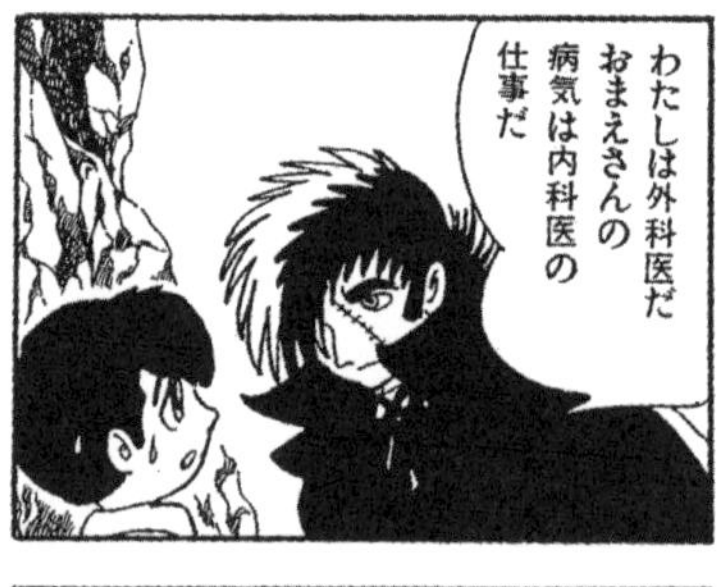
わたしは外科医だおまえさんの病気は内科医の仕事だ

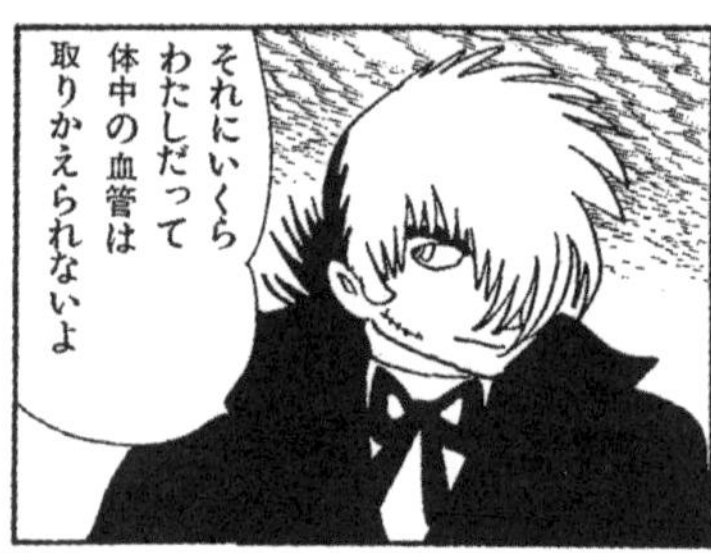
それにいくらわたしだって体中の血管は取りかえられないよ

図10

フローゼだろう。というのも、ＰＮでは肝硬変に進展することはなく、この状況で腹水貯留というのは漏出性と考えるのは妥当ではないだろう。

ケンの病状についての考察

ここまで、ケンの診断がＰＮであろうことは通りが良さそうであるが、少し違和感がある部分がある。「壁」が掲載された時期（一九七七年）、あるいはその前の時代には、すでにＰＮ患者にステロイド治療は一般的だったように思えるし、免疫抑制剤だって使用されることはあっただろうと思う。例えば文献11は、腸管穿孔を繰り返す難治ＰＮにアザチオプリンを加えて良好だったという文献であり、ＰＮを内科的治療で治すアイデア・戦略はあったはずだ。実際ブラック・ジャックも**図10**のように言っている。また、少し遡り、ケンの母親の発言を見ると余命一年を告げられた時に医師から「お薬を飲むしか治療法がなくって」と言っている［**図9**］。

しかしながらこの後の描写をよく見ても、ケンの治療に関しステロイド治療に賭けてみたというような描写が全くないのだ。生命の危機に瀕したヒリヒリ感の中、手術で劇的救命を何度もしてきたブラック・ジャックからすると、いささかこうした内科治療の一種の〝弱気さ〟が私には際立って見えてしまう。

ケンの病状については、これは推測になるが、診断はＰＮではあるが診断時すでに末期腎不全だったのではないだろうか。つまり、当時の医療水準で、難しい病気かつ末期腎不全ということで、末期がん宣告のような扱いをされてしまっていたのではないだろうか。そう考えると、**図11**はやはり「腎不全＋尿毒症」を示していると言える。

現代であれば、透析をしながらステロイド治療をしただろうし、血管炎を制圧した上でたとえ腎臓機能が不可逆であっても維持透析には持ち込めると計算するだろう。ケンは今なら高校生活をまっとうできた可能性がある。当時ＰＮは、戦おうとは思えないくらい難しい病と考えられていたかもしれない。医療の進歩を、〝内科的に〟感じる物語でもあった。

10.

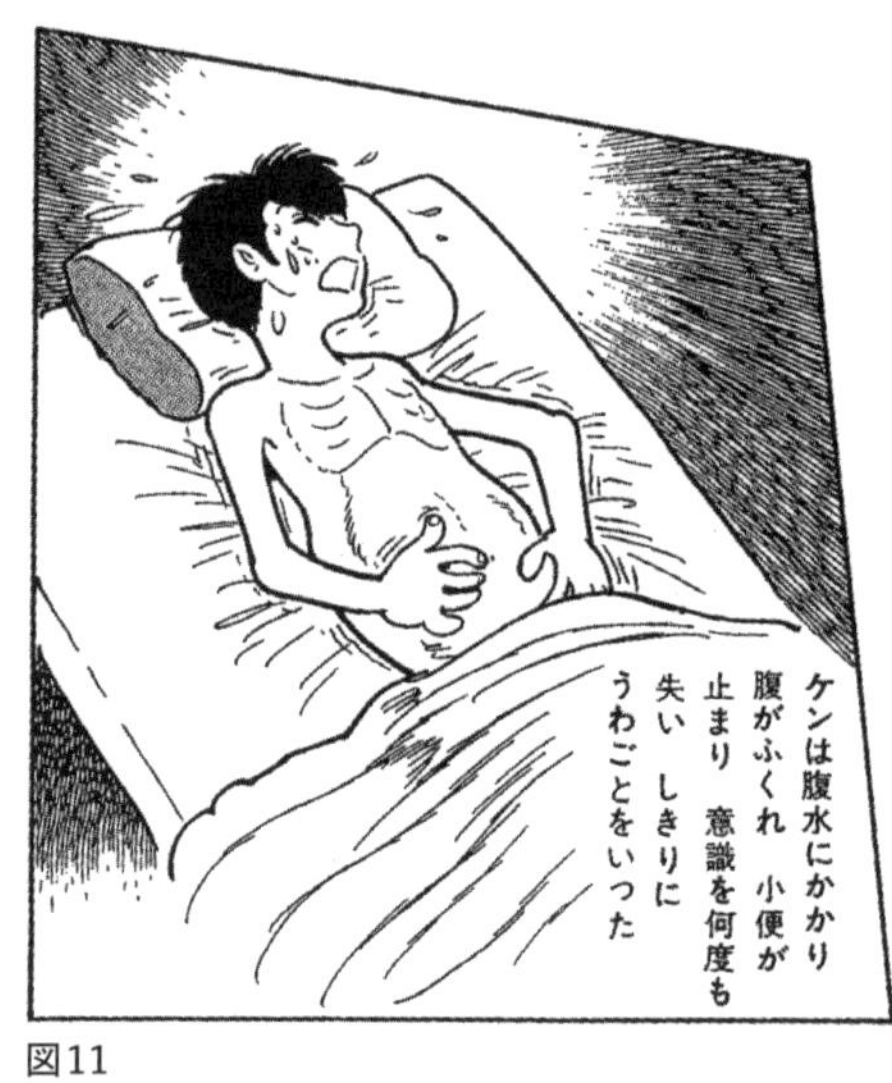

図11

エピローグ／解説

手塚の膠原病への関心？

今回の二作品の共通項は「膠原病」である。小児皮膚筋炎と結節性多発動脈炎。どちらの作品も、患者の様子を見ると「難病である」という取り扱いの様相が濃い。膠原病は、ブラック・ジャック／手塚治虫の時代と比べると、現在は診断・治療の進歩が目覚ましい。決して今が十分明るいわけではないが、当時は膠原病と診断された患者やその家族の雰囲気たるや、本当に暗いものだったであろうと想像するのである。

今回の二作品は、ブラック・ジャック自身がその外科医としての腕で患者を劇的に救わせるという描写よりも、難病の難しさ、そしてそれに立ち向かう患者の力強さのようなものを手塚の願いを込めて表現したかったのではないだろうか。この難しい病気に、どうか負けずに戦って欲しい。そう願ったからこれらの作品ができたのではと想像する。実際、この二作品とも、患者は子供である。子供という生き物を使って、子供に未来を託し、手塚の考える「希望」のようなものを社会に表現する手法は、このようなところにも現れているのだと感じた。

11.

華の命と人の命

「命を生ける」新装版第14巻、二五―四六頁

11.「命を生ける」

並外れた豊かな感性と表現力を備えた、華道・永湖流家元の永湖清水(えいこせいすい)の娘・ソノ。父親の清水としては娘に家元を継いで欲しいが、娘ソノは「骨髄性ポルフィリア」を患っておりブラック・ジャックを頼るがあと一年も満たない命だとされる。どうしても、一日でもいいから家元になって欲しい父親は、ブラック・ジャックに手術を頼み込む。一日のための手術ということにブラック・ジャックは気が進まない。

ブラック・ジャックはなぜかなかなか手術をしない。一方で親子は、来たる家元襲名披露の会で家元を継ぐに足る実力を見せるため、修行に励み、結果その無理がたたって倒れてしまう。ブラック・ジャックは無理をさせたくないと忠告するのだが親子はそれを聞き入れない。

ついに家元がソノの実力を正式に認める日がきた。同日ブラック・ジャックはソノの手術を決行する。ブラック・ジャックが手術をしなかったのは、「骨髄性ポルフィリア」の治療のため、肝臓と脾臓と皮膚を移植すべく、臓器提供を探していたのだが、その日ドナーを見つけることができたのだ。

手術から一年、ソノは無事家元を襲名し、新・家元として腕前も披露した。父親は出来栄えに満足し、ブラック・ジャックに報酬を渡す。「あすにでもソノはあの世へ旅立つんです……たった一日の栄光はあの子にとって永遠なのです」と襲名披露のために手術に大金を使ったことを自嘲する。

まもなく死別が訪れると悲しむ父親にブラック・ジャックは意外なことを告げる。「あと二〇年生きられるかもしれませんぜ」。手術は成功したのだった。

現代医学から整理する

骨髄性ポルフィリア

作品中で示されるソノの病名である「骨髄性ポルフィリア」は、現在でいう骨髄性（あるいは赤芽球性）プロトポルフィリン症（erythropoietic protoporphyria, EPP）のことであろう。ＥＰＰは常染色体優性遺伝を示し、赤芽球におけるフエロケラターゼ（ヘム合成酵素）活性の低下が原因である。フエロケラターゼはプロトポルフィリンを鉄イオンとキレートさせて、ヘムに合成する段階の酵素であり、フエロケラターゼの活性低下によってプロトポルフィリンの蓄積が生じる。これがEPPの本態である。[1]

ＥＰＰは多くが小児期に発症する。基本症候は、光線過敏症である。短時間の日光曝露であっても、日光曝露後に皮膚の露出部に紫斑や蕁麻疹様の膨疹が現れ、重度の疼痛、灼熱感、発赤、あるいは浮腫を引き起こす。

治療は厳格な日光曝露の回避である。一割が肝硬変となり、これが予後を規定する。非代償性の末期肝硬変では、肝移植が必要であるとされる。

医学的再診断の試み

骨髄性プロトポルフィリン症と永湖ソノ

骨髄性プロトポルフィリン症（ＥＰＰ）では普通、子供が外に出られないストレス、症状発現（疼痛予期など）への恐怖などのため、何らかの社会的・精神的な障害を持つことが多いとされる。しかし作品中のソノは少し違った。一切屋外へ出られないからこそ、人一倍感性が強かったと解釈されていたのだった［図1］。個人的に、このストーリー設定は絶妙だなと唸った。

ここで少し診断について考察を行う。まず、少し飛ぶが、ブラック・ジャックが肝臓移植を行ったということからソノは肝不全、肝移植の適応となる病状にあったと思われる。この点は、ＥＰＰの予後を決める病態として矛盾せず、正確な描写であると言える。

次に**図2**を見ていただきたい。ソノはどうやらかつて二回、診断を間違って開腹手術を

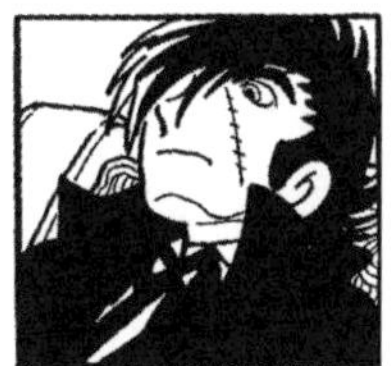

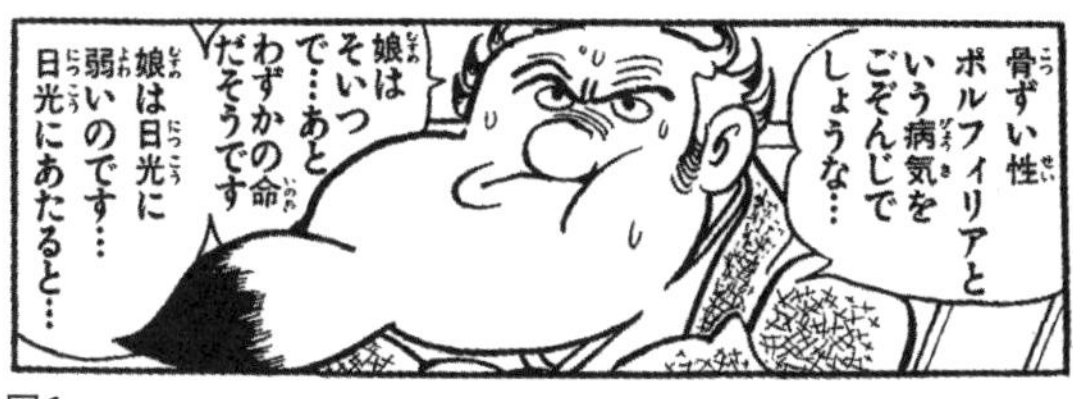
骨ずい性ポルフィリアという病気をごぞんじでしょうな…
娘はそいつで…あとわずかの命だそうです
娘は日光に弱いのです…日光にあたると…

図1

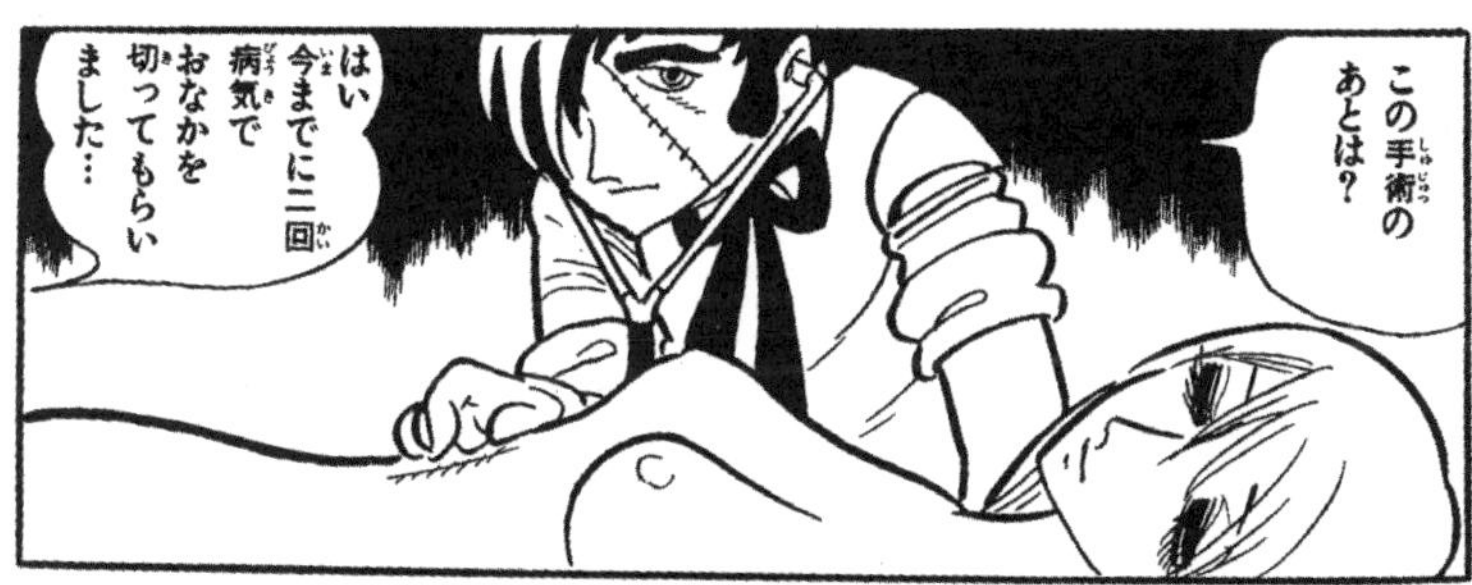
この手術のあとは?
はい今までに二回病気でおなかを切ってもらいました…

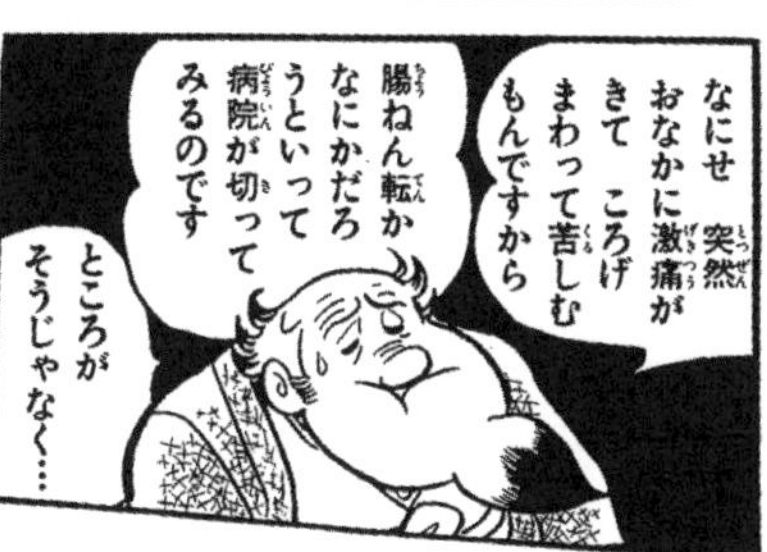
なにせ 突然おなかに激痛がきて ころげまわって苦しむもんですから
腸ねん転かなにかだろうといって病院が切ってみるのです
ところがそうじゃなく…

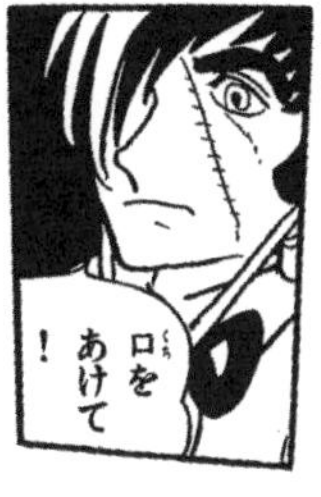
口をあけて!

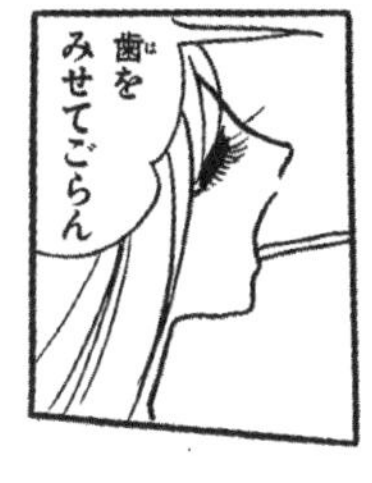
歯をみせてごらん

図2

受けてしまったらしいことがわかる。父親によれば、突然の腹部の激痛で転げまわり、腸捻転などと誤診され試験開腹された過去があるという。

ただ、これはEPPではなく、急性間欠性ポルフィリン症の臨床的特徴（あるいはゲシュタルト）であると思われる。同じ「ポルフィリン症」でも、全然病態や症状が違うのがポルフィリン症である。[1] 手塚治虫はこれをわざとやったのか、それとも（〝同じ〟ポルフィリアで）勘違いしたか。おそらく前者であろう。

最後に**図2**で示される、ブラック・ジャックの診察の様子を見ていただきたい。実はこの直後、ブラック・ジャックは診断を悟ったように、ソノの病気は進行した（？）EPPであると診たてるのだった。この部分［図2］が実はよく分からない。

ポルフィリン症のうち、印象的・象徴的に「歯」の所見が診断に有用なものは、先天性骨髄性（あるいは赤芽球性）ポルフィリン症で見られる赤色歯 red-stained teeth である。もしかしたら、ブラック・ジャックはこれを診察［図2］で確認したのではないだろうか。この場合次の二つ考えられる。一つは、先ほどの急性間欠性ポルフィリン症の件同様、EPPの特徴ではない所見をわざと付加して描いたというもの。もう一つは、骨髄性（赤芽球性）ポルフィリン症を疑ったが、EPPと先天性と鑑別を行うために歯を見させてもらったというものである。EPPも先天性骨髄性（赤芽球性）ポルフィリン症も、どちらも日光過敏症か主徴である。病歴から日光過敏症の存在は明白だったので、歯を視診することで両者を区別しようとした可能性がある。

以上より、ソノの臨床情報は、概ねＥＰＰに合致あるいはＥＰＰとして大きく矛盾しないものと思われる。

おそるべきは手塚治虫の調査力？・慧眼？

今回の作品「命を生ける」で最も私が興味を引いたのは、ソノのＥＰＰに対する治療法をブラック・ジャック／手塚治虫が肝移植（作品中ではあとは脾臓と皮膚だが）とした点である。

今回の解題にあたって、ＥＰＰの治療について文献レビューを入念に行った。特に、ＥＰＰで肝硬変となった場合の肝移植治療について注目した。その中で個人的に焦点にしたのは、肝移植がいつから行われるようになったかである。

国内のことであるので、最初は日本の文献を調べて行った。しかし、肝不全と関連するＥＰＰ症例の一九七五年の報告[2]、骨髄性プロトポルフィリン症についての一九七八年の小記事[3]などにおいても、肝硬変の合併については記述があっても肝移植については触れられてもいない。そこで海外の総説をあたったところ、二〇〇七年の雑誌 Gut の総説[4]で、ＥＰＰに対して初めて行われた肝移植が一九八〇年であることを知った[5]。

ここでまたしても思い出していただきたい。『ブラック・ジャック』の連載期間は一九七三年一一月から一九八三年一〇月まで。もっと言えば、この「命を生ける」は週刊少年チャンピオンの一九七七年一一月二八日号には掲載されていたのである。そう、世界初と思われる一九八〇年の「ＥＰＰに対する肝移植」よりも、「命を生ける」の掲載（一九七七年）の方が先なのである。手塚治虫が（肝）移植医で、その最先端で活躍していたのならまだしも、臨床医としての勤務歴もないのに……これをどう考えるか。

いくつかの可能性を考えた。一つは、漫画『ブラック・ジャック』全体で随所に出てくる「臓器移植」の延長としてである。私が察するに、『ブラック・ジャック』執筆当時、時代の空気として「臓器移植へのある種の憧れと期待」があったように思う

ありゃなんですか？
11.
死体ですよ あの死体の肝臓と脾臓 それに全身の皮フを おじょうさんにうつしかえます
なんですとっ！
娘の皮フに死体の皮フをはる？ やめてくれっ
家元先生 医者の仕事は医者！
とやかくいわないでもらおう

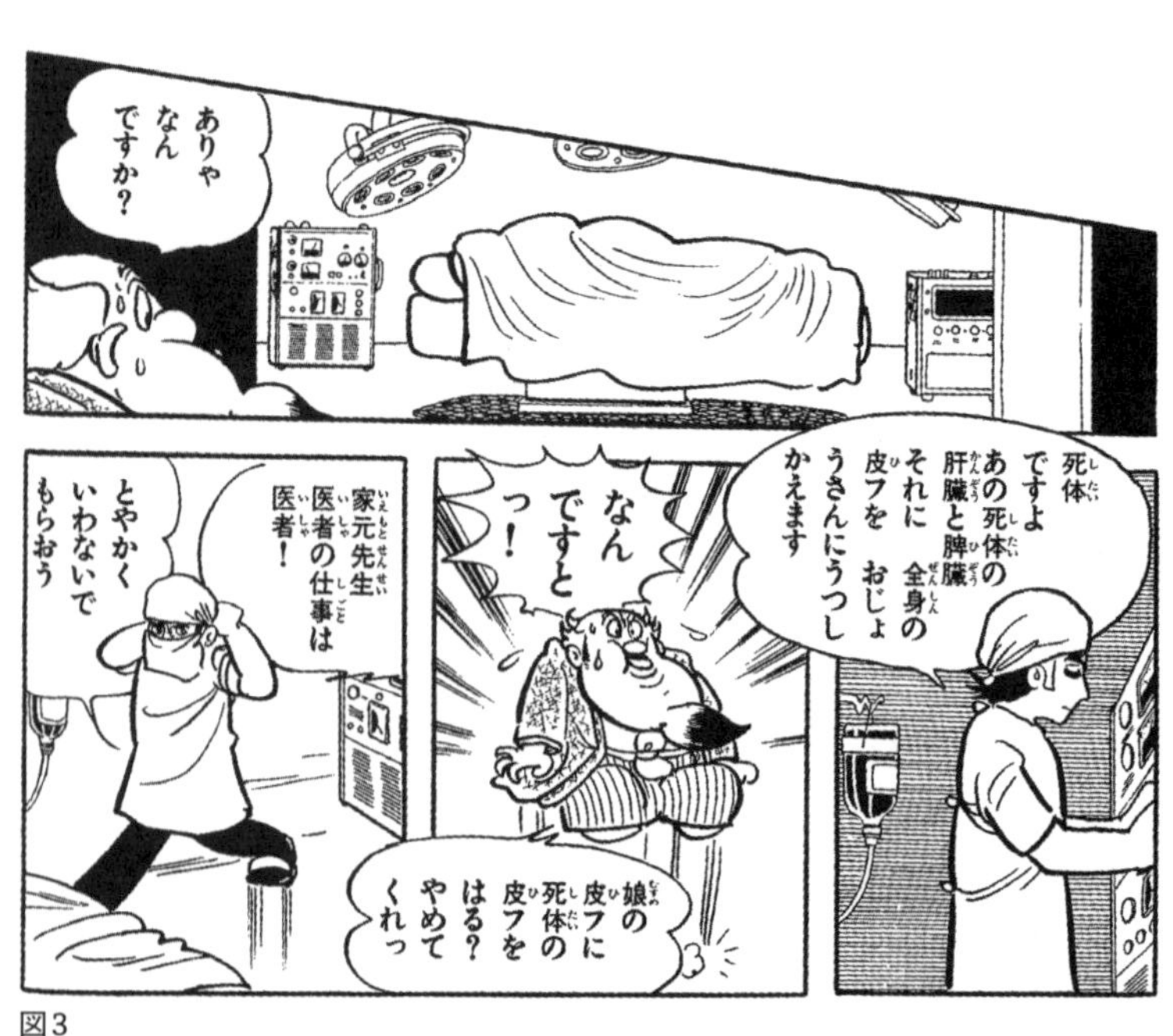

図3

のである。さまざまな困難な病が、臓器移植で解決されるはずだと。その願い・期待をブラック・ジャックという医師に託した。そう考えるのが普通ではないだろうか。おそらく当時、文献を調べてもＥＰＰの治療法として有効なものはなかったであろう。ただ、一部の症例で肝障害・肝硬変が問題となり生命予後を規定したということは、情報として得られていたはずだ。「治療法がない」ということに対する「今」の悲観を将来的な願望に変え、「肝移植」に託した可能性がある。

二つ目は、これは確証はないが、単純に手塚治虫がかなり深いところまで調査したという可能性である。医療情報というのは文献だけが全てではない。私の誕生年は一九七七年で、『ブラック・ジャック』が連載されている時に私は生まれている。一九七七年は、王貞治選手がホームラン世界記録七五六号を達成し、日本赤軍による日航ハイジャック事件が起き、沢田研二さんの名曲で（私が大好きな）「勝手にしやがれ」が発売されヒットし、年末には石川さゆりさんが紅白歌合戦に初出場し「津軽海峡冬景色」を堂々と熱唱した年である。当時がどんな時代の空気だったかは知らないが、医師たちは文献だけではなく、口コミ、学会、その他商業誌などからそれなりに最新の知見を得ていたに違いない。手塚治虫は、もしかしたらＥＰＰの治療について独自に情報を仕入れ、肝移植という〝先駆的な試み〟の話をどこかで聞いたのかもしれない。夢のある話だとして漫画にした可能性がある。

最後三つ目は、ただひたすら手塚治虫の慧眼である。こうなるともうなんだかよく分からないが、とにかくこのEPPという難病の治療が、なんとなく肝移植がベストアンサーだろうと。バカバカしく思われてしまうかもしれないが、これだけ『ブラック・ジャック』作品のエピソード解題をしていると、そう思いたくもなってくる。世界初の「EPPに対する肝移植」の報告よりも、ブラック・ジャック「命を生ける」の掲載の方が先。この事実が妙に重くのしかかる。

骨髄性（赤芽球性）プロトポルフィリン症の、現代の治療について

EPPに対して、ブラック・ジャックは肝移植を選択した。では今日的には、肝硬変に至ったEPPに対する治療方針はどうなっているであろうか。これははっきりと「肝移植」とされている。ただ、冠不全／肝硬変とは関連しないEPPについては、薬物治療の進歩を今まさに見ようとしている。何と言っても二〇一五年のNew England Journal of Medicine で、アファメラノチド afamelanotide という薬がEPPに効果があることが示された(6)ことは大きい。具体的には、日光に当たっている間の疼痛のない時間が延びたこと、QOLが上がったことなどである。

レア疾患であり、アファメラノチドという薬もオーファンドラッグであろうが、実にタイムリーなことに本書執筆の最中である二〇一九年一一月一一日、EPP患者における光

過敏症（日光曝露による激しい疼痛を含む）の予防で開発を進めている「選択的メラノコルチン1受容体作動薬」について、臨床試験で良好な結果を得たと発表されたのである（開発企業より発表）。特に私と利益相反は全くなく、またこの試験や薬の発売の成り行きに強い関心があるわけでもないが、ブラック・ジャックも手を焼いた（？）ＥＰＰの治療に、明るい未来が待っていると思うとホッとする。

最後に

全然関係ないが、最後に私がこの作品で一番好きである一コマを紹介する。

この、「こんな暗い部屋に閉じこもっていても春がわかるんだね」という言葉が、本当にあじわい深い。こんな、驚きと、物悲しさと、切なさが共存したフレーズがあるだろうか。家元としては、娘はあくまで厳しく教えるべき「弟子」であろうが、この言葉はひどく父親愛にあふれた優しい一言である。

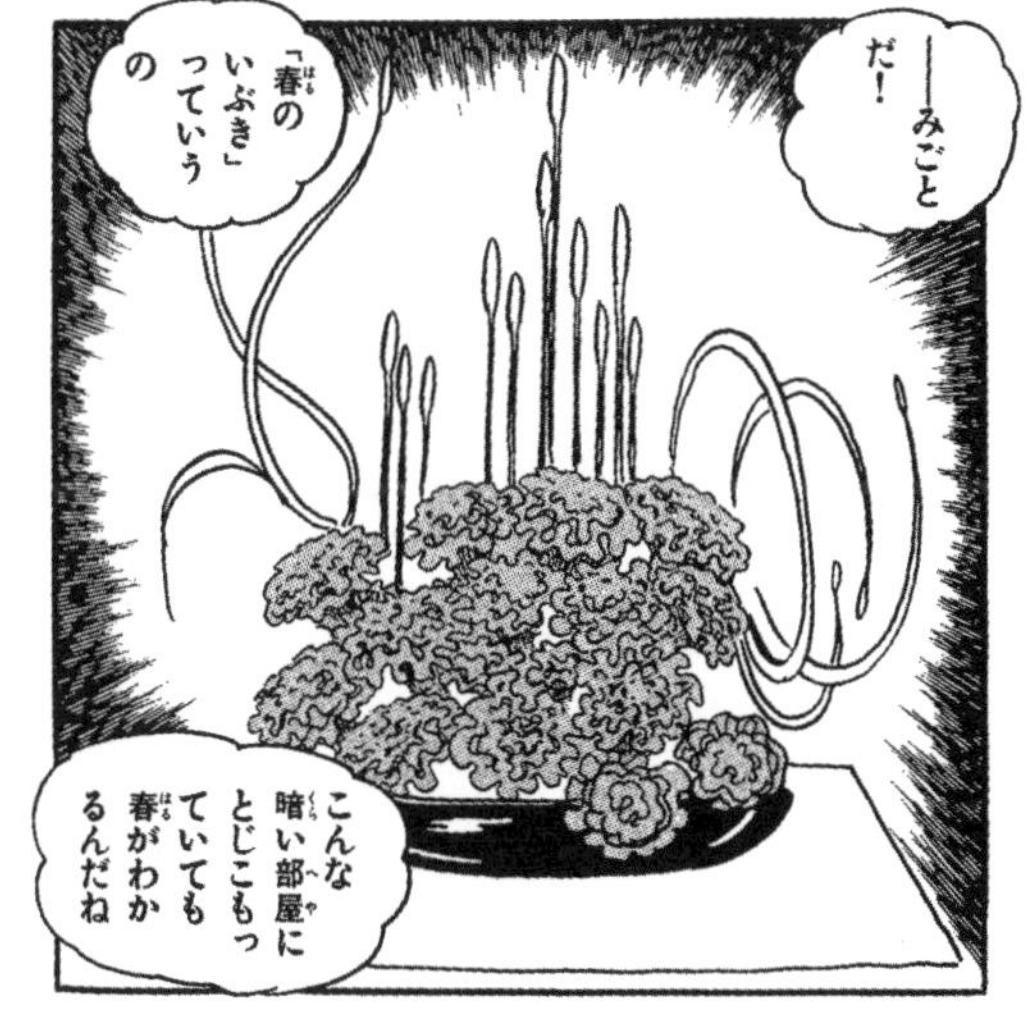

12.

王道の分野だけではない

「満月病」新装版6巻、一七九―二〇〇頁
「古和医院」新装版7巻、一六一―一八二頁
「ピノコ西へいく」新装版7巻、二四九―二七二頁

内分泌・代謝疾患の分野における外科学

12.

この小表題は、今読むとすんなりと読めて頭に自然に入るであろう。しかし、「内分泌外科」というのはある意味〝ニッチ〟である。それは、例えば現在において患者さんを内分泌外科に紹介しようと思っても、津々浦々どこにでもある科ではないことからもわかるだろう。

私自身、以前自分が診ていた原発性副甲状腺機能亢進症の患者さんのことを思い出す。核医学検査ができない施設で診ていたのと、患者さんご本人が積極的な精査を拒んだため局在・機能診断はできずにいた。外来で診ているうち、内科治療では血清Ca値がやや制御困難になってきたため、外科治療について再度持ちかけてみたところ、配偶者の介護問題が一区切りしたとのことで了承された。そこで当地で内分泌外科医を近隣で探してみたところ、すぐには見つからなかったのである。結局は少しだけ遠方にはなるものの、娘の自宅の近くで探すことができ、その医療機関でシンチグラフィー・摘出術が行われ、最終診断も無事こちらの診断どおり原発性副甲状腺機能亢進症だった。

外科といえば、消化管・肝胆膵・乳腺・心臓血管・脳神経・整形外科が少なくとも花形だし（他の分野の先生、失礼しました）、患者も多い。例えば副腎腫瘍は、日本では泌尿器科医がカバーしていることが多い。後腹膜臓器だからであろう。

内分泌・代謝疾患というのは、病気が進むと特有・特徴的な症状が出てくる。医師国家試験でもよく問われる。しかし疾患の頻度としては低い。目ざとい内科医でも、あるいは初診の高血圧症の患者全員に二次性のスクリーニングをするような医者でも、クッシング病や褐色細胞腫を「まま見かける」というわけではないだろう。

漫画『ブラック・ジャック』では、いくつかの内分泌・代謝疾患がストーリーの題材として取り上げられている。一般的な頻度・有病率は低いはずなのに、手塚治虫によってこうした分野の疾患がテーマにされるとはどういうことであろうか？　これに関しては、手塚治虫側の背景というより、先に述べたように内分泌疾患特有の臨床症状が、単純に手塚治虫の好奇心に触れたからだと思う。ここでは、三作品・三疾患を取り上げ、登場人物の症状や疾病と、それらの現代医療の水準でみたときの対比を示しつつ、ブラック・ジャックの医療行為についても触れていくことにする。

「満月病」

ブラック・ジャックは墓参りの帰り道、喫茶店でウェイトレスをしている山下クミに会いに行くが彼女は店をやめてしまっていた。どうも付き合っていた男と別れたことが原因らしいことがわかった。元交際相手によれば、ヒゲが生え、顔や体が別人のように丸くなるという病気になってしまったのだという。ブラック・ジャックは近場の病院を訪ね歩き、

12.

病気がクッシング症だと突き止め、金銭的な理由で手術を先延ばしにしていたクミをブラック・ジャックは無償で手術する。半年後、クミの体は元にもどり、クミが実は本間丈太郎医師の娘であることが明らかになる。

現代医学から整理する

副腎性Cushing症候群

今回の患者は、本間丈太郎医師の実娘である。本間医師は、いうまでもなくブラック・ジャックの命の恩人・恩師である。**図1**に示すように、診断に関しては、妙な「謎かけ」はなく、**図1**のコマで示すようにはっきりと「クッシング症」と言っている。満月病というのも、私たち、いや医学生にも理解できるはずで、「ムーンフェイス／満月様顔貌」といえばこの疾患というくらい特徴的な症状でもあろう。

簡単に「クッシングCushing症候群」について述べておく。クッシング症候群[1]とは、慢性的なグルココルチコイド過剰状態（高コルチゾール血症）によって、特異な身体的徴候を呈する病態の総称である。高コルチゾール

ああ！
山下クミ
十八歳の
娘さん？
きました
きました
あれは
クッシング症
ですよ！
……ぞくに
満月病と
いうやつ
です

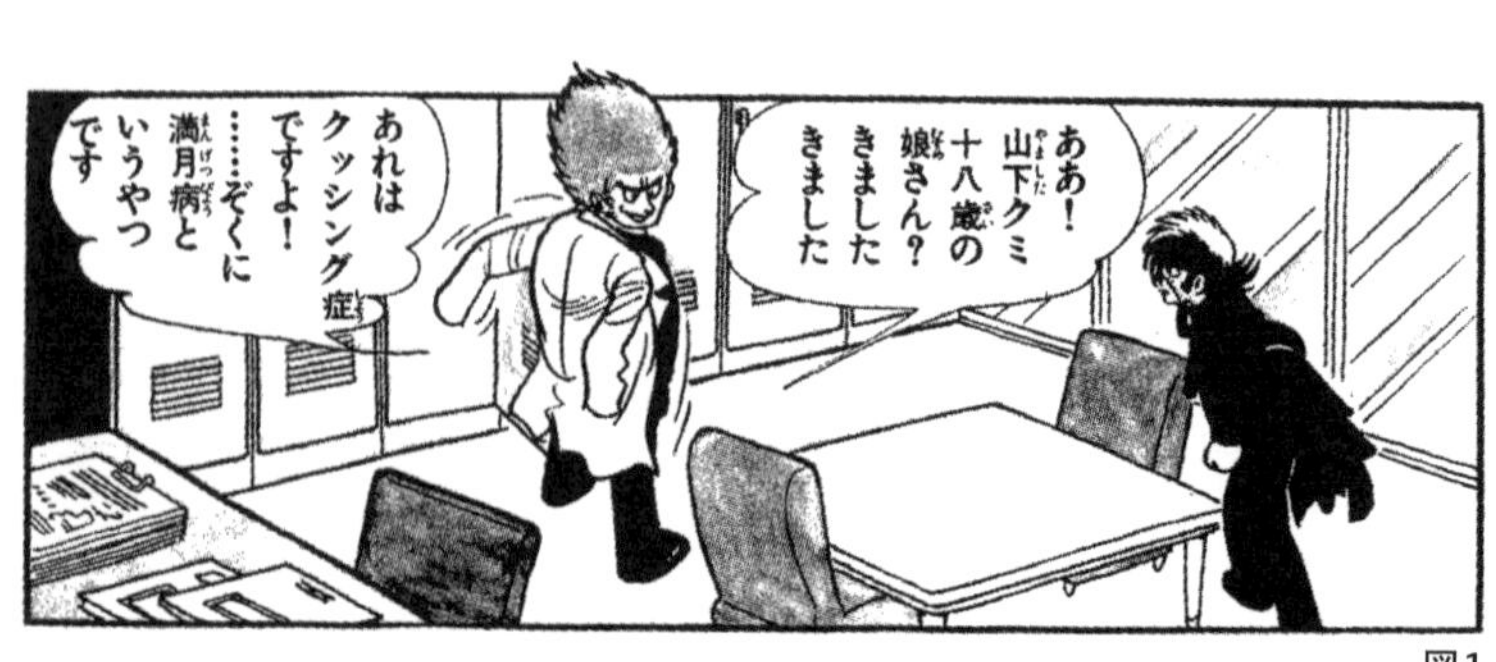

図1

血症の成因に副腎皮質ホルモン（ACTH）が関与するかどうかによって病態を大まかに二つに分ける。ACTH依存性クッシング症候群というのは、要するに続発性の副腎皮質機能亢進症ということであり、ACTHを出させる病変が下垂体であるかそれ以外（異所性）かで分ける。もちろん、異所性副腎皮質刺激ホルモン放出ホルモン（CRH）産生腫瘍もあるではないかという突っ込みもあるであろうがこれはいかんせん稀である。

他方、ACTH非依存性クッシング症候群というのは、原発性の副腎皮質機能亢進症のことでああある。これこそが副腎性クッシング症候群である。実はクッシング症候群に占める副腎性クッシング症候群の割合は最も多く約五〇％とされる。症状としても、満月様顔貌、中心性肥満又は水牛様脂肪沈着、皮膚の伸展性赤紫色皮膚線条、皮膚のひ薄化および皮下溢血、近位筋萎縮による筋力低下などの特異的症候のほか、高血圧、月経異常、痤瘡（にきび）、多毛、浮腫、耐糖能異常、骨粗鬆症、色素沈着、精神異常などの非特異的症候が現れる。

クッシング症

図2〜4に示される作品の中の描写によれば、先の臨床症候の中では、

顔に
ひどく
ヒゲが
はえる
のです

それと
顔もからだも
ダンゴのように
ふくれあがるの
です

道であっても
もう見わけが
つかないでしょ
うね

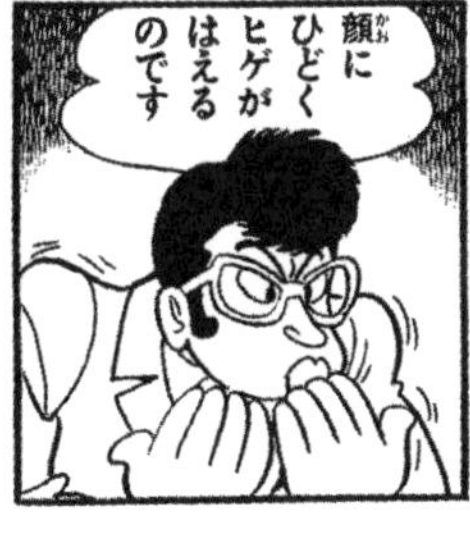

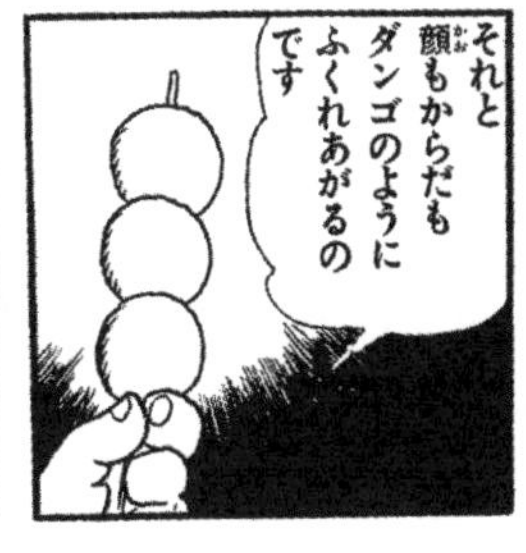

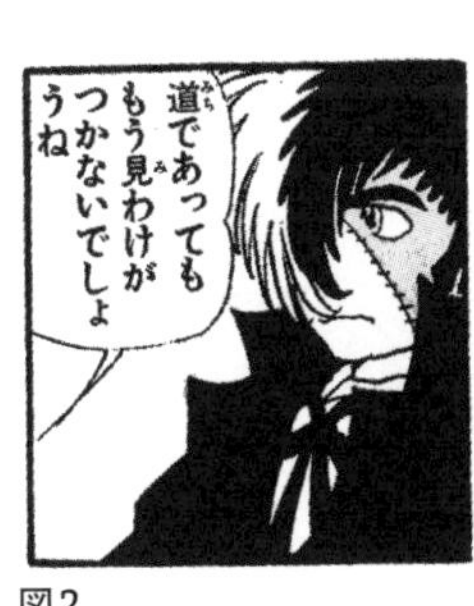

図2

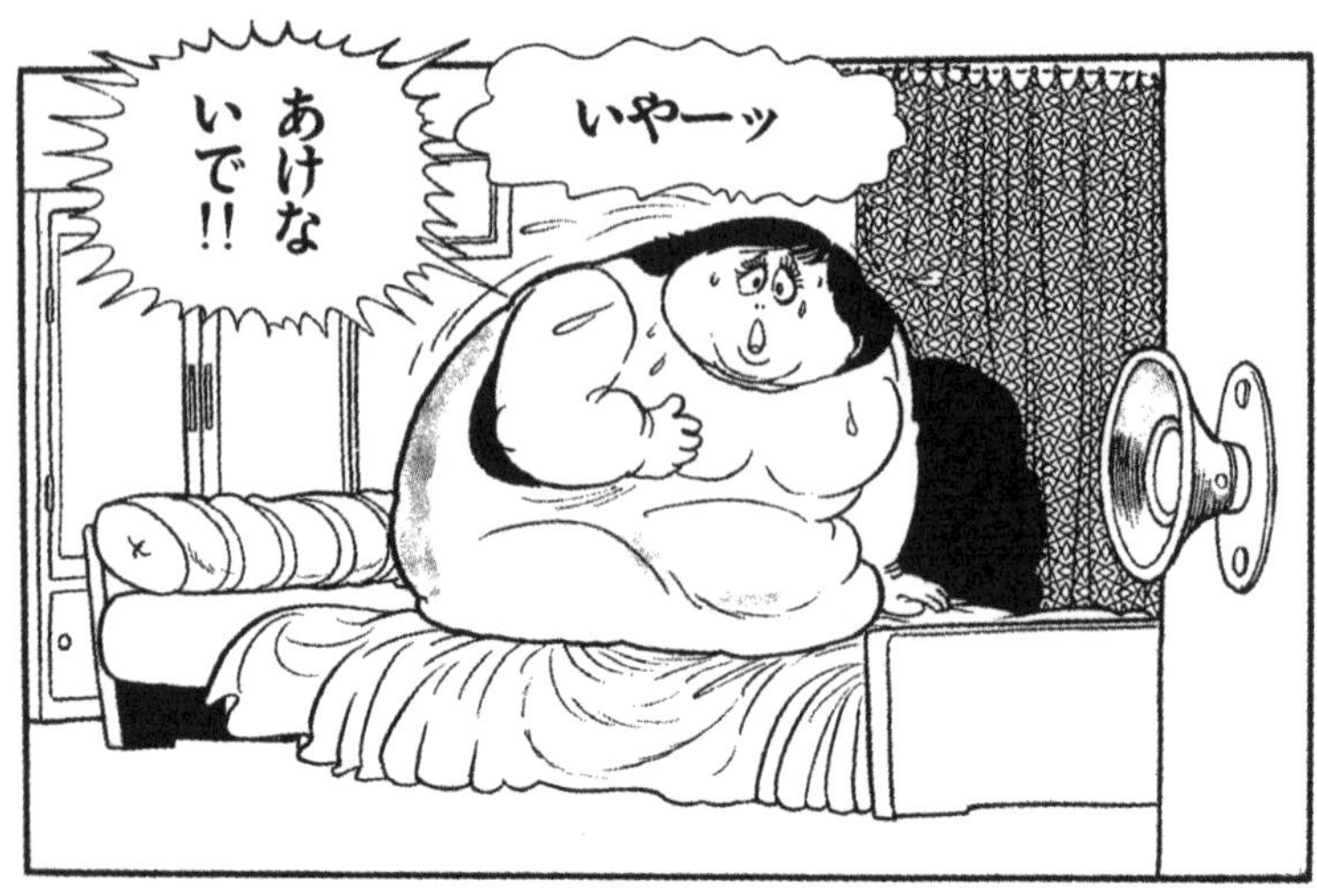
いやーッ
あけないで!!

図3

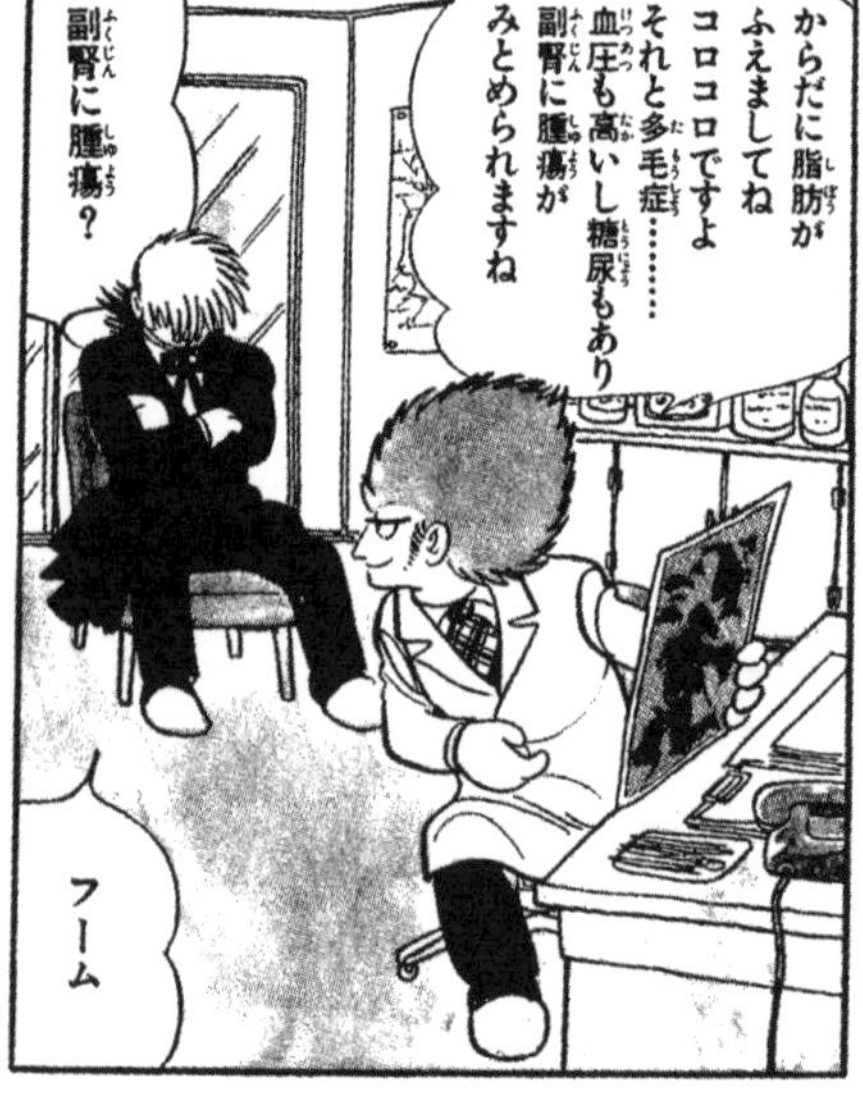
からだに脂肪がふえましてね コロコロですよ それと多毛症……… 血圧も高いし糖尿もあり 副腎に腫瘍がみとめられますね
副腎に腫瘍？
フーム

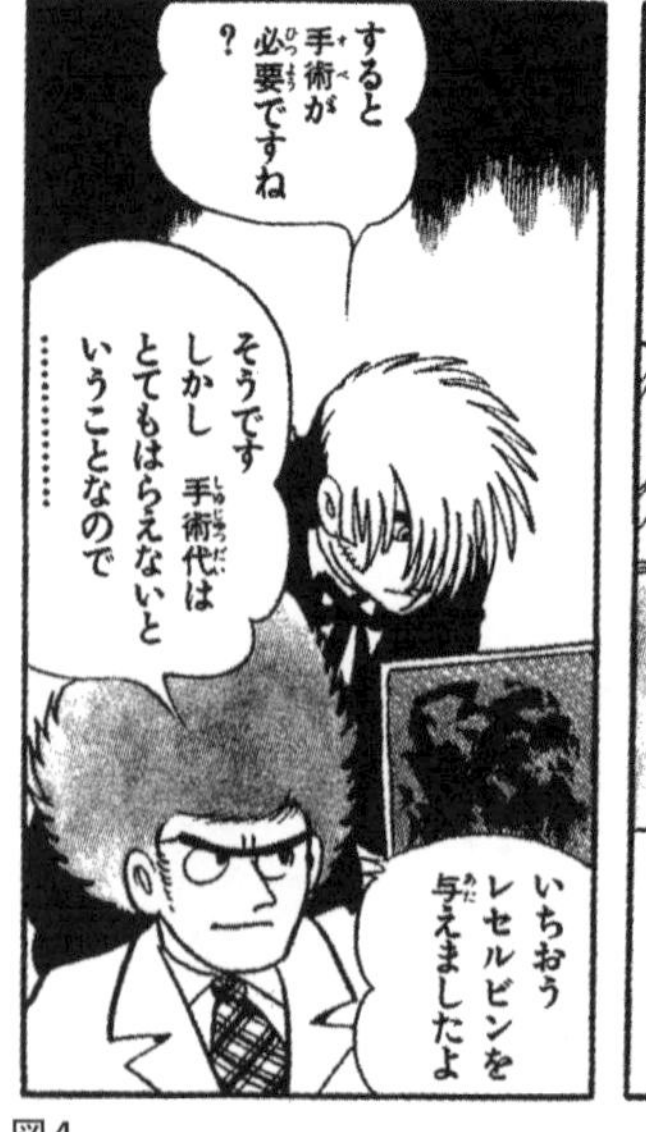
すると手術が必要ですね？
そうです しかし 手術代はとてもはらえないということなので………
いちおうレセルビンを与えましたよ

12.

図4

満月様顔貌、中心性肥満、多毛、高血圧、耐糖能異常がありそうである。画を見ると、顔に痤瘡はなさそうである。**図3**などを見ると中心性肥満についてはちょっと典型ではない。上肢にも下肢にも脂肪の量が多い。「近位筋萎縮」を反映して、少なくとも相対的に頸部〜体幹よりも四肢が細いというのが中心性肥満の特徴だからだ。

医学的再診断の試み

図4にあるように、副腎に腫瘍があるらしい。前項で述べたように、症状的には明らかにクッシング症候群をきたしており、診断は副腎性クッシング症候群と確定してよさそうである。治療はブラック・ジャックが手術で難なく副腎腫瘍を摘出して終わっている。作品では、症状もみるみる回復したという描写がなされている。

現在の治療法も、ブラック・ジャックと同じ、病巣の外科切除[1]である。下垂体性ではいわゆるTSS（経蝶形骨洞下垂体腺腫摘出術）が選択されるが、それでも二〜三割で治癒・寛解に至らず薬物療法の併用や再手術を要する。

ここで、**図4**で医師が「レセルピンをあたえた」とある。これについて文献を当たると、近年の総説にはレセルピンは載っていないが、昔の文献を当たるとレセルピンに行き当たる[2–4]。しかし、それらはいずれも「クッシング病」の方に使われているものだった。クッシング病は、下垂体性クッシング症候群のことを指す。つまり今回の作品の患者（副腎性クッシング症候群）とは病態が異なる。つまり作中の患者では、もともとレセルピンは効きそうにはない病態だったということになる。

12.

「古和医院」

山中を走るバスの中で顔貌が特異な少女・山田ツユ子をみかけたブラック・ジャックは、その子を治療している診療所古和医院のことが気にかかる。途中下車して古和医院を訪れ、院長にツユ子のバセドウ病は重症であり手術が必要だと指摘する。反発を食らうもののなだめすかし、手術と術後のケアを手伝ったブラック・ジャックは、別れ際に院長が、（ブラック・ジャック自身と同じ）モグリであることを見破っていたことを伝える。

現代医学から整理する

重症のバセドウ病

今回の患者は山田ツユ子という少女である。山家村という無医村にある古和医院というところに、母親に連れられバスで通院している。おそらく通院は長い時間かかるのだろう。

この二ヶ月通っているが体調が良くならないという。

図5でブラック・ジャックが「バセドー氏病」と snapshot 診断をしているように、今回も診断に関してはストレートである。ブラック・ジャックは「しろうとだってわかりますよ」と言い、続けて診断根拠を述べている。眼を中心とした特有の所見や、ぱっと見でわかる症状で判断している。

簡単に「バセドー氏病」＝バセドウ病について述べておく。バセドウ病[5・6]は、甲状腺機能亢進症をきたす臓器特異的自己免疫疾患である。頻脈、体重減少、手指振戦、発汗増加等の甲状腺中毒症状、びまん性甲状腺腫大、および眼球突出という特有の眼症状から本症が疑われる。血液検査で、遊離Ｔ４高値、甲状腺刺激ホルモン（ＴＳＨ）の著しい低値、抗ＴＳＨ受容体抗体（ＴＲＡｂ）の陽性があれば、確からしいレベルでバセドウ病を疑える。ＴＲＡｂは甲状腺濾胞細胞膜上のＴＳＨ受容体を刺激し、甲状腺腫大と過剰な甲状腺ホルモン産生を引き起こし、種々の甲状腺機能亢進症状を誘導する。眼窩組織にＴＳＨ受容体の発現が認められているとされ、バセドウ病患者特有の眼球突出（バセドウ眼症）にもＴＲＡｂが関与していると考えられている。

図6～8の描写によれば、眼球突出、びまん性甲状腺腫大、手指振戦、

バセドー氏病でしょう
あんた……医者ですか？
しろうとだってわかりますよ 目がとび出して ノドがはれてるんだ
それに手がふるえて汗かいているし

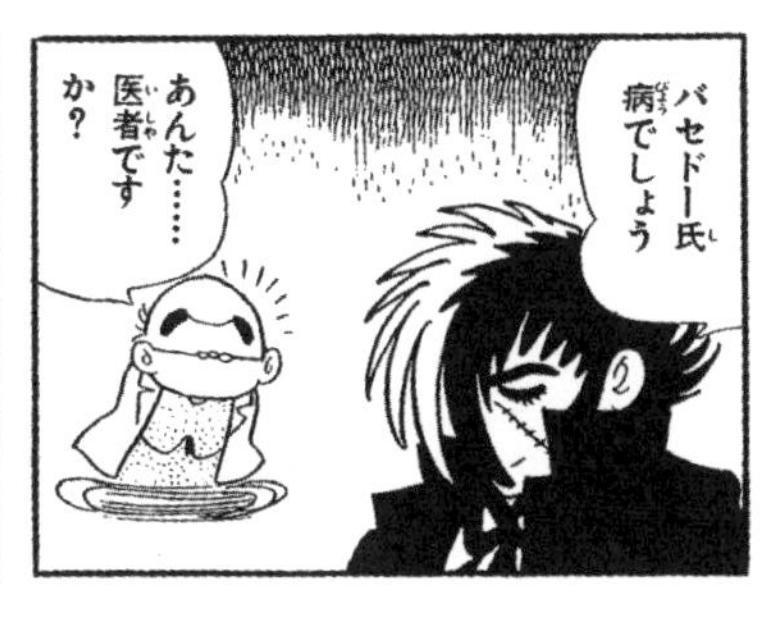

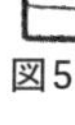

図5

12.

発汗増加、体重減少はツユ子には確実にありそうである。図8をよく見ると、歩行中のツユ子は右手を胸にやって押さえている。これは頻脈があるせいかもしれない。ただ、図6の「眼球突出」はさすがに近年診断するバセドウ病からしたらやや大袈裟かもしれない。

医学的再診断の試み

図9でブラック・ジャックは手術を即断したように、作品中ではその通り手術療法が選択されている。しかしブラック・ジャックは、術前にちゃんとした内科治療がされていないことを確認している。担当していた医師が全然わかっていないということを察していたのだ。

バセドウ病における現在の手術適応は、内科的治療で寛解しない、コントロール不良な若年者、抗甲状腺剤の副作用例、腫瘍の合併例、短期間のうちに治療を希望する、甲状腺腫が非常に大きく圧排症状が出ている、などである[5]。普通は内科的治療をまず試されるはずであるから、作品中の患者のように、適切な薬物治療がなされなかったという点は、現代の診療水準とはかけ離れている。というか、これは〝人為〟ミスであろう。ストーリーの後から明らかにされるが、実はこの医師は医師免許を持っていなかった（それはブラック・

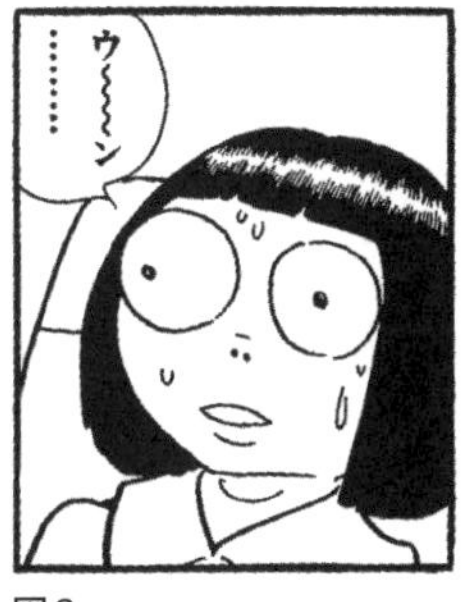
ウ〜〜〜ン
………

図6

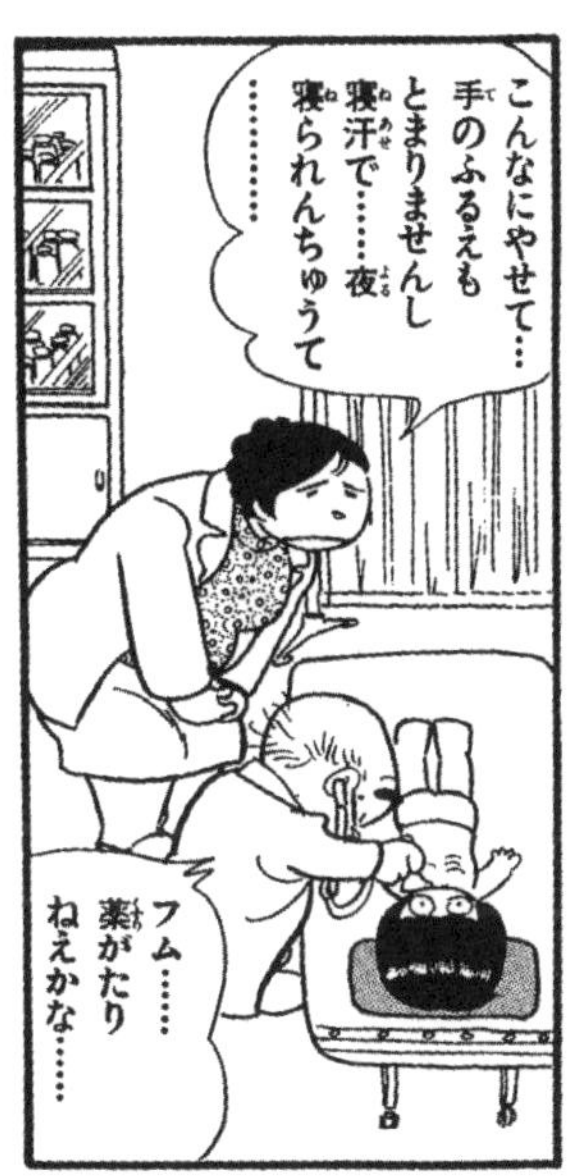
こんなにやせて……
手のふるえも
とまりませんし
寝汗で……夜
寝られんちゅうて
………
フム……
薬がたり
ねえかな……

図7

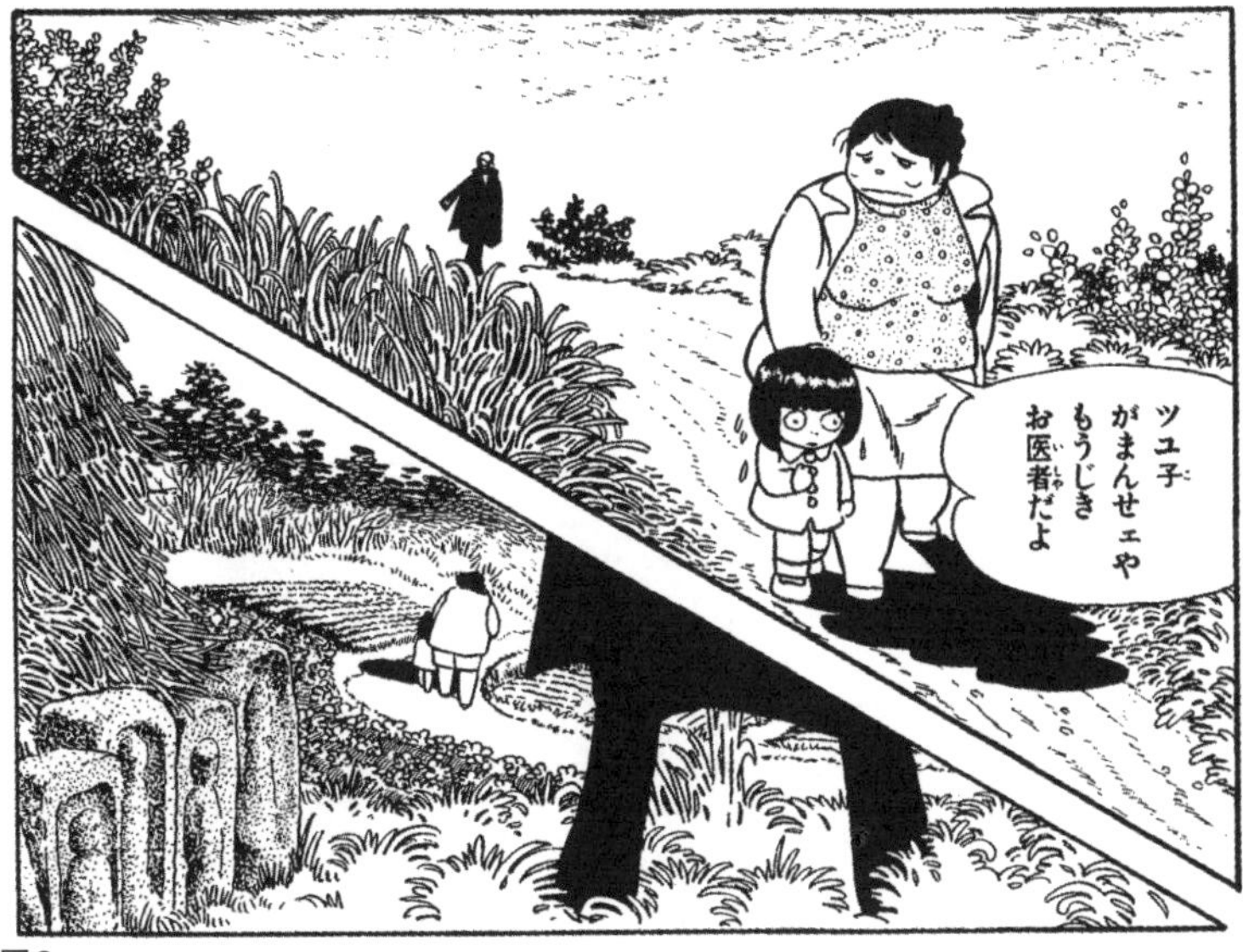
ツユ子
がまんせェや
もうじき
お医者だよ

図8

ジャックもだが）。

内科的治療が不十分だった バセドウ病患者が、手術後に急変

この小表題と**図10**で何を考えるだろうか。稀な病態ではあるが、有名な病態である。そう、甲状腺クリーゼである。

まずこの患者は実効的な治療がなされていなかったことは確実である。未治療のバセドウ患者に何らかのストレスが加わって起きるのが甲状腺クリーゼである。[7・8] 今回の作品のこの患者はまさにこのような背景である。ツユ子の場合、「ストレス」とはまさに直前に行われたその甲状腺手術だ。医師や看護師は狼狽している［図11］が、ブラック・ジャックはいたって冷静である［図11］。まるで予想していたかのようである。

それを裏付けるのが**図11**である。このブラック・

かなり重症だ
薬はメチルチオウラシルですか？それともヨード？
チョッ チョッチョッ 患者の前であんまり薬の名をいわんことじゃ
わたし かかる人 ぼく治す人 それでなくっちゃァ ……へへへ
だが ききめは あらわれてない！
手術に ふみきった ほうが いいですな
うるさいな あんた!!

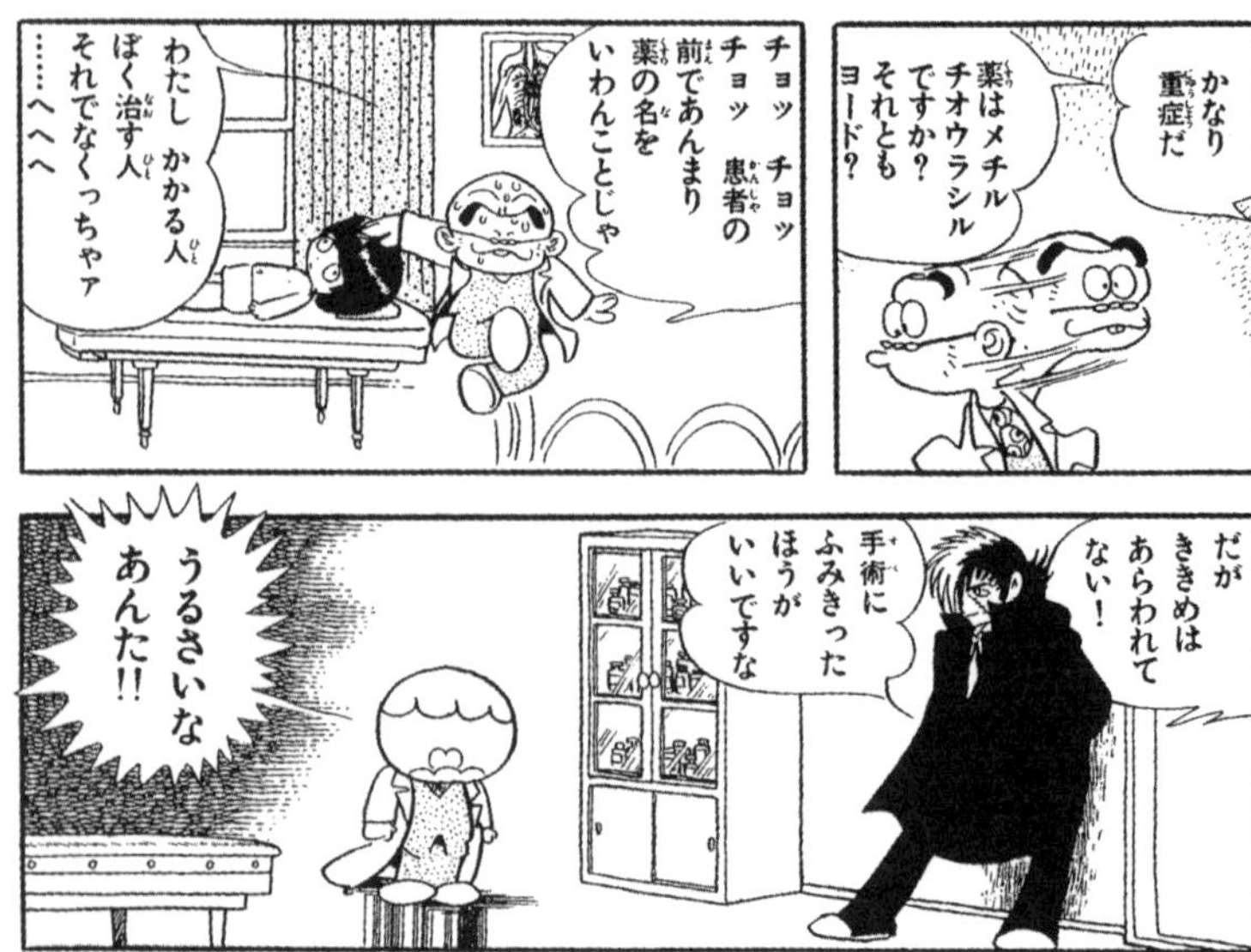

12.

図9

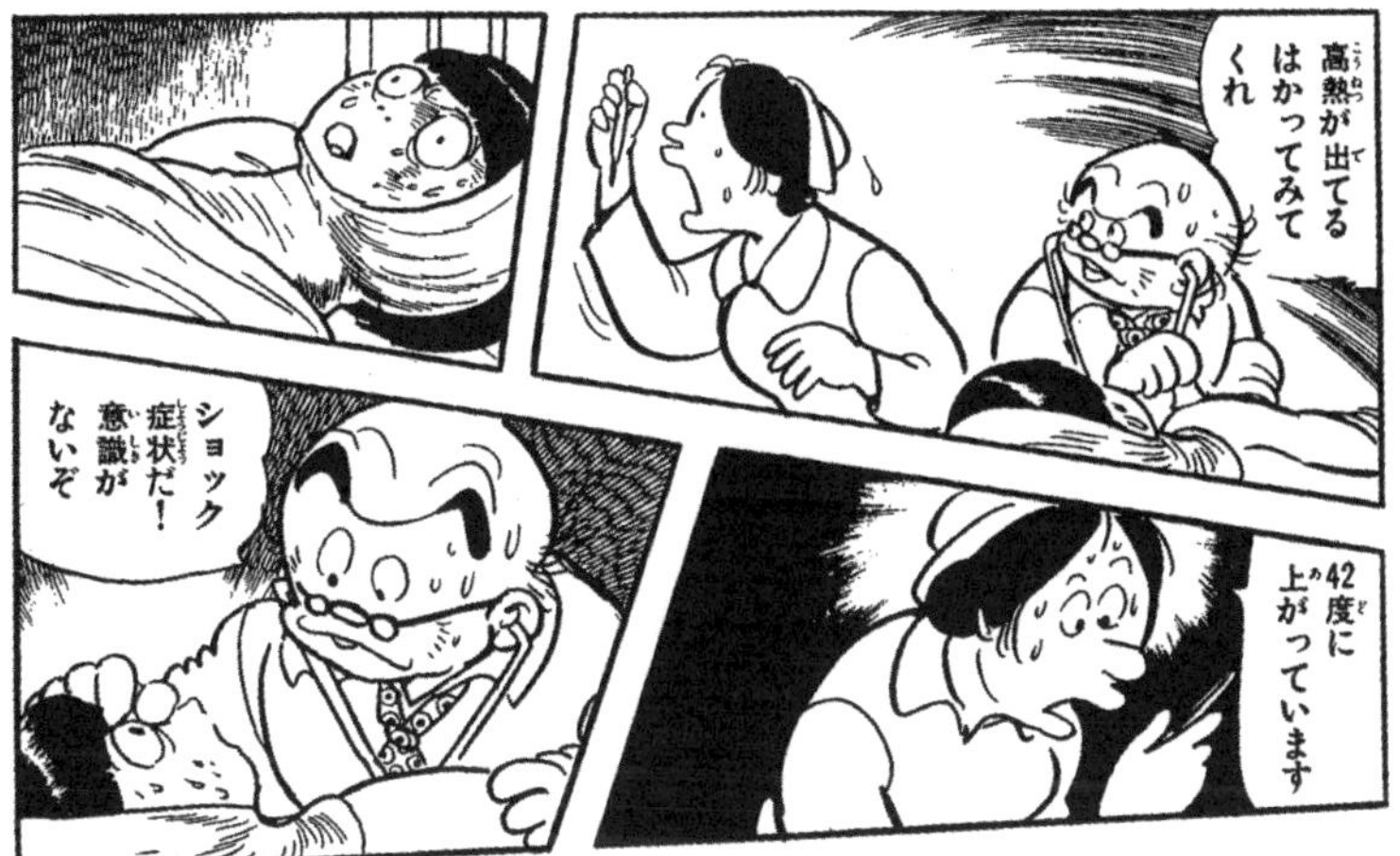
高熱が出てる
はかってみて
くれ
ショック
症状だ！
意識が
ないぞ
42度に
上がっています
図10

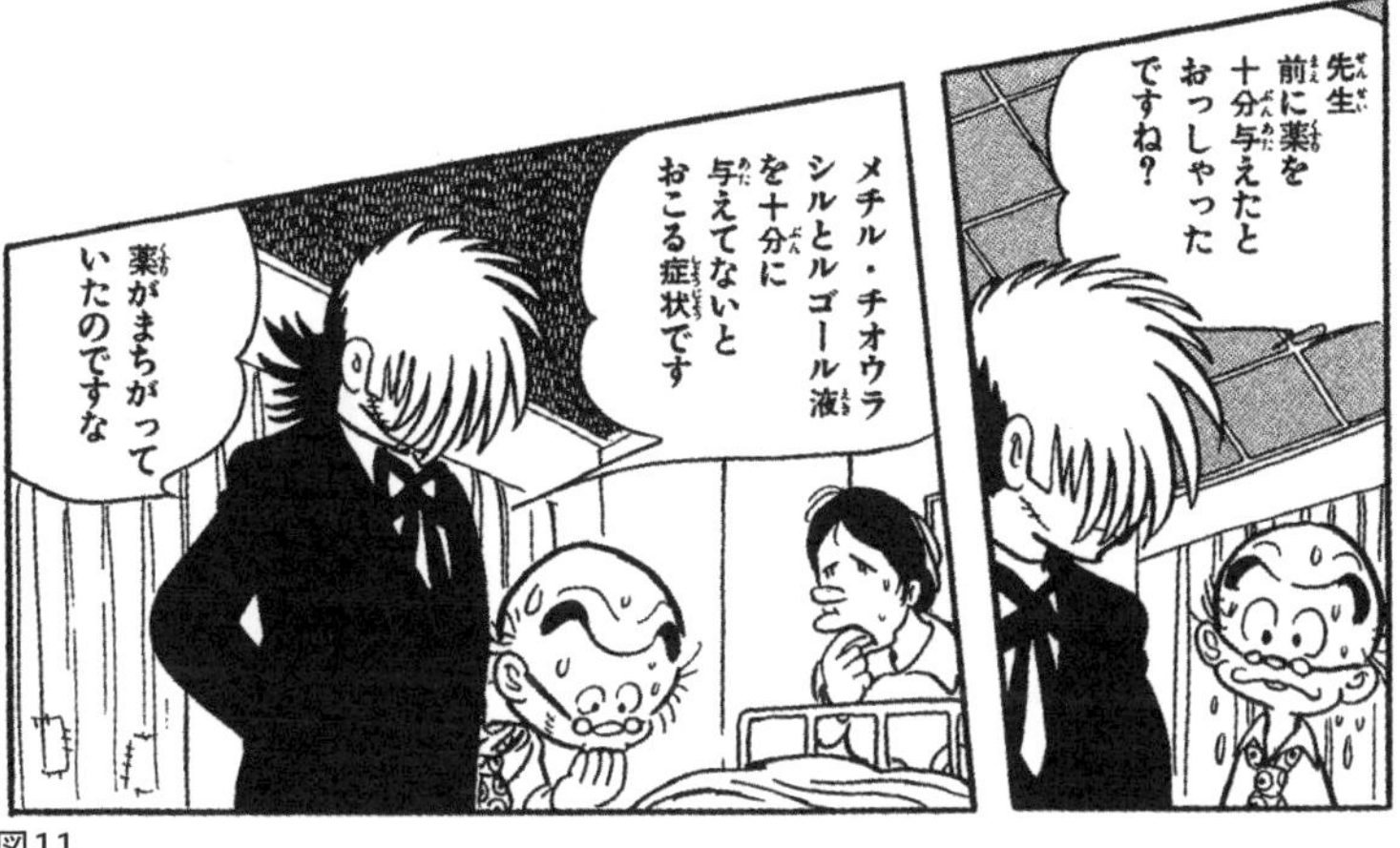
先生
前に薬を
十分与えたと
おっしゃった
ですね？
メチル・チオウラ
シルとルゴール液
を十分に
与えてないと
おこる症状です
薬がまちがって
いたのですな
図11

12.
ジャックの発言の意味は、きちんとした治療をしていない状態で外科手術に至ってしまったから**図10**のようになってしまった、と言っているのだ。

実は、甲状腺クリーゼという概念はかなり昔から知られていたようだ。二〇〇七年発刊の「日本甲状腺学会五〇周年記念随想集：二一世紀の甲状腺診療・研究への展望」という刊行物（編集：日本甲状腺学会理事会・広報委員会）がある。その中に、東京女子医科大学名誉教授・對馬敏夫氏が一九六六年頃のことを文字通り随想／回想していて「しかし当時は、（中略）……バセドウ病クリーゼが疑われる症例でも甲状腺ホルモンの迅速測定が不可能であったため診断や治療効果の判定に苦労したものである。」とある。この年代の時点ですでに甲状腺クリーゼという病態を認識していたということがわかる。また同刊行物六九頁には「甲状腺クリーゼは教科書に必ず記載がある、古くからよく知られている疾患」という記述がある。さらに、一九七四年の糖尿病性昏睡と甲状腺クリーゼの合併例を記述した論文[9]の中には、一九六七年の甲状腺クリーゼ三例の報告を引用しているくだりがある。つまり、一九七三〜一九八三年に「ご活躍」のブラック・ジャックが、当時すでに甲状腺クリーゼ病態を認識していたというのは当然とも言える。

ちなみに、本当に驚くべきは、ブラック・ジャックのした一連の指示（図12）が、現代の治療水準[7・8]に照らし合わせても的確かつ合理的だという点である。**図12**に併せて順にみていくとまず、「鎮静剤をうて」というのは、クリーゼの際不穏や精神症状を抑えることに必

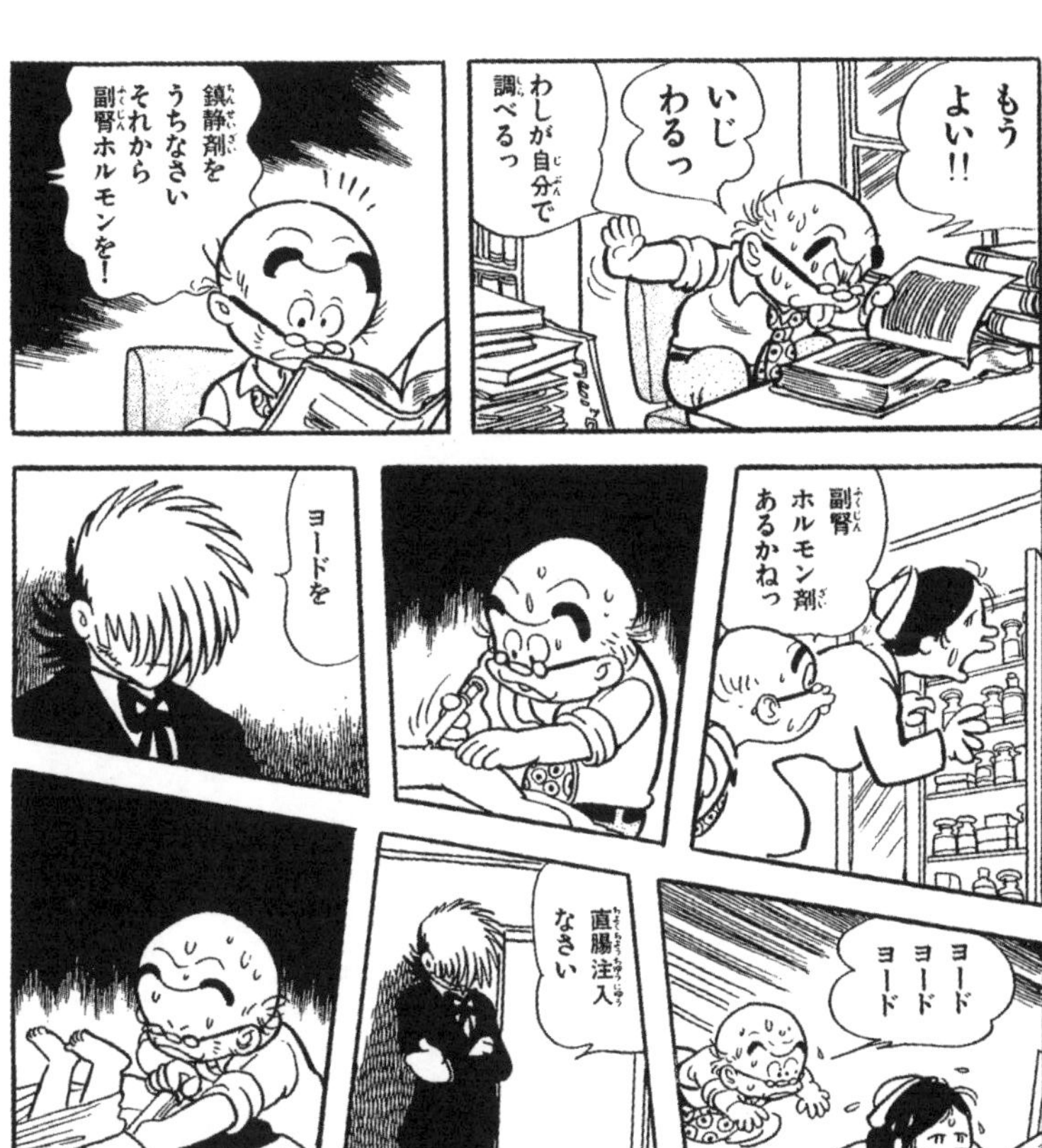
もう
よい!!
いじ
わるっ
わしが自分で
調べるっ
鎮静剤を
うちなさい
それから
副腎ホルモンを!
副腎
ホルモン剤
あるかねっ
ヨードを
ヨード
ヨード
ヨード
直腸注入
なさい

図12

要であるから妥当な処置である。「副腎ホルモン」も、クリーゼでステロイド投与は必須とされているため正しい。全身管理も必要であり「酸素吸入」が必要なことは多く、また冷却も必須とされる（「胸に氷のうを当てがっておきなさい」）。

「テタニー症状」というのだけ、今日的ではないように思う。甲状腺クリーゼにおける神経症状・興奮なのか、振戦のことをそう言ったのか、定かではない。しかし例えばβブロッカーの投与は必須とも言えるし、ブラック・ジャックのいう「テタニー症状」は、その通り抑えておいた方がいいと思われる。「ヨード」投与は、そもそも甲状腺クリーゼの治療の核でもある。以上、つまりブラック・ジャックの甲状腺クリーゼに対する治療は、

それから酸素吸入を
胸に氷のうをあてがっておきなさい

あと テタニー症状がおきないようにすることです
とうぶんヨードを与えなさい
それじゃ

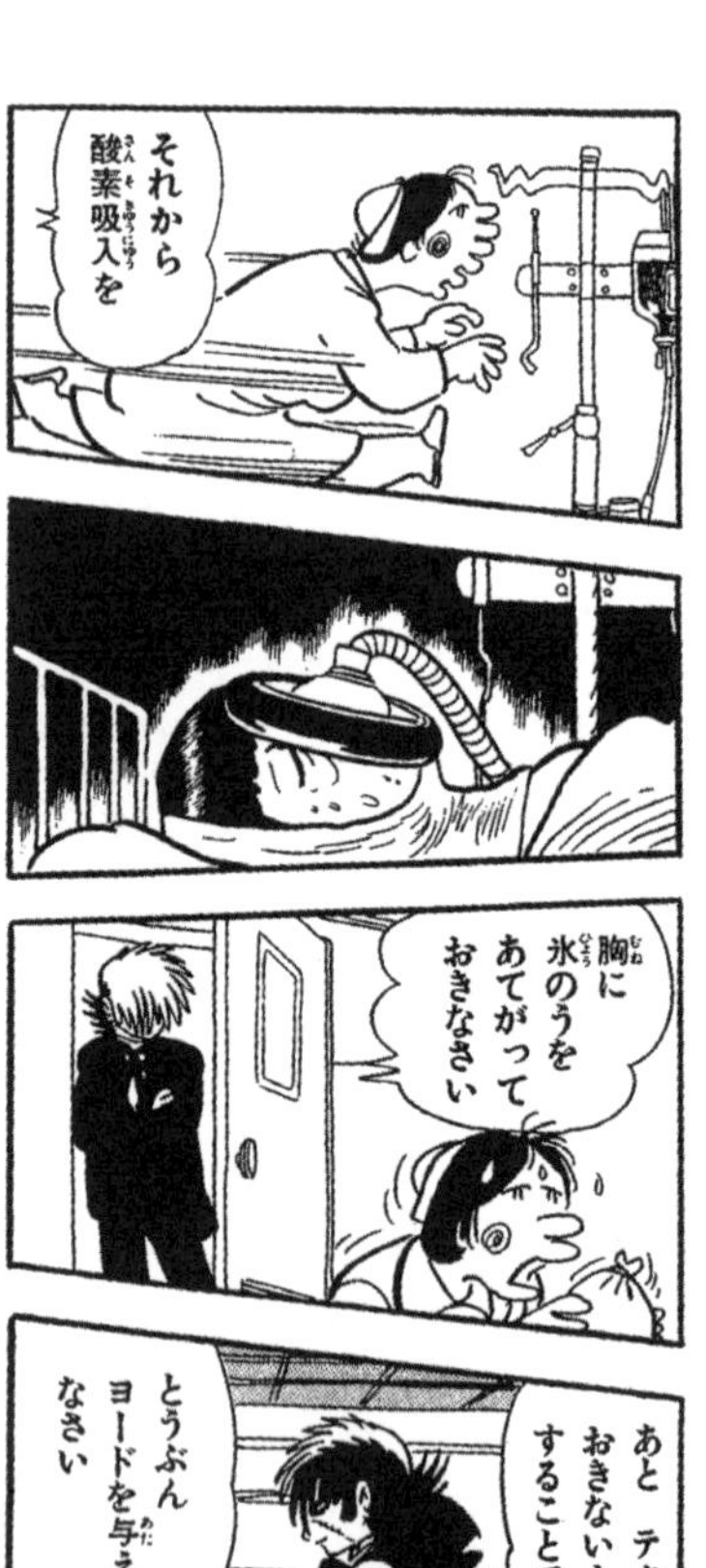

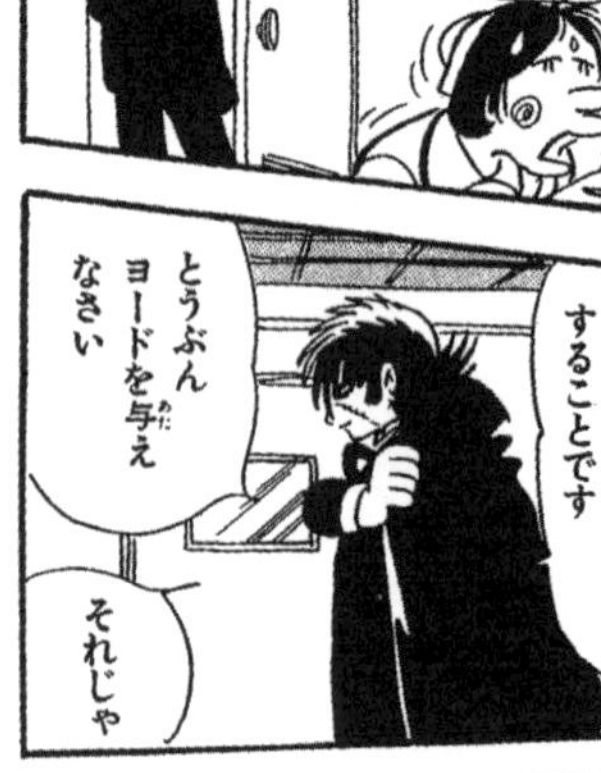

12.

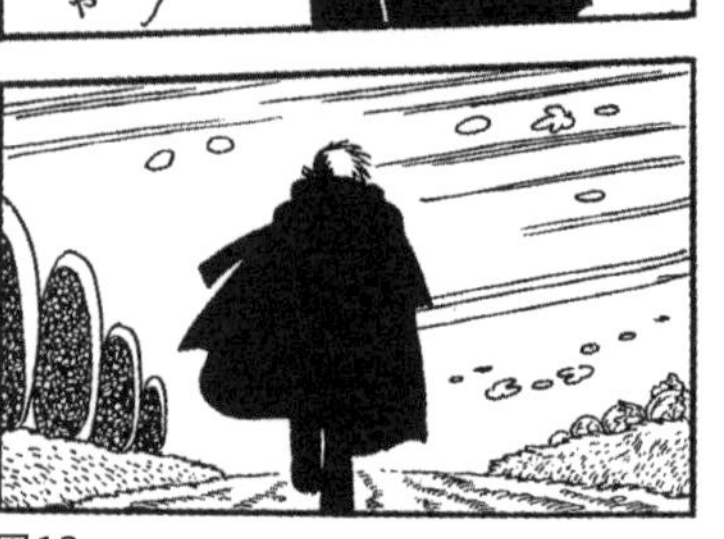

図13

ほとんど完璧なのである。しかも素早い。

「ピノコ西へいく」

ピノコが一人新幹線に乗るところから物語は始まる。ピノコの回想によれば、クル病患者が手術後一年経っても経過がよくないことから詐欺と判断した患者の親がブラック・ジャックを刑事告訴したらしい。ブラック・ジャックは独り友人の山小屋（兵庫県）に隠れることにしたが、ピノコは意を決して追いかけることにしたのだ。ピノコは警視庁の刑事に尾行されていたが、あわやブラック・ジャック逮捕かというときに告訴は取り下げられる。手術は奏効していたのだった。

現代医学から整理する

クル病

この作品は、これまでどこの病院に行っても治らないという十五歳の「くる病」の患者を両親がブラック・ジャックに手術してもらうという話である。

ところで個人的に少しだけ興味深いと思ったことがある。今回の患者であるこの「一五

12.

歳の子」であるが、性別が明記していないのだ。髪が短く、他のコマで服を着た後の様子も見ることができるが、ズボンを履いているようなのでぱっと見は男子のようではある。以後、一応「一五歳男性」として進めていくが、女性の可能性も残るということを述べておく。

さて今回の患者の外観は**図14**のコマにしっかりと示されている。これは一応典型的なくる病／Rickets と考えてよさそうである。**図15**には、くる病の臨床的特徴を示す教科書的描画を示した。[10] 両者は、**図14**がX脚、**図15**がO脚であること以外は、ほぼ酷似していると言える。ちなみにくる病ではX脚、いわゆる外反脚／knock-knees を呈することもあり、作品中の患者もまたくる病として典型的な骨変化をきたしていると言ってよいだろう。**図16**からは、著しい後彎症／kyphosis がみられることがわかる。**図15**の中では〝Odd curve to spine or back〟という記述があり、この子の後弯も典型所見と思われる。

また〝Large forehead〟や〝Large abdomen〟とあるが（図15）、これも**図14、16**の中で強調された形で描写されていることがわかる。また直接的な記述はないものの、明らかに低身長である。漫画を読んでいて、「もうこの子も一五歳」という記述（図17）があったとき、正直びっくりした。小学生低学年くらいの子に見えたからだ。

ブラック・ジャックは患者を一目見て、これは「クル病」だと言っている（図14）。そして**図17**のコマですぐにクル病の説明に入る。ビタミンDの不足を指摘し、治療法はビタミンDを大量に与えることだと述べている。しかし、このコマ内ですぐに患者の父親が反駁する。すなわち、もうそれは既にやっているし、他にも手を尽くしていると（**図17**）。

つまり両親は、子供がくる病なのはわかっていて、そして今まで診た医師もおそらくそれはわかっていて、**図17**のような評価となっていたのだった。つまりこの子の診断は、「ビタミンD抵抗性クル病」とわかってブラック・ジャックのところへやってきたのだ。

これは
クル病ですよ
ちゃんとした
病院に入院して
なおしたらいい
それが………
あちこち病院へ行き
ましたが どうしても
なおらんのです

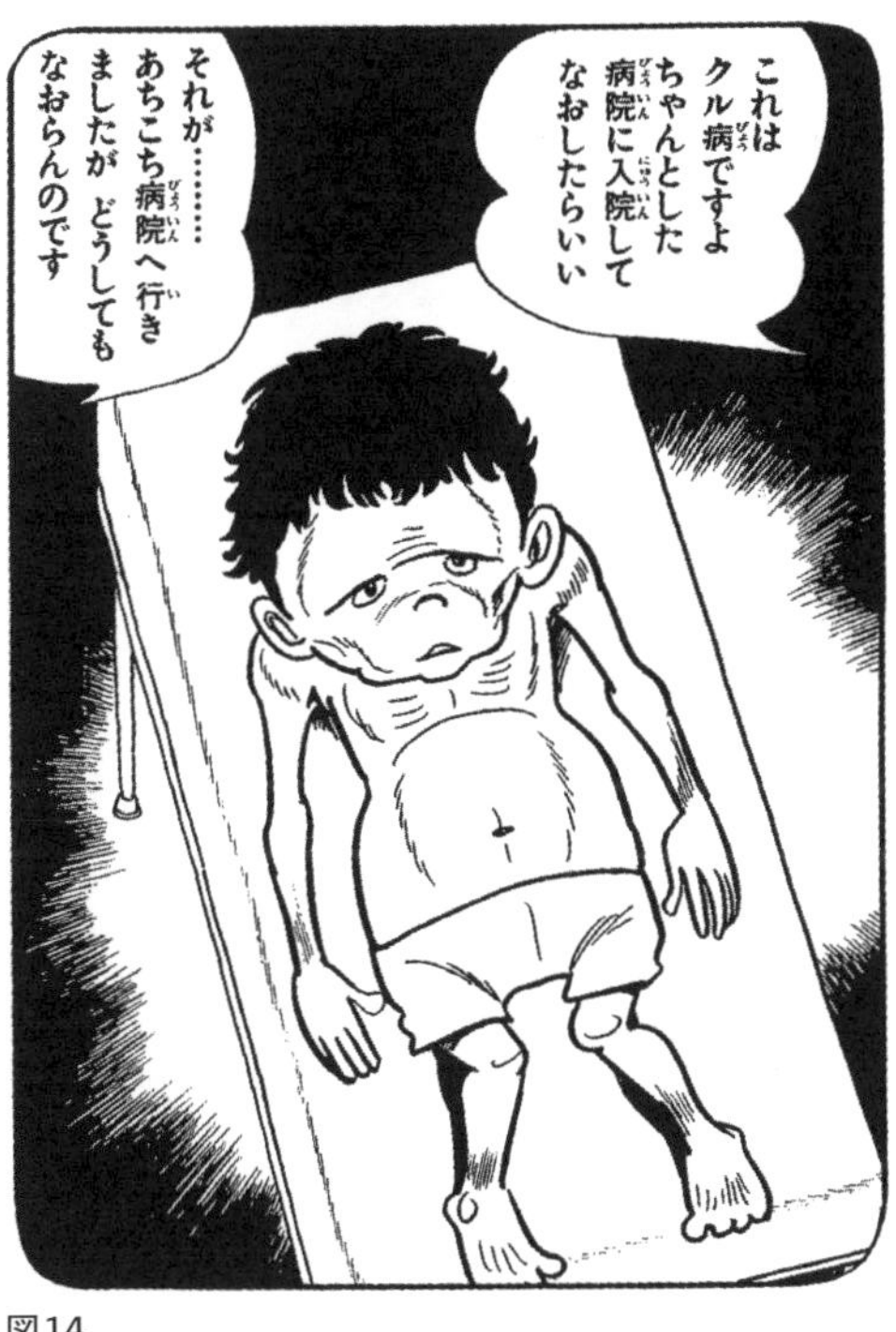

図14

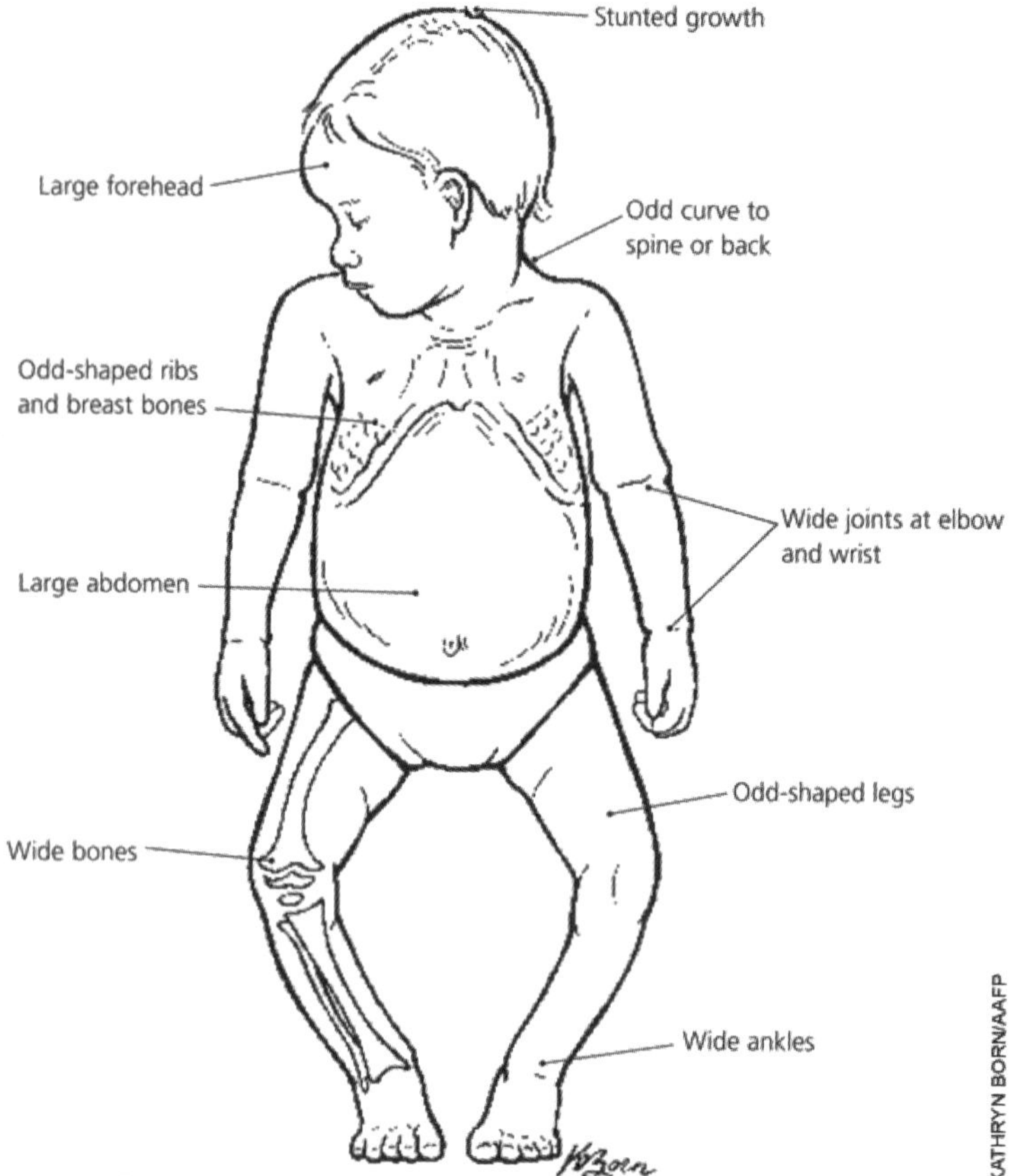

Stunted growth

Large forehead

Odd curve to spine or back

Odd-shaped ribs and breast bones

Wide joints at elbow and wrist

Large abdomen

Odd-shaped legs

Wide bones

Wide ankles

KATHRYN BORN/AAFP

12.

図15　くる病のシェーマ（文献10より抜粋）

もう この子も 十五歳
骨も かたまって しまいました あとは手術で もとの姿に なおしていただく ほかにないと……
―そりゃ むだです
手術したって またどうせ 骨はまがる

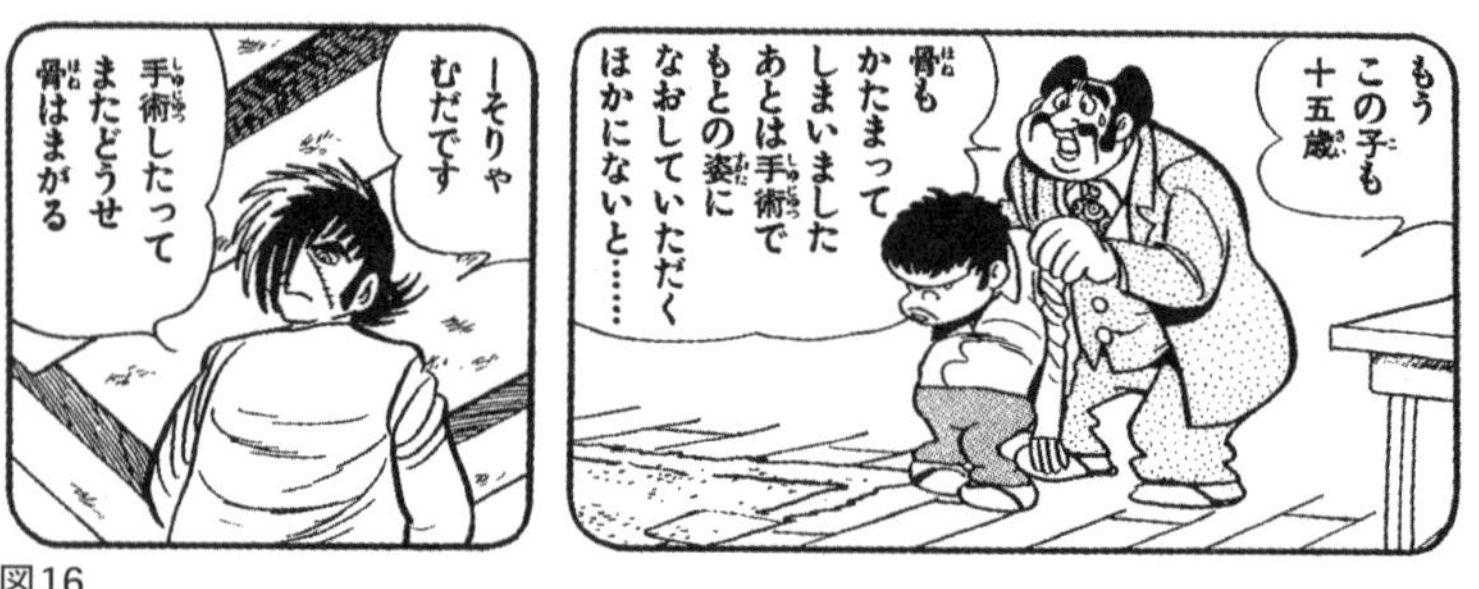

図16

親の希望は**図17**で仄めかしたように、手術だった。しかしブラック・ジャックは、手術は難しいと答える(図16)。

このあたりでのブラック・ジャックの振る舞いは、いつもと様子が違う。ひどいクル病の子供を目の当たりにして、あまり関心がなさそうだ。それについては、作品中ではブラック・ジャックはとにかくこの子の父親が気に入らないらしいのだ。その背景は**図18**でちゃんと示されている。プロ意識が高いのだろうか。素人が知ったかぶりで何か言ったり口を出したりしてくるのをひどく嫌悪していることがわかる。これについて

クル病は
ビタミンDの不足ですよ そのために骨の発育が悪いんです ビタミンDをうんとあたえなさい
そのくらいは知ってます
毎日十万単位もあたえてるんです
知ってるんなら わざわざわたしん所なんか来なさんな!

それが……病院の話ではビタミンD抵抗性クル病とかいってビタミンDじゃききめがないらしいのです
そこでカルシウム剤やリンの吸収抑制剤なんかもやりましたがむだでした

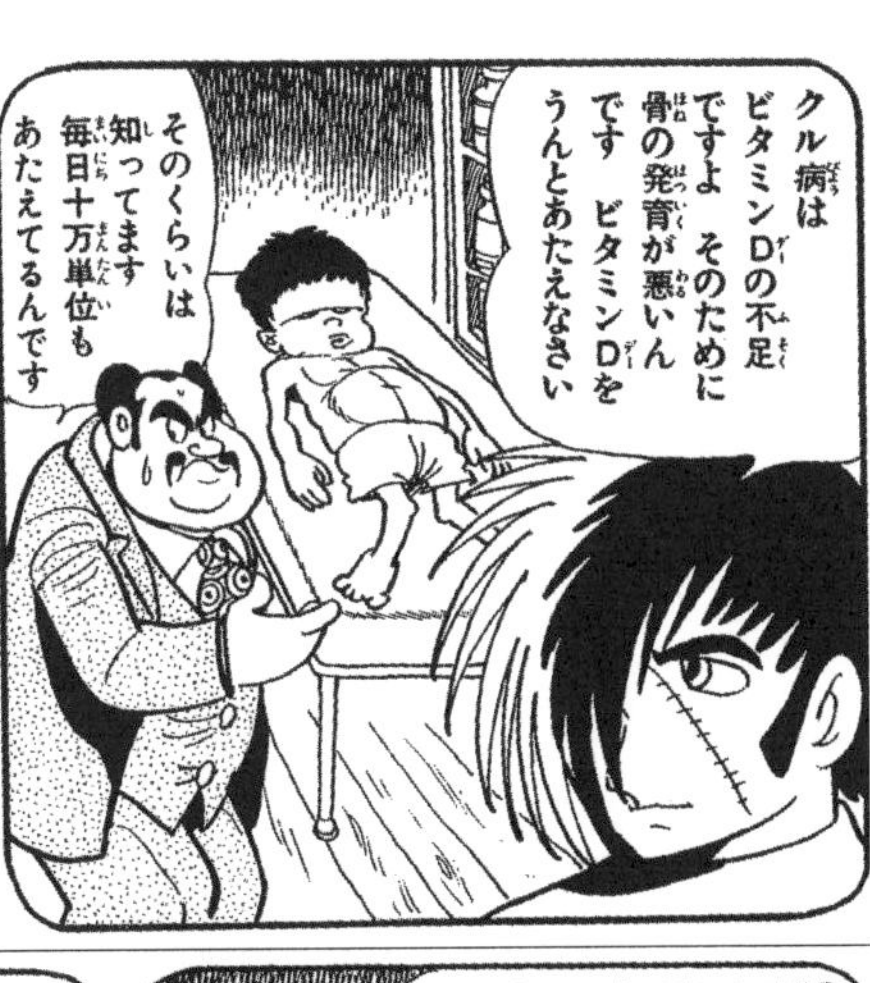

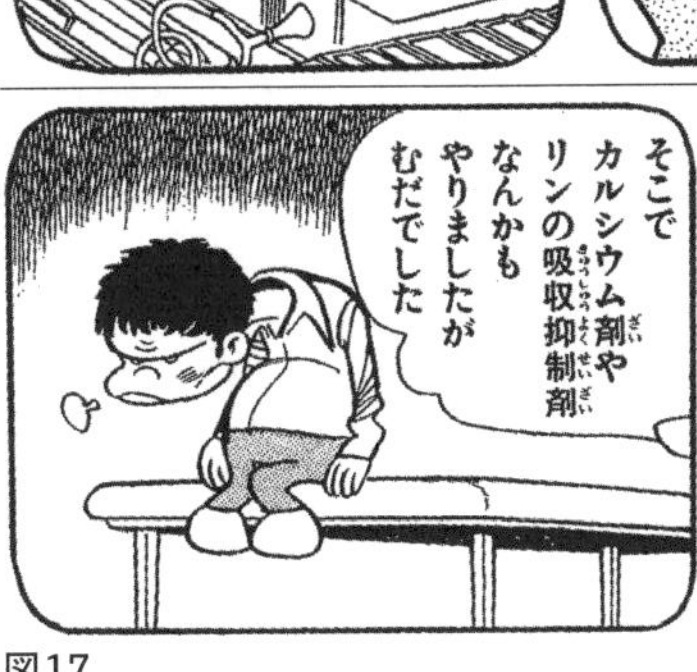

図17

は、どうやらブラック・ジャックはこういうことが「地雷」なのだろう。前後関係を読むとこの父親は、ここまでブラック・ジャックがひどく言うほど悪いことはしていないし言っていないのだ。ブラック・ジャックにもこういう面があるのだと思った。

　手術を拒絶しようとした理由は少し釈然としなかったが、ブラック・ジャックは二千万円で手術を引き受けることになった。父親のことをブラック・ジャックが個人的好みで嫌っていたことについて、現代の医療水準からするとこれ自体プロ意識を欠くような言動に思える。しかしブラック・ジャックらしい所作が垣間見られるシーンが**図19**である。ブラック・ジャックは相変わらず父親に対して口では強く牽制しつつ、行動ではこの子の頭を撫でているのだ！これはブラック・ジャックという人間を示す象徴的な描写だと思った。おかしな大人に厳しいが、子供は常にやさしい。**図16、18**などのようにそっけなく言いつつも、子供への慈しみは忘れない。私が個人的に好きなコマの一つだ。

　さて、この「ビタミンD抵抗性クル病」を前にブラック・ジャックは勝算があったのだ

わたしは
しろうとのくせに
読みかじった
医療をひけらかす
患者はきらい
でね！

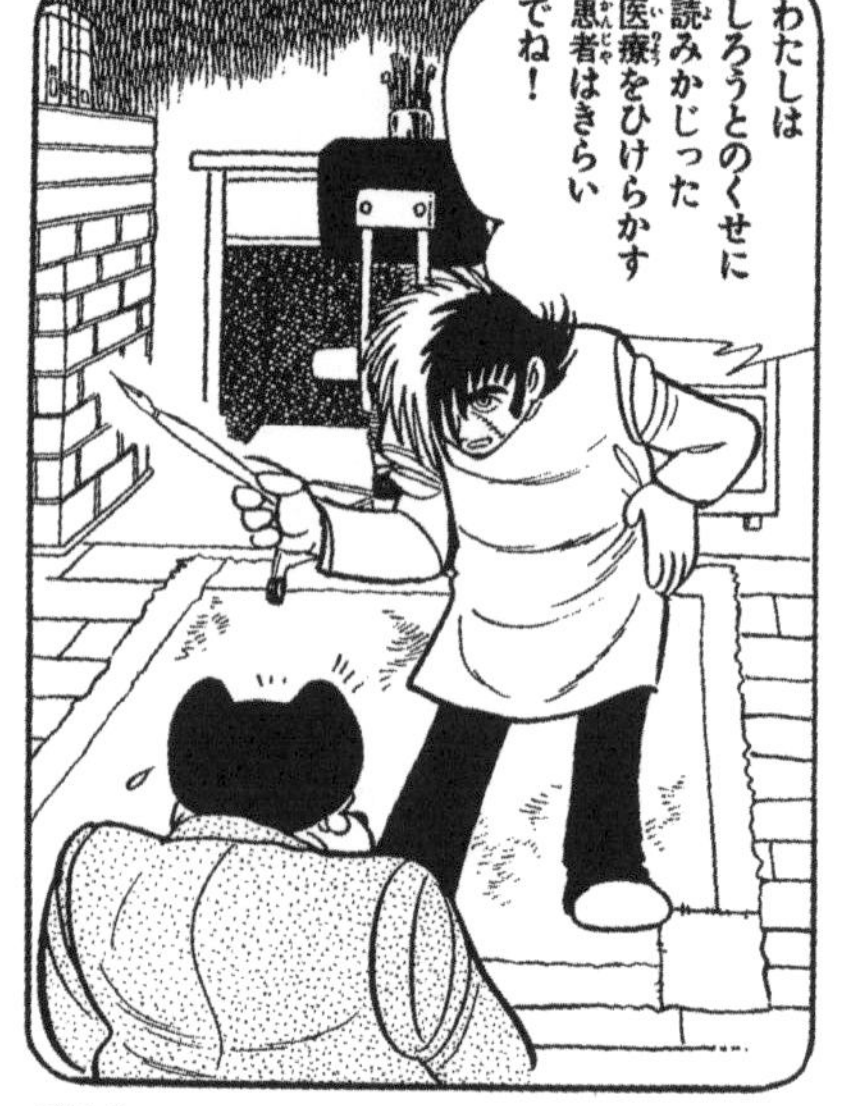

12.

図18

ろうか？　この点が、本作でもっとも不明なところであった。どんな手術をやろうとか、術後の手術に関する描写がきわめて乏しいのだ。先に言ってしまうと、ブラック・ジャックはこの子を手術し、くる病を治してしまったというストーリーになっているのである。

ビタミンD抵抗性くる病

くる病自体は一七世紀ごろから記述があり、ビタミンD抵抗性くる病も一九三七年の文献[11]からその概念は示されている。つまりブラック・ジャック執筆当時にはこの疾患は既にあったということでよい。問題は治療法である。そして最大の課題が、なぜブラック・ジャックはなぜ手術療法を選択したか、そしてなぜ「ビタミンD抵抗性クル病」が手術で治ってしまったか、ということにある。これを考えることを、この後のテーマとしたい。

まずくる病の原因の検討である。**表1**に網羅的なものを示す[12]。これを見ると圧倒されてしまうが、エキスパートの総説[13]がやはりわかりやすく洗練されている。それによれば、ビタミンD抵抗性くる病／骨軟化症は、①ビタミンD受容体異常に由来するもの、②血中リン利尿ホルモンであるfibroblast growth factor 23（ＦＧＦ23）の上昇を伴う〝ＦＧＦ23関連低リン

そのかわりとやかく口をださないことです
この子がなおるまで!!
図19

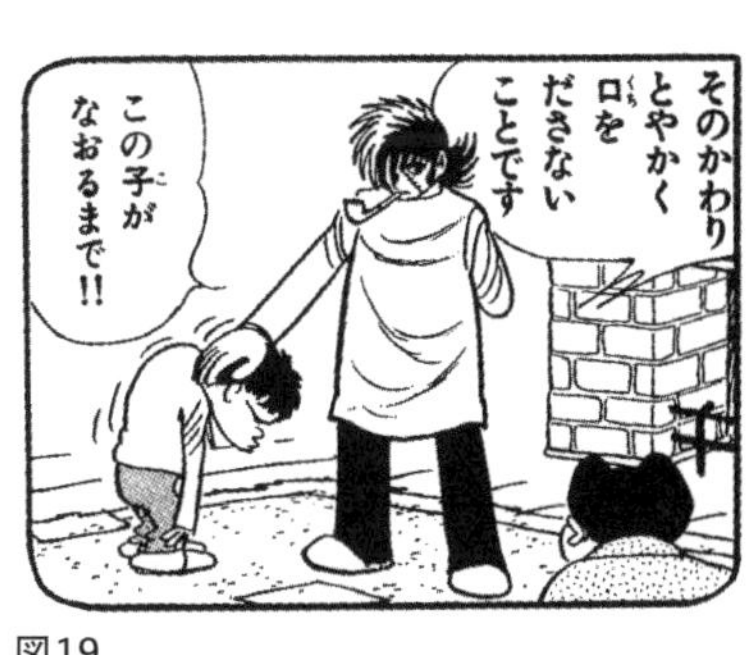

12.

血症性くる病／骨軟化症〟に大別される、とある。

すなわち、**表1**のすべてがビタミンD抵抗性くる病という臨床表現をとるのではなく、**表2**のように組み直すことができる。これが作中の患者における鑑別疾患と言ってもいいだろう。

ビタミンD依存症Ⅱ型

ビタミンD依存症Ⅱ型はビタミンD受容体の遺伝子異常に由来するビタミンD作用低下を原因とする疾患である。[13・14] この病気では、多くの患者が禿頭を呈する。[13・15] 作品の中の患者には禿頭は認められない。もちろん実臨床でこれだけの根拠で本症は否定できないであろうが、この患者の〝セッティング〟は『ブラック・ジャック』である。もしビタミンD依存症Ⅱ型のケースを題材にするのならば、**図14**のようなコマ描写の際に、あえて禿頭ではない子を描くであろうか（禿頭の子供を描きそうである）。

『ブラック・ジャック』では、全作品中二回「先端肥大症／acromegaly」が取り上げられている（「デカの心臓」［新装版8巻六九―八八頁］［**図20a**］、「猫上家の人々」［新装版一三巻一五三―一七四頁］［**図20b**］）が、どちらも描写がひどく漫画的というか、臨床的特徴を際立たせて描かれている。

以上から、今作品の一五歳のくる病症状を呈した子の病態について、手塚治虫がビタミ

表1　くる病・骨軟化症の原因疾患（文献12より抜粋）

遺伝性	
ビタミンD代謝異常	ビタミンD依存症I型（25-水酸化ビタミンD1α-水酸化酵素遺伝子異常）
	ビタミンD依存症II型（ビタミンD受容体遺伝子異常）
尿細管機能障害	Fanconi症候群の一部
	Dent病（*CLCN5*遺伝子異常）
	腎尿細管性アシドーシス
	高Ca尿症を伴う遺伝性低リン血症性くる病・骨軟化症（2c型ナトリウム―リン共輸送体遺伝子異常）(hereditary hypophosphatemic rickets/osteomalacia with hypercalcemia：HHRH）
FGF23関連	常染色体優性低リン血症性くる病・骨軟化症（*FGF23*遺伝子異常）（autosomal dominant hypophosphatemic rickets/osteomalacia：ADHR）
	常染色体劣性低リン血症性くる病・骨軟化症（*DMP1**遺伝子異常）（autosomal recessive hypophosphatemic rickets/osteomalacia：ARHR）
	X染色体優性低リン血症性くる病・骨軟化症（*PHEX**遺伝子異常）（Xlinked hypophosphatemic rickets/osteomalacia：XLH）
	線維性骨異形成症／ McCune Albright症候群（*GNAS1*遺伝子異常）（fibrous dysplasia：FD/McCune Albright syndrome：MAS）
その他	低フォスファターゼ血症（アルカリフォスファターゼ遺伝子異常）など
後天性	
ビタミンD欠乏	未熟児
	低栄養
	ビタミンD欠乏、日照時間低下など
FGF23関連	腫瘍性くる病・骨軟化症（tumor-induced rickets/osteomalacia：TIO）
薬剤性	抗痙攣剤など
その他	慢性腎不全など

＊Dentine matrix protein 1

＊Phosphate-regulating gene with homologies to endopeptidases on the X chromosome

表2　ビタミンD抵抗性くる病の鑑別疾患

□ ビタミンD依存症II型

□ FGF23関連

- 遺伝子異常（FGF23遺伝子、PHEX遺伝子など）
- 腫瘍性（tumor-induced osteomalacia, TIO）

ンD依存症Ⅱ型の患者を描いたとは思い難いと考える。

ＦＧＦ23関連のビタミンD抵抗性くる病

まずＦＧＦ23というのは、線維芽細胞増殖因子23（fibroblast growth factor 23, FGF23）の略である。ＦＧＦ23は基本的に骨細胞によって産生され、腎近位尿細管でリン再吸収を抑制して血中リン濃度を低下させるリンの調節ホルモンのことである。言うなれば低リン血症惹起因子／リン利尿因子とされているもので、多くのビタミンD抵抗性くる病における病態形成因子となっていることが明らかにされつつある。[12・13] つまり**表2**の「ＦＧＦ23関連」というのは、ＦＧＦ23が増加する要因を三つ考えるということに読み替えられる。それを**表3**に示す。

12.

おめーらン
なにしとる⁉
おれのコイを
どうする気じゃあ‼
ギエ
人を見ると
口をもぐもぐ
させて
ガモ〜〜と
ほえようとするだ
けども　その前に
みんな逃げてくるだ

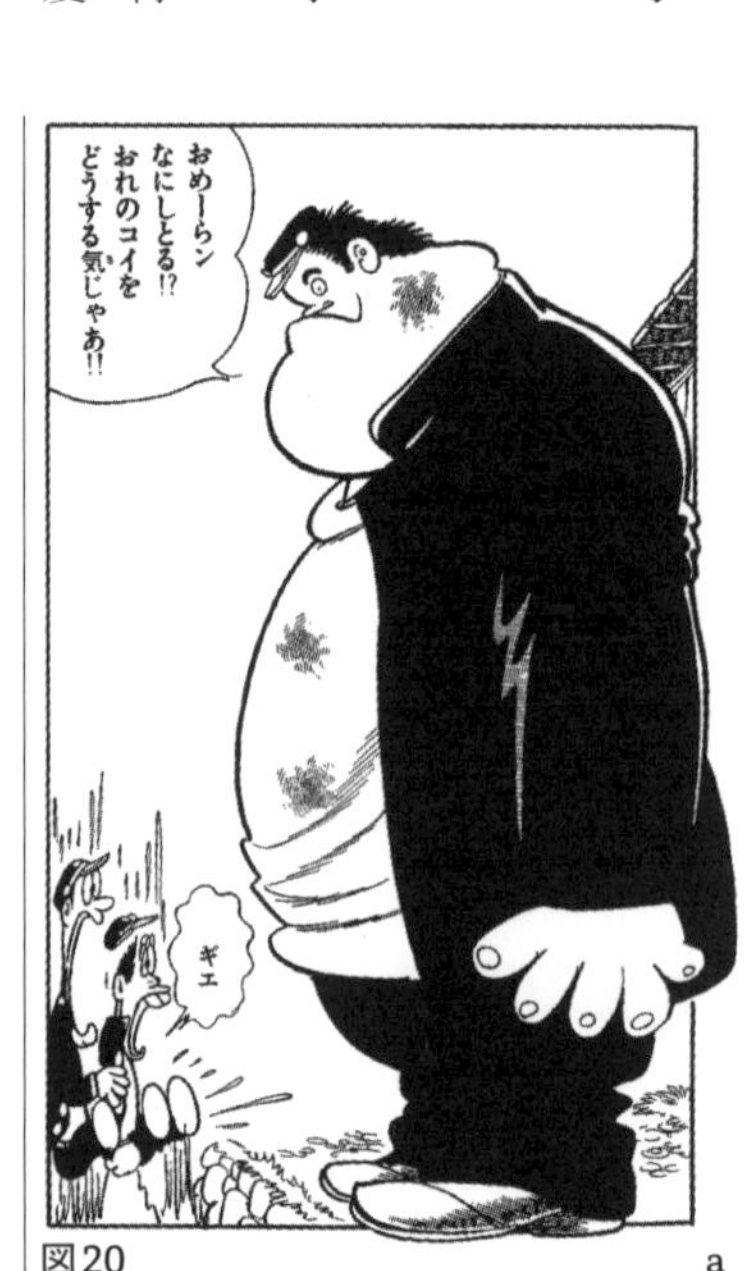

a　図20　b

常染色体優性低リン血症性くる病（ADHR）

実はADHRとXLHで、臨床的な差はあまりないとされている[16]。ADHRは、主として発症年齢で大きく二群に分けられる。一つが、思春期以降に発症し、女性で多くが出産後に発症する群。もう一群が、典型的なビタミンD抵抗性くる病で二歳前後に発症する典型的な病像・経過を示すものである。示し遅れたかもしれないが、「典型的なビタミンD抵抗性くる病」というのを感覚的に同意できない場合には、あえて文献17のような古い文献の症例集積論文を読むことをお勧めする。当時（一九七七年）は各種原因遺伝子の同定も、「FGF23」の概念の理解もなかった。そんな中、当時の臨床家が記述したこうした論文はむしろ貴重に思える（〝感覚〟も当時のまま保存されているように思えるから）。論文の中には九例のビタミンD抵抗性くる病が記述されていて、筆者自身のまとめによれば、九例すべてで歩行開始後早い時期に遅くとも三歳くらいまでに歩容異常があり、膝の変形、低身長などがみられ、レントゲンでもそれが示されて発見されるという。そして家族内発生をみた例はないとの記載がある。さすがに治療経過はやや不均一だったが、ビタミンD抵抗性くる病には共通する発症様式や背景のようなものがあることが伺える。

今回の患者は一五歳。ギリギリではあるが小児年齢であり、「思春期過ぎ」とは言い難い。もしこの作品で「出産後の女性」が描かれていたのならXLHではなくADHRだっ

表3 FGF23関連ビタミンD抵抗性くる病の主な原因疾患

- □ FGF23遺伝子異常による常染色体優性低リン血症性くる病（ADHR）
- □ PHEX遺伝子異常によるX染色体優性低リン血症性くる病（XLH）
- □ 腫瘍性低リン血症性くる病（TIO）

12.

たと言えるだろうが、作中の設定だとＸＬＨとＡＤＨＲを区別し切る手がかりはないということになる。

Ｘ染色体優性低リン血症性くる病（ＸＬＨ）

ＸＬＨはビタミンＤ抵抗性くる病の中で比較的多い要因である。

ＸＬＨに関しては、文献11の例がまさにそれである。さらに基本的な話題だけ述べておくと、一九九五年にＸＬＨの原因遺伝子がＰＨＥＸ遺伝子であることが報告され[18]、続いて二〇〇三年にＸＬＨ患者ではＦＧＦ23が上昇することが明らかにされた[19]という歴史がある。

治療にビタミンＤ製剤が使われることはブラック・ジャック当時も現在も同じである。しかし経口型活性型ビタミンＤ製剤が実用化されたのは一九八一年であるとされていて[20]、作品中の患者にはまだいわゆる「天然ビタミンＤ（ビタミンＤ2が代表）」が使用されていたのだと思われる。疾患制御には相当大量のビタミンＤを必要としたはずで、当時はビタミンＤ中毒症が問題となっていた。今ではリン製剤と活性型ビタミンＤ３製剤（アルファカルシドールが多い）の併用が標準治療である。

さて、このあたりでお気づきかもしれないが、ここまでまったく「手術」というものが出てこない。文献17は、整形外科の教室からの報告であるが、手術については下肢の変形に対して骨切り術を行ったに過ぎない。初期にきちんとビタミンＤが投与されていないと、

図16のブラック・ジャックがいう通りになってしまうであろう。

しかもリン製剤と活性型ビタミンＤ３製剤の治療が、特に根本治療という訳でもない。病因に基づく治療になっていないのである。

腫瘍性低リン血症性くる病（ＴＩＯ）[12]

ＴＩＯもまた、ＦＧＦ23が血中で増加する病態であることは述べた。ＡＤＨＲやＸＬＨと異なるのは、腫瘍随伴症候群であるがゆえに後天的でつまりは成人発症が多いという点である。論文によって差はいくらかあるものの、概ね同様の年齢帯を示すことがわかった。例えば本邦の全国調査を基にしたもの[21]では、（なぜか平均年齢の明示がないが）男性は二七〜六四歳、女性は一六〜七九歳が発症年齢となっている。ちなみに近年のものでは（いずれも平均年齢とrangeを示し、数字の単位は歳）、インドの高次医療機関では三九・六±一一・九（一九—六七）[22]、中国の一七例では五六・一±一四・四（二三—七七）[23]、同じく中国からの四〇例で四四±一二（二〇—六七）[24]、インド・ムンバイの単施設からの九例で三七・五±一七・五（八—六五）[25]、となっている。つまり、ＴＩＯの発症年齢は大体四五歳前後くらいで、下は二〇歳前後、上は高齢という構成年齢だということがわかる。

つまり、作中の患者の「一五歳」というのは、この患者がＴＩＯと考えるとやや異例に年齢が低いということになる。しかし、こうした論文で示される調査を見ても、一五歳と

12.

いうのがありえないわけではなさそうだ。国内のエキスパートコメントでも、「ＴＩＯは成人発症が多いものの、稀に小児期にくる病として発症する例も報告されている。」とある[12]。

次にＴＩＯの一般論と診断について述べる。まずＴＩＯの原因病変としては、軟hemangiopericytomaなどの良性中胚葉系腫瘍が多い。これに加え、前立腺癌や肺癌、骨肉腫、線維肉腫などの悪性腫瘍が続く。ＴＩＯを惹起する腫瘍は、一般に成長が遅く、小腫瘍で、しかも骨中に存在するものが多い。よって、臨床的にはその発見が困難な場合が多い。惹起病変が発見されない場合には、原因不明の低リン血症性骨軟化症として治療されることになる。ＴＩＯ惹起腫瘍の発見のためには、ＣＴやＭＲＩによる腫瘍の検索を要することが多い。最近はwhole body surveyとなっていることが多いように思えるが、ＴＩＯ惹起腫瘍は下肢や頭頸部に多く報告されていることから、これらの部位のスクリーニングがまず薦められる。画像検査で局在がわからない場合、あるいは局在が推定できても小さい・原因腫瘍かわからない場合には、腫瘍がある・あると思われる部位での静脈サンプリングが必要になることが多い。腫瘍近傍の静脈血において、ＦＧＦ23濃度がベースの濃度よりも跳ね上がっていることを確認するのである。ＦＧＦ23が高く、そして年齢などの背景からＴＩＯが疑われるが局在がわからないというような時には、ある程度盲目的に四肢で静脈採血を行い濃度差から局在を推定することも行うことがある。

もし局在がわかれば、こうしたケースは約半数とされるが、外科的切除で（完全に摘除できれば）治癒するという。他方、半数は局在がわからず内科的治療をせざるを得ないということでもある。局在が推定できても取りきれなければＦＧＦ23が下がらないこともあり、今後も診断や治療の進歩が望まれる分野である。

医学的再診断の試み

ストーリーに戻る。ブラック・ジャックが「手術」をした後の経過である。図21によれば、父親としては半年たっているのに治ってこないと不満を述べている。ブラック・ジャックは余裕そうである。物語としてはこの後、この父親はさらにブラック・ジャックに不信状態となり訴訟を起こす。

しかし図22のコマで明らかにされるが、なんとあの患者は治ったという。治ったのである。あのひどいいくる病が。状況から、明らかに手術の寄与があったと思える。すると、ある程度根治的な手術をしたことになるはずである。単なる骨切り術なら図22のような治療経過にはならないだろう。先に述べたように、作品中には何の手術がされたかの描写はない（部位すらわからない）。

おそらく、これは私の結論になるが、この患者はＴＩＯだったのではないだろうか。ブラック・ジャックは、レントゲン写真か何かで骨に腫瘍があると気づいたのではないかと

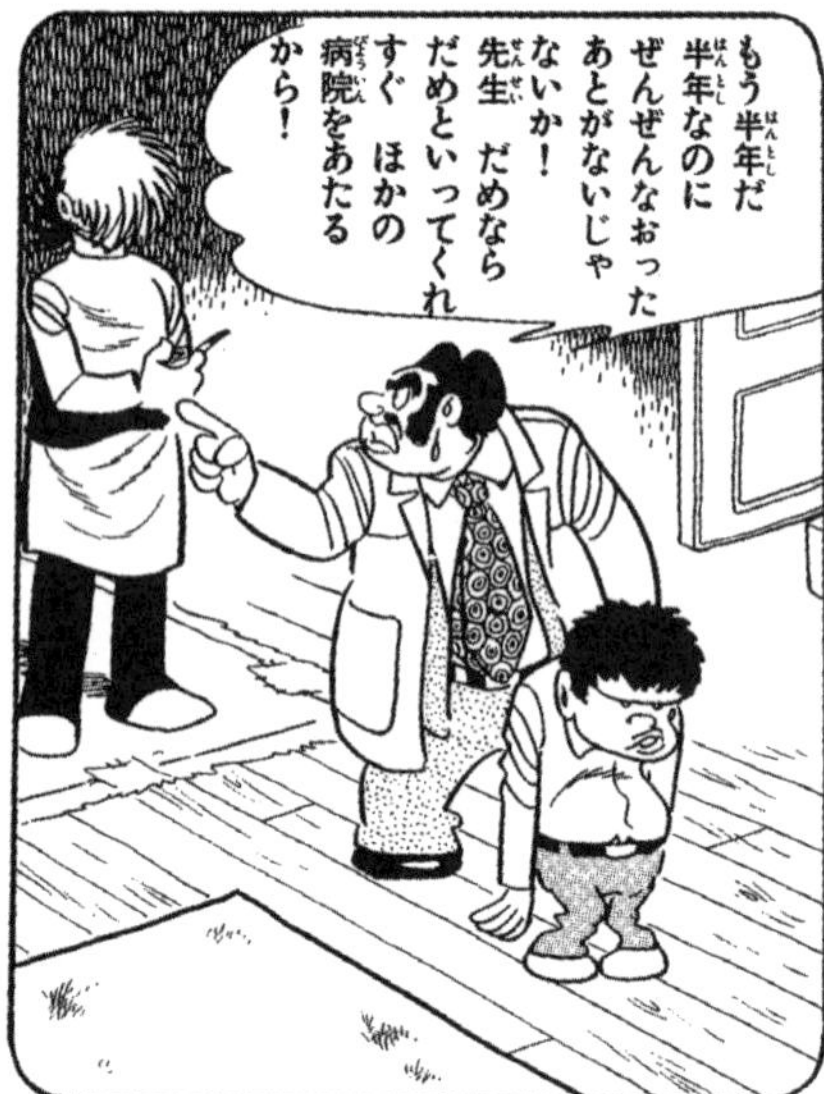
もう半年だ　半年なのに　ぜんぜんなおった　あとがないじゃ　ないか！　先生　だめなら　だめといってくれ　すぐ　ほかの　病院をあたる　から！

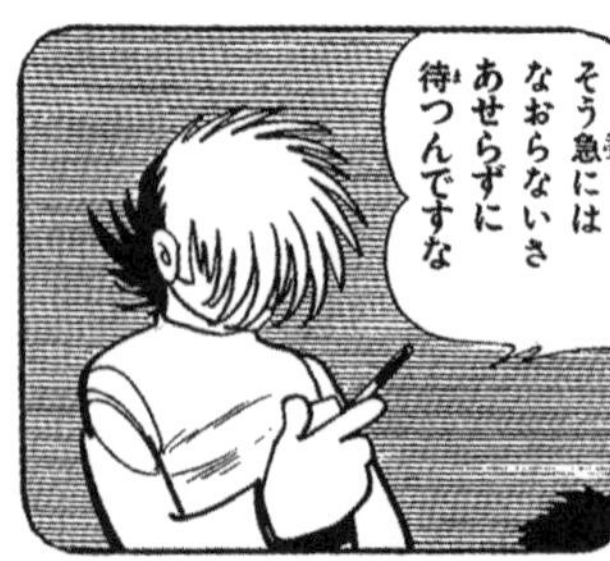
そう急には　なおらないさ　あせらずに　待つんですな

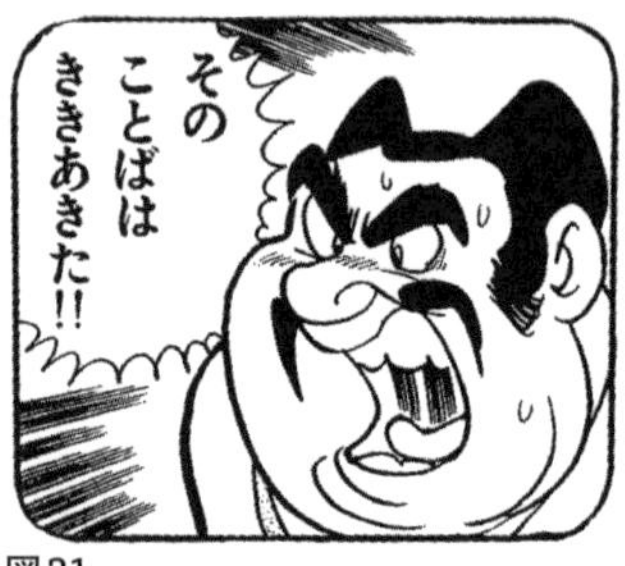
その　ことばは　ききあきた!!

図21

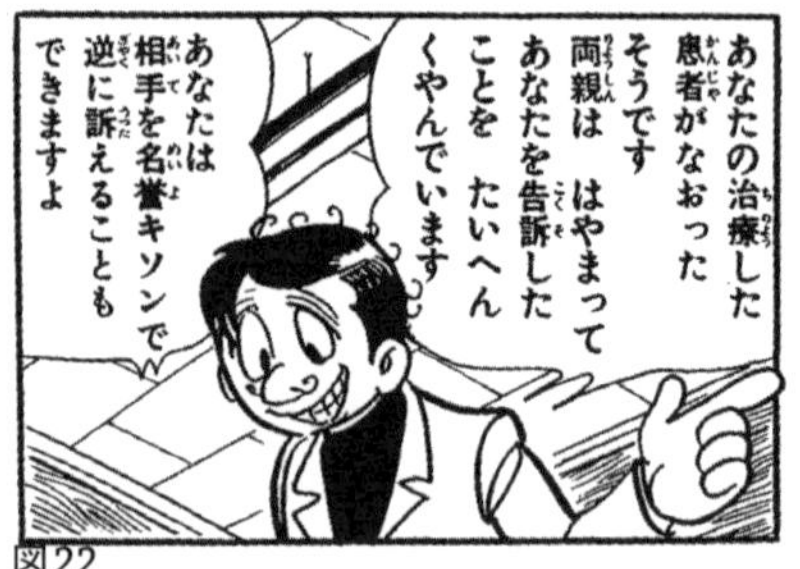
あなたの治療した　患者がなおった　そうです　両親は　はやまって　あなたを告訴した　ことを　たいへん　くやんでいます
あなたは　相手を名誉キソンで　逆に訴えることも　できますよ

12.

図22

私は推測している。もちろんそれがＴＩＯ惹起腫瘍だなんて思っていなかったであろう。ただ、この「腫瘍」を取れば何らかの勝算があるのではと、それに賭けたのではないだろうか。

一五歳というのがＴＩＯにしては年齢が低いことは既に述べた。しかし、例えば「二歳からずっと～」のような描写もまた見当たらないのだ。ＸＬＨやＡＤＨＲにおいて「手術で良くなった」いうことはありえないから、この患者はＴＩＯと考えるのが一番妥当であると考えられる。

エピローグ／解説

内分泌外科医・ブラック・ジャック

冒頭で述べたように、「内分泌外科」という分野は現在でも（疾患頻度の点から？）王道とは言えず、ある程度〝ニッチ〟である。内分泌疾患の患者にみられる、興味深い特徴的な症状が手塚治虫の関心をひいたことはいいとして、とにかくブラック・ジャックの外科医としての間口の広さにあらためて感服する。外科医は、内科医の私がいうのもあれだが、専門分化しすぎたように思う。

12.

三つ目の作品、くる病を扱った「ピノコ西へいく」に関して、現在の最新の治療の点から付言しておきたいことがある。

ブロスマブ／burosumabという、ＦＧＦ23に対する完全ヒトモノクローナル抗体が本邦で開発され、二〇一八年には欧米で使用され始め、成果も上げている[26]という話題がある。ブロスマブはＦＧＦ23の過剰状態全般に効果があるという。日本では、二〇一九年の一月、ブロスマブの製造会社が国内医薬品製造販売承認申請を厚生労働省に行っている。本稿執筆時はまだ販売承認に至っていないようだが、近日中に国内でも使用できるようになるはずである。

ブロスマブはＦＧＦ23の過剰な作用を阻害するわけであり病因に対する治療となる。くる病に対する、従来の（病因に基づかない）治療である「リン製剤と活性型ビタミンＤ３製剤」の併用療法を、根本から凌駕する可能性が出てきた。

こうした抗体製剤の登場を、ブラック・ジャックは具体的なイメージとしては持っていなかったに違いない。だとすれば、現代版ブラック・ジャックというのがいるとしたら、それは内科医でもいいのかもしれない。ブラック・ジャックがあらゆる医学分野にも精通していることを考慮すると、（内科の中なら）総合内科医が相応しい（?）かもしれない。いや、診断するだけの総合内科医ならきっとブラック・ジャックに笑われる。

私見になるが、ドクター・キリコのような考えを持つ医師は増えたように思うが、ブラック・ジャックのような考えの医師はあまり見かけない。いったいいつから、DNAR（do not attempt resuscitation, 心肺蘇生を実施しないこと）の同意取得にやけに手慣れた医者が増え、そして、診断ばかり重視される世の中になってしまったのだろうか。

「積極的に治療する総合内科医」という臨床医が存在するとすれば、それが現代版ブラック・ジャックに相当するのかもしれない。

読者の皆さまへ

「手塚治虫漫画作品」の中には、アフリカの黒人や、東南アジアの人々をはじめ多くの外国人の姿が出てきます。それらの絵の一部は、いかにも未開発国当時の姿だったり、過去の時代を誇張していて、現在の状況とは大きな違いがあります。最近、このような描き方は黒人や一部の外国人に対する人種差別であるという指摘がなされております。こうした絵に不快感を覚え、侮辱されていると感じる人がいる以上、私たちはその声に真剣に耳を傾けなければならないと思います。

しかしながら、人々の特徴を誇張してパロディー化するということは、漫画のユーモアのもっとも重要な手法のひとつです。手塚作品では特にそれが顕著で、多くの国の人がパロディー化の対象となっています。また作者は人間に限らず、動植物の世界から想像の世界のものたちまでもユーモアたっぷりにキャラクター化しています。それは作者の自画像でさえ例外ではなく、彼の鼻は実際よりも数倍大きく描かれています。また作者はつねに文明と非文明、先進国と開発途上国、権力者と弱者、金持ちと貧者、健常者と障害者など、すべての増悪と対立は悪であるという信念を持ちつづけた人で、物語の底には強い「人間愛」が流れています。

私たちが今あえてこの「手塚治虫漫画作品」を刊行しつづけるのは、作者がすでに故人で作品の改訂が不可能であることと、第三者が故人の作品に手を加えることは、著作者人格権上の問題もさることながら、当該問題を考えてゆくうえでも決して適切な処置とは思えないこと、加えて私たちには日本の文化遺産と評価される作品を守ってゆく責務があると考えるからです。もとより私たちは地球上のあらゆる差別に反対し、差別がなくなるよう努めてまいります。それが出版に携わる者の責任であると考えます。読者の皆さまも、この「手塚治虫漫画作品」に接するのを契機に、さまざまな差別が存在している事実を認識し、この問題への理解を深めてくださいますようお願いいたします。

株式会社手塚プロダクション／株式会社金芳堂

本書において引用している漫画のコマは全て、『ブラック・ジャック』新装版全17巻（秋田書店）および『BLACK JACK Treasure Book』（秋田書店）を出処とした。

(16) 田中弘之．臨床分子内分泌学（3）常染色体優性遺伝性低リン血症性くる病骨軟化症．日本臨床，2005; 63（増刊10）：529-533.
(17) 江口正雄，他．ビタミンD抵抗性くる病ならびに骨軟化症の臨床経過．整形外科と災害外科，1977; 26（1）：24-30.
(18) The HYP Consortium. A gene（PEX）with homologies to endopeptidases is mutated in patients with X-linked hypophosphatemic rickets. Nat Genet 1995; 11: 130-136.
(19) Jonsson KB, et al. Fibroblast growth factor 23 in oncogenic osteomalacia and X-linked hypophosphatemia. N Engl J Med 2003.; 348: 1656-1663.
(20) 根木茂雄，重松隆．腎性骨異栄養症（ROD）．日本内科学会誌 2007; 96（5）：942-949.
(21) Endo I, et al. Nationwide survey of fibroblast growth factor 23（FGF23）-related hypophosphatemic diseases in Japan: prevalence, biochemical data and treatment. Endocr J. 2015; 62（9）：811-816.
(22) Pal R, et al. Tumor-induced osteomalacia: experience from three tertiary care centres In India. Endocr Connect. 2019; 8（3）：266-276.
(23) Yu WJ, et al. Reports of 17 Chinese patients with tumor-induced osteomalacia. J Bone Miner Metab. 2017; 35（3）：298-307.
(24) Sun ZJ, et al. Surgical treatment of tumor-induced osteomalacia: a retrospective review of 40 cases with extremity tumors. BMC Musculoskelet Disord. 2015; 16: 43.
(25) Jagtap VS, et al. Tumor-induced osteomalacia: a single center experience. Endocr Pract. 2011; 17（2）：177-184.
(26) Imel EA, et al. Burosumab versus conventional therapy in children with X-linked hypophosphataemia: a randomised, active-controlled, open-label, phase 3 trial. Lancet. 2019; 393（10189）：2416-2427.

(3) 野中薫雄．骨髄性プロトポルフィリン症．日本臨床 1978; 36（春季増刊）：2384-2385.
(4) Anstey AV, Hift RJ. Liver disease in erythropoietic protoporphyria: insights and implications for management. Gut. 2007; 56（7）：1009-1018.
(5) Wells MM, et al. Erythropoietic protoporphyria with hepatic cirrhosis. Arch Dermatol 1980; 116: 429-432.
(6) Langendonk JG, et al. Afamelanotide for Erythropoietic Protoporphyria. N Engl J Med. 2015; 373（1）：48-59.

---

12. 王道の分野だけではない

(1) 蔭山和則，他．Cushing症候群．日本内科学会誌，2014; 103（4）：832-840.
(2) 清水直容，吉田尚義．クッシング病―病因論の新しい展開―．最新医学，1977; 32（5）：890-894,.
(3) 服部徹，他．Reserpineの大量投与で6年間経過観察し得たクッシング病の1例．治療．1982; 64（9）：1604-1608.
(4) Minamori Y, et al. Effects of reserpine treatment on pituitary-adrenocortical axis in patients with Cushing's disease. Endocr J. 1993; 40（5）：545-556.
(5) 豊田長興，他．診断から治療まで 甲状腺．日本内科学会誌，2003; 92（4）：562-569.
(6) 渡邉奈津子．甲状腺自己免疫疾患の基礎と臨床 Basedow病の臨床up-to-date．医学のあゆみ，2017; 260（9）：716-722.
(7) 金本巨哲，赤水尚史．疾患編　内分泌・代謝疾患　甲状腺クリーゼ．診断と治療，2014; 102（Suppl.）：382-388.
(8) 赤水尚史．甲状腺クリーゼの診断と治療．診断と治療，2018; 106（9）：1117-1122.
(9) 竹下吉樹，他．糖尿病性昏睡と甲状腺クリーゼの合併例．日本内分泌学会誌，1974; 50（10）：1367-1372.
(10) American Academy of Family Physicians. Information from your family doctor. Rickets: what it is and how it's treated. Am Fam Physician. 2006; 74（4）：629-630.
(11) Albright F, et al. Rickets resistant to vitamin D therapy. Am J Dis Child 1937; 54: 529-547.
(12) 伊東伸朗，福本誠二．3．腫瘍性低リン血症性骨軟化症．日本内科学会誌，2007; 96（4）：731-736.
(13) 山本威久．ビタミンD抵抗性くる病／骨軟化症．最新医学，2016; 71（10）：1936-1942.
(14) Feldman D, et al. Mutations in the vitamin D receptor and hereditary vitamin D-resistant rickets. Bonekey Rep, 2014; 3: 510.
(15) 北中幸子．ビタミンD依存症．THE BONE，2017; 30（4）：355-359.

1979.
(16) 亀田治男．疾患別薬物療法胆道ジスキネジー．日本臨床 39巻春季増刊，p1396-1397，1981.
(17) 奥村恂，中山幸一．胆嚢症 とくに胆道ジスキネジーについて．臨牀と研究 59巻9号，p2901-2905，1982.

コラム　精神的加重？

尾久守侑．精神症状から身体疾患を見抜く　金芳堂．2020

10. 難しい病気に負けないように

(1) 武井修治．小児皮膚筋炎の最新知見．医学のあゆみ，2011; 239（1）: 30-37.
(2) 小児慢性特定疾病情報センターのウェブサイト，https://www.shouman.jp/disease/details/06_01_003/
(3) 小林法元．若年性特発性炎症性筋症と筋炎特異的自己抗体・筋炎関連自己抗体．小児科診療，2018; 81（6）: 789-795.
(4) DeWane ME, et al. Dermatomyositis Part I: Clinical Features and Pathogenesis. J Am Acad Dermatol. 2020; 82,（2）: 267-281.
(5) 川畑仁人．結節性多発動脈炎診断と治療，2018; 106（2）: 176-181.
(6) 長沢俊彦．本邦臨床統計集 多発性動脈炎．日本臨床，1983; 41（巻春季増刊）: 1185-1193.
(7) 弥永竜琅，山内亮．多発性動脈炎の2例．日本内科学会誌，1967; 56（2）: 182.
(8) 川村泰久，他．多発性動脈炎の一剖検例日本内科学会誌，1967; 56（4）: 408.
(9) 古田睦治，他．多発性動脈炎の1例．日本内科学会誌，1969; 58（5）: 420-421.
(10) Leib ES, Restivo C, Paulus HE. Immunosuppressive and corticosteroid therapy of polyarteritis nodosa. Am J Med. 1979; 67（6）: 941-947.
(11) 相沢好治ら．腸穿孔をくり返しazathioprineの奏効した多発性動脈炎の1例 periarteritis nodosaかallergic granulomatous angiitisか．日本臨床，1974; 32（12）: 3634-3639.

11. 命を生ける

(1) Stölzel U, Doss MO, Schuppan D. Clinical Guide and Update on Porphyrias. Gastroenterology. 2019 Aug; 157（2）: 365-381.e4.
(2) 井林博，他．上腹部痛，黄疸，出血傾向を伴った日光過敏症; 骨髄性プロトポルフィリン症，異型肝硬変症．日本臨床 1975; 33（春季増刊）: 970-971.

Pierre Marie（1886）. Pituitary. 2009; 12（3）: 236-244.
(2) Robinson M, Fogel LJ. Fibrous dysplasia of the maxilla, leontiasis ossea type; report of a case with surgical treatment. Oral Surg Oral Med Oral Pathol. 1956; 9（8）: 817-820.
(3) 道上敏美．骨疾患のルーツを探る Albright症候群．骨粗鬆症治療, 2004; 3（3）: 270-273.
(4) Maramattom BV. Leontiasis ossea and post traumatic cervical cord contusion in polyostotic fibrous dysplasia. Head Face Med. 2006; 15; 2: 24.

9. 外科手術だけではない

(1) 増田陸郎．綿ふき病始末記（上・中・下）それでも綿ふき病はあった．日本医事新報 1988; 3359: 59-66.
(2) 田尻保，他．多量の綿を産生する慢性肉芽性炎症所謂綿ふき病の其後．岡山医学会誌 1960; 72（4）: 1292.
(3) 赤木制二．無限に多量の綿毛を産出する奇異な症例所謂綿ふき病．日本病理学会誌 1961; 50（2）: 153.
(4) 二国二郎．“澱粉病”および“綿ふき病”小史．澱粉科学 1976; 23（4）: 197-200.
(5) 小林忠義．考える資料―綿ふき病．最新医学 1977; 32（8）: 1553-1555.
(6) Asher R. Munchausen's syndrome. Lancet. 1951; 1（6650）: 339-341.
(7) 西松能子，他．本邦における身体症状を伴う慢性虚偽性障害（いわゆるMunchausen syndrome）の検討 自験3例の検討を含む．臨床精神医学 1995; 24（12）: 1631-1639.
(8) 沖本二郎，他．喀血を装ったfactitious anemiaの1例．呼吸 1991; 10（9）: 1086-1089.
(9) 清水正之, 水谷仁．Weber-Christian病を思わせた自傷症．皮膚病診療 1986; 8(9): 849-852.
(10) 林伸和ら．濃厚食塩水の皮下注射による自傷症の1例．日本皮膚科学会誌 1993; 103（5）: 655-661.
(11) 竹内千尋ら．Weber-Christian病を疑わせたMuenchhausen症候群の1例．皮膚科の臨床 1997; 39（4）: 637-640.
(12) 兼古理恵ら．ミュンヒハウゼン症候群の1例．皮膚科の臨床 1998; 40（1）: 181-185.
(13) 福原慎一郎，他．診断に苦慮したミュンヒハウゼン症候群患者の尿道自傷の1例．泌尿器科紀要 2007; 53（11）: 829-831.
(14) 渡辺久子．ヒステリー（解離性障害）．小児科診療 63巻10号，p1508-1514, 2000.
(15) 坂田堯．小児胆道ジスキネジーについて．小児科臨床 32巻8号，p1530-1541,

(6) Rogers RL, Harford FJ. Mobile cecum syndrome. Dis Colon Rectum. 1984 Jun; 27（6）: 399-402.

6. 救急救命医ブラック・ジャック

(1) Rotondo MF, et al. 'Damage control': an approach for improved survival in exsanguinating penetrating abdominal injury. J Trauma. 1993; 35（3）: 375-382.
(2) 川前 金幸，他．開胸心マッサージにより救命し得た偶発性低体温症の1例．ICUとCCU．1990; 14（11）: 1067-1073.
(3) 益子邦洋，他．心臓外傷に関する臨床的検討．日本胸部外科学会誌．1980; 28（2）: 278-291.
(4) 嶋津岳士．救急医療の現状と課題．生産と技術．2011; 63（2）: 113-118.
(5) NHK「プロジェクトX」制作班 編集.「救命救急　ER誕生」～日本初　衝撃の最前線　―開拓者精神、市場を制す プロジェクトX～挑戦者たち～ Kindle版. NHK出版，2012年

7. 霊魂のせいか否か

(1) 長阪智，他．傍腫瘍性辺縁系脳炎に対する外科治療の検討．日本呼吸器外科学誌 2010; 24（1）: 62-68.
(2) Kamei S, et al. Nationwide Survey of Acute Juvenile Female Non-Herpetic Encephalitis in Japan: Relationship to Anti-N-Methyl-D-Aspartate Receptor Encephalitis. Intern Med 2009; 48: 673-679.
(3) 亀井 聡．ニューロ・サイエンスにおける新たな挑戦 抗NMDA（N-Methyl-D-Aspartate）受容体脳炎の確立とその動向．日大医学誌 2014; 73（2）: 103-105.
(4) Dalmau J, et al. Paraneoplastic anti-N-methyl-D-aspartate receptor encephalitis associated with ovarian teratoma. Ann Neurol 2007; 61: 25-36.
(5) 鎌倉妙，他．縦隔奇形腫に合併した抗NMDA受容体脳炎の11歳男児例．日本小児科学誌，2015; 119（2）: 383，2015.
(6) Dalmau J, et al. Anti-NMDA- receptor encephalitis: case series and analysis of the effects of antibodies. Lancet Neurol 2008; 7: 1091-1098.
(7) 國松淳和．仮病の見抜きかた．金原出版，2019.

8. 獅子面病とブラック・ジャックの賭け

(1) de Herder WW. Acromegaly and gigantism in the medical literature. Case descriptions in the era before and the early years after the initial publication of

コラム：Happy heart syndromeの何がHappy ？

（1）Ghadri JR, et al. Happy heart syndrome: role of positive emotional stress in takotsubo syndrome. Eur Heart J. 2016; 37（37）：2823-2829.

（2）Wilbert-Lampen U, et al. Cardiovascular events during World Cup soccer. N Engl J Med. 2008; 358（5）：475-83.

（3）Carroll D, et al. Admissions for myocardial infarction and World Cup football: database survey. BMJ 2002; 325: 1439-1442.

（4）Katsanos S, et al. Positive emotions and Takotsubo syndrome: 'happy heart' or 'Diagoras' syndrome? Eur Heart J. 2016; 37（37）：2821-2822.

（5）Phillips DP, et al. Cardiac mortality is higher around Christmas and New Year's than at any other time: the holidays as a risk factor for death. Circulation. 2004; 110（25）：3781-3788.

（6）Qin D, et al. "Happiness" and stress cardiomyopathy（apical ballooning syndrome/takotsubo syndrome）. Int J Cardiol. 2014; 172（1）：e182-e183.

（7）Allen D, et al. Happiness can break your heart: a rare case of takotsubo cardiomyopathy after good news. Can J Cardiol. 2015; 31（2）：228.e1-2.

4. 手塚治虫がみた腎不全患者とは？

(1) 国方聖司，他．関西地区における小児腎移植の臨床的検討．日本泌尿器学誌 1996; 87（1）：50-55.

(2) 服部元史　他．本邦小児腎移植の臨床的背景と移植成績．日本臨床腎移植会誌 2016; 4（2）：301-312

（3）Berlyne GM. Ultrasonics in renal biopsy: an aid to determination of kidney position. Lancet 1961; 2（7205）：750-1.

(4) 根木茂雄 重松隆．腎性骨異栄養症（ROD）．日本内科会誌 2007; 96（5）：942-949

5. それでも残しておきたい臓器

(1) 江原千東，他．移動盲腸による成人特発性腸重積の1例．日本臨床外科学会誌 2014; 75（5）：1346-1350.

（2）Wolfer JA, et al. Volvulus of the cecum. Anatomical factors in its etiology: report of a case. Surg Gynecol Obstet 1942; 74: 882-894.

(3) 高田芳朗，他．移動盲腸症．室蘭製鉄所病院医誌 1970; 11（1）：43-48.

(4) 桂木眞，他．移動盲腸症 137 例．北海道医学雑誌 1957; 32（7-8）：380.

(5) Garude K, Rao S. Mobile cecum: an incidental finding. Indian J Surg. 2013; 75 (4): 265-267.

3. ブラックジャックがわからなかった“心ブロック”の正体は？

(1) 明石嘉浩．たこつぼ心筋障害を考える たこつぼ心筋障害の臨床像と鑑別疾患．日本心臓核医学会ニュースレター，2013; 15（3）: 8-9.

(2) 北條林太郎，他．異なる機序を介して逆たこつぼ心筋症様の左室壁運動異常を呈した2例．心臓，2014; 46（1）: 40-46.

(3) 竹野靖子，他．逆たこつぼ型の一過性左室壁運動異常を呈した褐色細胞腫の1例．J Cardiol. 2004; 43 : 281-287.

(4) 佐藤光，他．多枝spasmにより特異な左室造影「ツボ型」を示したstunned myocardium．臨床から見た心筋細胞障害：虚血から心不全まで．科学評論社 1990: 56-64

(5) 藤岡重和, 大中玄彦, 和田晋一．たこつぼ型心筋症．保健医療学誌 2017; 8（1）: 64-72.

(6) Qin D, Patel SM, Champion HC. “Happiness” and stress cardiomyopathy（apical ballooning syndrome/takotsubo syndrome）. Int J Cardiol. 2014; 172（1）: e182-3.

(7) Allen D, et al. Happiness can break your heart: a rare case of takotsubo cardiomyopathy after good news. Can J Cardiol. 2015; 31（2）: 228. e1-2.

(8) Phillips DP, et al. Cardiac mortality is higher around Christmas and New Year’s than at any other time: the holidays as a risk factor for death. Circulation. 2004; 110（25）: 3781-3788.

(9) Saposnik G, et al. Does a birthday predispose to vascular events? Neurology. 2006; 67（2）: 300-304.

(10) Katsanos S, et al. Positive emotions and Takotsubo syndrome: ‘happy heart’ or ‘Diagoras’ syndrome? Eur Heart J. 2016; 37（37）: 2821-2822.

(11) Ghadri JR, et al. Happy heart syndrome: role of positive emotional stress in takotsubo syndrome. Eur Heart J. 2016 Oct 1; 37（37）: 2823-2829.

(12) Fernández-Ruiz I. Cardiomyopathies: The happy heart syndrome. Nat Rev Cardiol. 2016; 13（5）: 246-247.

(13) 矢崎義直，他．腹腔鏡下大腸切除術中にたこつぼ型心筋症を発症し、心室細動を起こしたペースメーカ患者の1例．心臓，2008; 40（Suppl. 3）: 116-120.

(14) 梅宮槙樹，他．麻酔導入前に心室頻拍から心室中部バルーニングを伴う非典型的型たこつぼ型心筋症と診断され死亡した症例．Cardiovascular Anesthesia, 2016; 20（Suppl）: 308.

(15) Engel GL. Sudden and rapid death during psychological stress. Folklore or folk wisdom? Ann Intern Med. 1971; 74（5）: 771-782.

(16) Cebelin MS, Hirsch CS. Human stress cardiomyopathy. Myocardial lesions in victims of homicidal assaults without internal injuries. Hum Pathol. 1980; 11（2）: 123-132.

243-255.
(18) 船山道隆．急性精神病における脳炎との鑑別．精神科救急，2013; 16: 37-41.
(19) Sébire G. In search of lost time from “Demonic Possession” to anti-N-methyl-D-aspartate receptor encephalitis. Ann Neurol. 2010; 67（1）: 141-142.

コラム：悪霊が乗り移ったのか？

＊Kaptchuk TJ, Kerr CE, Zanger A. Placebo controls, exorcisms, and the devil. Lancet. 2009 Oct 10; 374（9697）: 1234-5.

---

2. 本間先生のかたきをうつ“本間血腫”の正体に迫る

(1) 山﨑雅英．血栓止血誌 2009; 20（5）: 481-483.
(2) O’Donnell M, et al. Arterial thrombosis in unusual sites: A practical review. Eur J Haematol. 2018 Dec; 101（6）: 728-736.
(3) Robinson AA, et al. Left ventricular thrombi after STEMI in the primary PCI era: a systematic review and meta-analysis. Int J Cardiol. 2016; 221: 554-559.
(4) Lee KG, et al. Hypereosinophilic syndrome with large intracardiac thrombus. Singapore Med J. 2014; 55（8）: e129 -e131.
(5) 池田 隆明，他．Löffler壁心内膜炎の1例．心臓 1984; 16（7）: 732-738.
(6) 関口守衛，他．本邦における好酸球増多症を伴う心内膜・心筋疾患の現況 臨床科学 1984; 120（7）: 832-839.
(7) 関口守衛，岳マチ子，広江道昭，他．臨床科学 1984; 120（7）: 832-839.
(8) 岸誠司，土井俊夫．クリオグロブリン血症．日本内科学会誌 2011; 100（5）: 1289-1295.
(9) 渥美達也．抗リン脂質抗体症候群．日本血栓止血学会誌 2001; 12（6）: 500-508.
(10) Hughes GRV. The antiphospholipid syndrome: ten years on. Lancet 1993; 342（8867）: 341-344.
(11) 山崎雅英．劇症型抗リン脂質抗体症候群．日本臨床免疫学会誌 2005; 28（6）: 357-364.
(12) Cervera R, et al. Validation of the preliminary criteria for the classification of catastrophic antiphospholipid syndrome. Ann Rheum Dis. 2005; 64（8）: 1205-9.
(13) 國松淳和．病名が無くてもできること．中外医学社，2019.
(14) Berman H, et al. Rituximab use in the catastrophic antiphospholipid syndrome: descriptive analysis of the CAPS registry patients receiving rituximab. Autoimmun Rev. 2013; 12（11）: 1085-90.
(15) Chaturvedi S, et al. Complement in the Pathophysiology of the Antiphospholipid Syndrome. Front Immunol. 2019 14; 10: 449.

コラム：甚大な誤り

1．ピノコ誕生の裏に見えた真実！？

(1) 内山昌則．小児奇形腫の検討 特に未熟，悪性奇形腫の診断と治療について．日本小児外科学会雑誌，1993; 29（5）: 952-961.
(2) 清家拓哉，他．急速な増大を認めた成人男性における巨大後腹膜成熟奇形腫の1切除例．日本消化器病会誌，2017; 114（6）: 1008-1014.
(3) 片山修，他．胎児内胎児，本邦23例の検討．日本小児外科会誌，1982; 18（1）: 193-203.
(4) 黒野賢仁，他．術前診断に苦慮した奇形腫と胎児内胎児の2症例．日本小児放射線学会雑誌，1995; 11（2）: 234-235.
(5) Sitharama SA, et al. Fetus in Fetu: Case Report and Brief Review of Literature on Embryologic Origin, Clinical Presentation, Imaging and Differential Diagnosis. Pol J Radiol. 2017 Jan 30; 82: 46-49.
(6) 三宅 知世，他．後腹膜寄生体の2例．日本周産期・新生児医学誌，2017; 53（3）: 861-865.
(7) Issa MGME. Fetus in fetu: A rare case of intra-abdominal mass. Radiol Case Rep. 2019; 14（9）: 1171-1174.
(8) Hoeffel CC, et al. Fetus in fetu: a case report and literature review. Pediatrics. 2000; 105（6）: 1335-1344.
(9) Goldberg HR, et al. Fetiform Teratoma in the Ovary of a 7-Year-Old Girl: A Case Report. J Pediatr Adolesc Gynecol. 2017; 30（2）: 256-258.
(10) Kuno N, et al. Mature ovarian cystic teratoma with a highly differentiated homunculus: a case report. Birth Defects Res A Clin Mol Teratol. 2004; 70（1）: 40-46.
(11) Weiss JR, et al. Fetiform teratoma（homunculus）. Arch Pathol Lab Med. 2006; 130（10）: 1552-1556.
(12) Dalmau J, et al. Paraneoplastic anti-N-methyl-D-aspartate receptor encephalitis associated with ovarian teratoma. Ann Neurol. 2007; 61（1）: 25-36.
(13) Vitaliani R, et al. Paraneoplastic encephalitis, psychiatric symptoms, and hypoventilation in ovarian teratoma. Ann Neurol. 2005; 58（4）: 594-604.
(14) 酒井透，他．緊張型統合失調症を疑われ、精神科病院へ紹介入院となった抗NMDA受容体脳炎の1例．天草医会誌，2017; 30: 9-12.
(15) 鈴木映二．抗NMDA受容体脳炎の精神症状　統合失調症との比較．最新医学，2009; 64（7）: 1565-1570.
(16) 栗田紹子，小山司．抗NMDA受容体脳炎の精神症状．Schizophrenia Frontier，2011; 12（1）: 44-47.
(17) 飯塚高浩．抗NMDA受容体脳炎の異常運動．Brain Medical，2008; 20（3）:

た行

な行

は行

ま・や行

ら・わ行

索引

外国語

あ行

か行

さ行

國松淳和

（くにまつ・じゅんわ）

医療法人社団永生会南多摩病院　総合内科・膠原病内科

2003年　日本医科大学 卒業
　　　　日本医科大学付属病院 初期研修
2005年　国立国際医療研究センター病院 後期研修（リウマチ・膠原病）
2008年　国立国際医療研究センター国府台病院 内科（一般内科・リウマチ科）
2011年　国立国際医療研究センター病院 総合診療科
2018年　現職
　　　　現在に至る

所属学会・資格
日本内科学会総合内科専門医，日本リウマチ学会リウマチ専門医

主な著書
・内科で診る不定愁訴（中山書店）
・Fever－発熱について我々が語るべき幾つかの事柄（金原出版）
・はじめての学会発表 症例報告（中山書店）
・ニッチなディジーズ（金原出版）
・外来で診る不明熱（中山書店）
・「これって自己炎症性疾患?」と思ったら 疑い，捉え，実践する（金芳堂）
・外来でよく診るかぜ以外のウイルス性疾患（日本医事新報社）
・病名がなくてもできること（中外医学社）
・仮病の見抜きかた（金原出版）
・また来たくなる外来（金原出版）
・不明熱・不明炎症レジデントマニュアル（医学書院）

ブラック・ジャックの解釈学
—内科医の視点—

2020年4月20日　第1版第1刷 ©
2023年5月10日　第1版第3刷

著者……………………………………………國松淳和 KUNIMATSU, Junwa

発行者…………………………………………宇山閑文

発行所…………………………………………株式会社金芳堂
〒606-8425 京都市左京区鹿ヶ谷西寺ノ前町34番地
振替　01030-1-15605
電話　075-751-1111（代）
https://www.kinpodo-pub.co.jp/

組版……………………………………………株式会社データボックス

印刷・製本……………………………………モリモト印刷株式会社

装釘……………………………………………宗利淳一

落丁・乱丁本は直接小社へお送りください．お取替え致します．

Printed in Japan
ISBN978-4-7653-1828-0